改訂版 パニック障害

正しい知識とケア

監修 坪井康次
東邦大学医学部名誉教授

患者のための最新医学

高橋書店

はじめに

パニック障害（パニック症）という病気そのものは昔からありましたが、広く知られるようになったのは比較的最近のことで（１９８０年以降）、一般の人だけでなく、医療現場でも必ずしもまだ十分に理解されているとはいえません。しかし、実際の患者さんは多く、米国では１００人に３人がパニック障害であるとの報告があります（日本も同程度の罹患率です）。したがって、パニック障害という病気は大変にポピュラーな病気であるといえるのです。

パニック障害は、心にも体にもトラブルが起こる病気です。中心的な症状は「パニック発作」で、動悸、めまい、呼吸困難など多様な身体症状に加えて、強い不安や恐怖といった精神症状があらわれます。発作が起きていないときも、発作をおそれる「予期不安」や、あるいは一人で外出ができなくなる「広場恐怖症」、２次的にうつ状態におちいると「パニック性不安うつ病」といったやっかいな症状をともなうこともあり、生活にさまざまな支障をきたします。

パニック障害の治療は、抗うつ薬や抗不安薬などによる薬物療法と、患者さんの心理的な面にアプローチする認知行動療法などの精神療法が中心となります。パニック障害は心と体が互いに深くかかわり合う病気なので、治療も両面から行っていく必要があるのです。

治療と同時に大切なのが、家族や周囲の人々の理解と協力です。服薬や通院への手助け、広場恐怖症の場合の付き添いや自立への導き、食事の管理、生活環境の整備など、病気の回復のためには家族の協力と支えが不可欠です。

本書では、パニック障害の最新の治療法のほか、患者さんが規則正しい日常生活を送るためのさまざまな工夫やポイントも具体的に取り上げました。

本書が、パニック障害という病気についての理解を深め、患者さんが前向きに治療に取り組むための一助となれば、監修者としてこんなにうれしいことはありません。

東邦大学医学部名誉教授　坪井康次

患者のための最新医学　パニック障害　改訂版　目次

第1章　パニック障害ではどのようなことが起こるか　9

第4章　回復に近づくための日常生活のケア

第5章　家族や周囲の人は患者さんをどう支えるか

第6章　症例集……回復へのプロセス

（注）2013年、米国精神医学会の診断基準「DSM-5」では、パニック障害という病名が「パニック症」に改称されましたが、本書ではわが国で広く定着しているパニック障害という呼称を使用しています。

企画・編集／海琳社
カバーデザイン／尾崎利佳（フレーズ）
カバーイラスト／てづかあけみ
本文デザイン／あおく企画
本文イラスト／堀込和佳
プロデュース／高橋インターナショナル

※本書の情報は基本的に2021年1月現在のものです。

第1章

パニック障害ではどのようなことが起こるか

パニック障害をよく理解しよう

Point

- ▼病名や治療法が知られるようになったのは最近なので、一般的な理解が足りない
- ▼体にも心にも症状があらわれるため、わかりづらい
- ▼不安のメカニズムを理解することは治療に取り組む助けになる

古くからあった病気だが認められたのは最近

パニック障害は、100人のうち2〜4人は発病する可能性があるポピュラーな病気です。先進諸国ほど患者数が多い傾向があり、「現代病」といっていいかもしれません。

「パニック障害」という病名が米国精神医学会の診断基準（DSM。左ページのキーワード参照）に登録されたのは1980年のこと。それまで「不安神経症」と呼ばれていたものが、急性発作性のもの（パニック障害）と慢性持続的なもの（全般性不安障害）に分けられました。10年後（90年）には、WHO（世界保健機関）で、パニック障害を病名として世界的に統一して使うことが決まりました。日本では、2000年に、パニック障害の代表的な治療薬であるSSRI（パロキセチン）が認可され、本格的な治療ができるようになりました。

このように、**病名（病気の概念）も治療法も認められたのが最近なので、一般の人だけでなく医療の場でもパニック障害に対する理解は必ずしも十分とはいえません。**

パニック障害で苦しんでいるにもかかわらず、正しく診断されなかったり、診断されても十分な治療を受けられない患者さんが、まだまだ数多くいるのです。

無理解は患者を孤立させ治療にもマイナスとなる

それでもパニック障害という病名は、このところメディアなどで取り上げられることがふえ、一般の人にも知られるようになってきました。

しかし、病気の実態はどこまで理

解されているでしょうか。

パニック障害の困難さは、病気によって日常生活がおびやかされるところにあります。米国では、**パニック障害の人の苦痛や社会的障害度はうつ病の人より高く、心筋梗塞の人に近いレベルにある**という研究報告もあります。

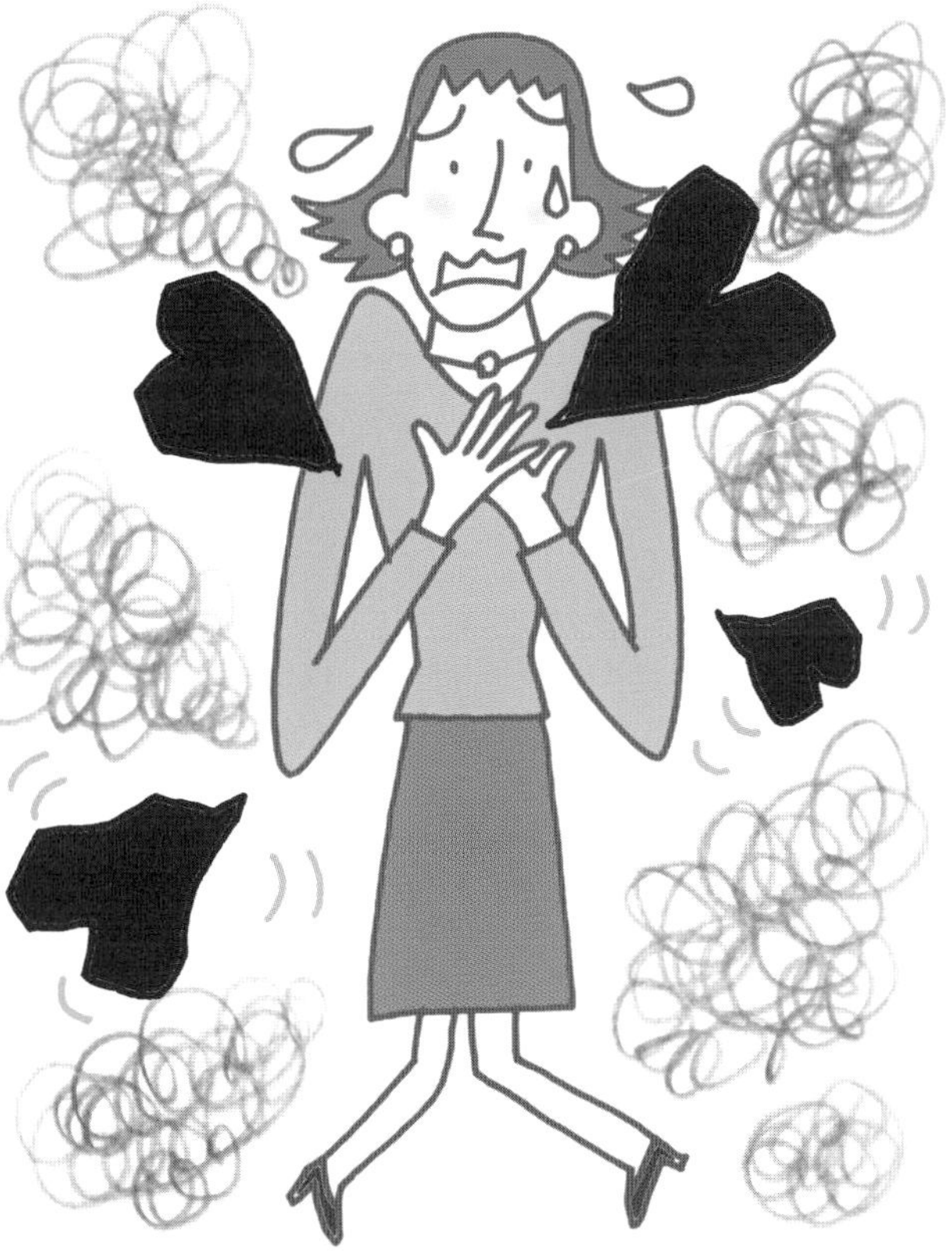

パニック障害は、体の病気のように検査データなどの医学的な裏づけがないため、本人の訴えは「甘え」ととらえられがちで、多くの患者さんが「**自分の苦しみはだれにも理解されない**」と感じています。

このような孤立感は、治療の上でもマイナスとなりますので、患者さんとともに家族や周囲の人も、パニック障害についての正しい知識と理解を持つことが大切です。

※2013年のDSM－5では、「パニック障害」という病名が「パニック症」に変更されましたが（41ページ参照）、本書では、日本で広く定着しているパニック障害という呼称を使用しています。

Key Word

DSMとは？

米国精神医学会が作成している診断基準Diagnostic and Statistical Manual of Mental Disordersのこと。精神医学の世界的なマニュアルで、本書でも診断基準として使用しています。何度か改訂されており、現在はDSM－5（第5版改訂版、2013年）が発行されています。

●パニック発作→予期不安→広場恐怖症へと進む

パニック発作は、いったんおさまっても、再び起こります。発作をくり返すうち、発作が起こっていないときも発作のことが頭を離れず、また起こるのではないかと不安になります。これが「予期不安」で、パニック障害を特徴づける症状です。さらには、発作が起こりそうな場所や状況を避けるようになり、一人で外出するのが困難になるなど、日常生活に支障が出る「広場恐怖症」をともなうようになります。パニック障害はこのような経過をたどりますが、ポイントは、広場恐怖症を悪化させないことです。そのためには、早く適切な治療を受けることが大切です。

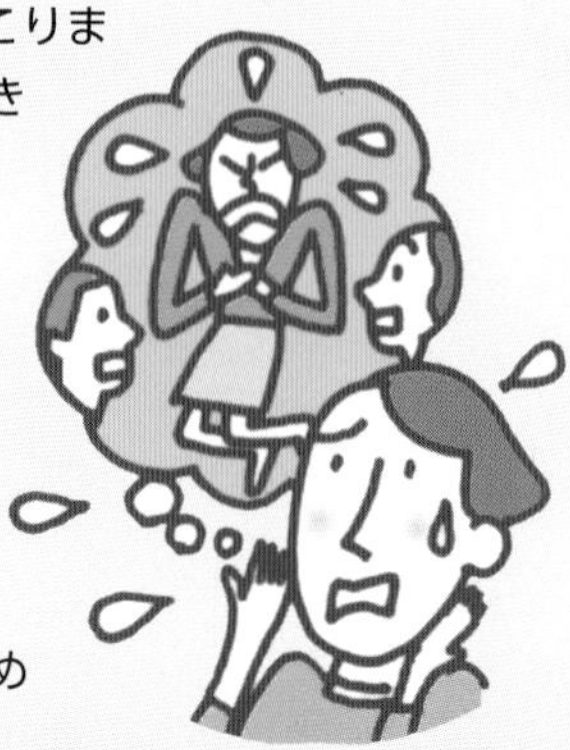

●治療は薬と精神療法の両面から

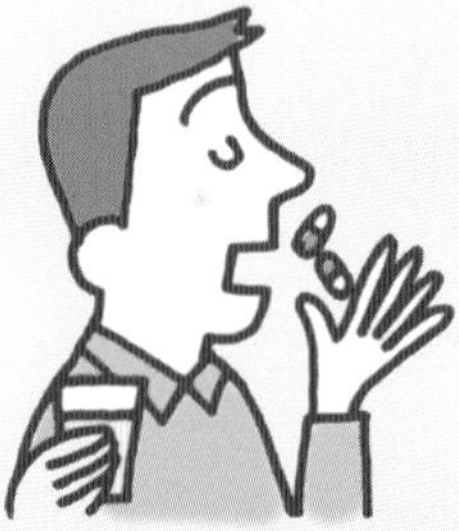

薬は、原因となっている脳内の神経伝達物質のアンバランスを調整して、パニック発作が起こらないようにコントロールします。しかし、薬では、不安がさらなる不安を呼び込むような心の動きまで治すことはできません。そのために、(患者さんおよび家族に対する) 心理教育、認知行動療法、曝露《ばくろ》療法 (エクスポージャー)、自律訓練法などの精神療法を行います。パニック障害は、心と体が互いに深くかかわり合う病気ですので、治療も両面から行う必要があります。

●家族や周囲の人の理解と協力が不可欠

家族や周囲の人の対応は、パニック障害の経過を左右する重要なポイントといえます。基本となるのは、病気についての正しい知識と理解です。患者さんの症状に振り回されない冷静な対処も大切です。服薬や通院への手助け、広場恐怖症の場合の付き添いや自立への導き、食事の管理、家庭環境の整備など、療養生活には家族の協力と支えが欠かせません。

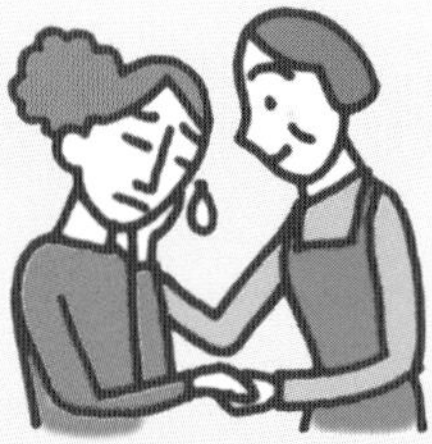

■パニック障害の全体像を知っておきましょう

●心と体の両方に症状が起こる病気

パニック障害の中心的な症状はパニック発作で、強い不安や恐怖といった精神症状に加えて、動悸《どうき》、めまい、呼吸困難など多様な身体症状があらわれます。パニック障害は、心にも体にもトラブルが起こる病気なのです。しかし、発作がはじまった当初は、ほとんどの人が心の病気とは思わないようです。身体症状が苦しく、気がかりでもあるので、まずは体の病気を疑って内科を受診するケースが多いのですが、そこで異常が見つからない場合は、神経科、精神科、神経精神科などで専門医の診断・治療を受けてください。パニック障害は見落としや誤診が多く、正しい診断をされずに適切な治療が行われないと、こじれて慢性化していきます。

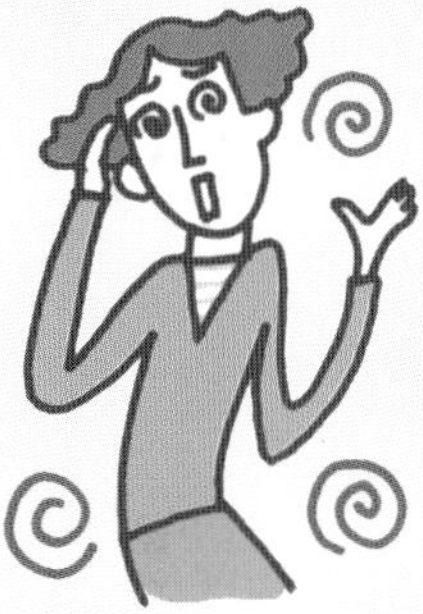

●脳の機能障害が引き起こす病気

どんな人でも不安になることはありますが、通常は不安になる何らかの理由があります。しかし、パニック障害の場合、最初は不安になるような理由は何もないのに、不意に嵐のような不安におそわれ、パニック発作を起こします。これは、脳内の神経伝達物質のバランスがくずれ、自律神経系が発作的な過剰反応を起こすためと考えられています。励ますつもりで、「気を強く持って」「あなたは心配性だから」といった言葉をかける人がいますが、このような誤解は本人の孤立感を深めますので、注意が必要です。

●パニック発作で死ぬことはない

パニック発作でよくあらわれる身体症状は、動悸、めまい、呼吸困難など。しかし、心臓、肺、脳といった臓器に異常があるわけではありません。パニック発作の身体症状は、ストレスなどで自律神経が極度に緊張するために起こる「自律神経症状」です。心臓が破裂しそうになったり、息をするのも苦しくなったりすると、本人は、死んでしまうのではないかと恐怖心をいだきますが、症状はまもなくおさまります。パニック発作で死ぬことはないと知っていることは、予期《よき》不安や広場恐怖症をコントロールするためにも重要です。

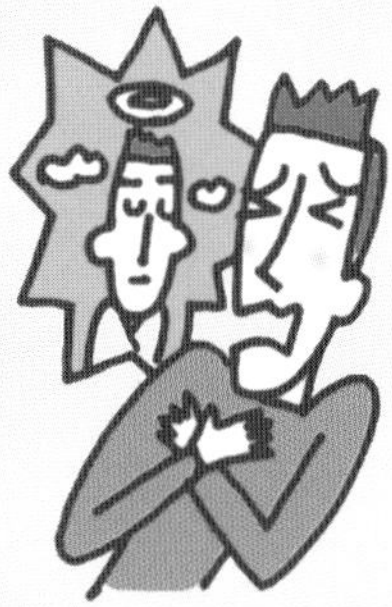

パニック発作とは1

何の引き金もなく、不意にはじまる

Point

- ▼急激に強い恐怖や不安におそわれ、同時に、動悸、呼吸困難などが起こる
- ▼身体症状はあるが、体の検査をしても異常は見つからない
- ▼診察では「異常なし」でも、本人は体の病気ではないかと思い、不安がつのる

ケース①

激しい動悸で心臓病を疑う

最初の発作があったのは8年前。夜、ベッドに入ってうとうとしかけたとき、康子さん（35歳・主婦）は心臓をぎゅっとつかまれたような気がして、飛び起きました。

ドキンドキンと激しい動悸《どうき》がはじまり、息ができないほど呼吸が苦しく、手足がしびれ、めまいのために気を失いそうになりました。

いったい何が起こったのか、自分はどうなってしまうのか、このまま死んでしまうのか……不安と恐怖で気が変になりそうになり、家族に救急車を呼んでもらいました。

ところが、病院に着いたころには、激しかった症状はほとんどおさまっていました。胸部X線や心電図の検査をしても、異常は見つかりませんでした。診察した医師からは、「少し不整脈はあるが、治療の必要はない」といわれ、結局、そのまま帰宅しました。

それ以来、康子さんはくり返し発作に悩まされるようになりました。発作が起こっていないときも、「また起こったらどうしよう」と発作のことが頭から離れません。

こわい心臓の病気がかくれているのではないかと、あちこちの病院を受診しました。ある病院では「自律神経失調症」といわれ、別のところでは「心臓神経症」という診断を受けて精神安定剤が処方されましたが、発作への不安は消えませんでした。

結局、康子さんがパニック障害と診断されたのは、最初の発作から3年後。その間に、一人では近くのスーパーにも出かけられないほど、症状は進んでしまいました。

最初は不意に起こるがしだいにくり返すようになる

パニック発作は、パニック障害の中心的症状ですが、ほかの精神疾患でも起こります。たとえば、社交不安症（社交恐怖）の人が人前で話さなければならないときや、ＰＴＳＤ（心的外傷後《しんてきがいしょうご》ストレス障害）の人がおそろしい場面に遭遇したときなどに起こることがあります。しかし、社交不安症やＰＴＳＤでは、発作が起こる理由（状況）がわかっていますので、その状況を避ければ、発作をくり返すことはありません。

一方、**パニック障害の場合は、何の理由もないのに、不意に強烈な恐怖や不安におそわれ、激しいパニック発作が起こります。**

パニック発作には、息が詰まる、心臓が破裂しそうになる、失神《しっしん》しそうになる、といった身体症状（自律神経症状）がともない、その激烈さがさらなる不安や恐怖をかき立てます。そしてこの発作は、くり返し起こるため、不安が消えません。

いずれにしても、理由がわからない状態ほど不安なことはありません。このケースの康子さんのように、いくら異常なしといわれても、心臓病のような体の病気を疑い、病院を転々とする人がよく見られます。

大切なのは、最初にパニック発作が起こったときです。病院で体の異常が見つからなかったとしても、パニック発作は精神疾患で起こりやすい症状ですから、改めて精神科や神経科などの専門医を受診し、きちんと診断をしてもらうことが重要です。

正しい診断がなされなければ、治療は見当違いのものとなり、病気は時間がたつほど慢性化していきます。実際、康子さんも広場恐怖症がかなり悪化してしまいました。

「パニック発作」の特徴

●不意に起こり、急速にピークになる

パニック発作は、社交不安症やＰＴＳＤなどでも起こるが、発作を起こす理由や状況がある。一方、パニック障害では、本人も意識していないときに、何も引き金になる状況はないのに不意に起こり、急速にピークに達する。持続時間は、ほとんどが10～15分。

●くり返し起こる

人によって違うが、最初の発作から2回目の発作までの間隔は、大体数日から数週間。２回目の発作のあとは連続して起こるようになり、それが不安を強める。

●体の異常は見つからない

体の検査をしても何も異常はない。心臓や肺などの臓器の病気のために発作が起こるわけではない。

●1日24時間、いつでも起こりうる

昼でも夜でも、発作が起こる可能性がある。睡眠時の発作は、40％の患者さんに認められる。

心と体にあらわれる多様な症状

Point

- ▼もっとも多いのは激しい動悸で、ほとんどの人にあらわれる
- ▼体の症状が不安感や恐怖感をさらに強め、死ぬのではないかと思うことも
- ▼診断基準では、13の症状のうち4つ以上があるとパニック発作と診断

パニック発作の症状を体験者はこう感じている

はじめて発作が起こったとき、それがすぐにパニック発作とわかる人は多くはありません。

パニック発作では、精神症状と同時に動悸や呼吸困難などの身体症状があらわれるため、ほとんどの人がまずは体の病気を疑います。

最初のうちは、心の病気など恥ずかしいといった気持ちがあるかもしれません。しかし、ここは早く正しい診断をしてもらうことが大切です。

では、どのような症状があったらパニック発作なのでしょうか。

DSMの診断基準（58ページ参照）では、以下に述べる13症状のうち4つ以上が同時に起こるとパニック発作の可能性が高いとしています。

この症状リストにそって、実際に体験している患者さんの表現をおりまぜながら症状を解説してみます。家族や周囲の人が発作の苦しさを理解する参考になるでしょう。

●動悸、心悸《しんき》亢進《こうしん》、心拍《しんぱく》数の増加

動悸などの心臓症状は、もっともよくあらわれる症状です。これは胸がドキドキするといったなまやさしいものではなく、「心臓が破裂する」「心臓がバクバクして口から飛び出しそうになる」「心臓をぎゅっとつかまれるような感じ」などと表現されるほど強烈なものです。

●汗をかく

暑いためにかく汗ではなく、恐怖や不安による冷や汗です。冷たい汗は、恐怖感や不安感をさらに強め、不吉な感覚を呼び起こします。

●ふるえる

手足や、ときには体全体がふるえ、自分ではコントロールできない状態

になります。手が小刻みにふるえたり、足がガタガタふるえることもあります。全身がけいれんするように、ガクガクと体が動く人もいます。

●息が切れる、息苦しい

息苦しさも、パニック発作の代表的な症状です。呼吸が速くなったり、息が荒くなってハーハーといったり、ついには息をすることさえ困難になることがあります。息の吸い方や吐き方がわからなくなったと訴える人もいます。

●息が詰まる、窒息しそうになる

現実には、そんな場所にいるわけではないのに、狭いところに閉じ込められ息が吸えないと感じると訴える人もいます。窒息《ちっそく》する感覚は死につながり、強い恐怖感を引き起こして、失神《しっしん》する人もいます。

●胸の痛みや不快感

胸の一部がチクッと痛んだり、不快に感じます。激しい動悸症状などが同時にあると、心筋梗塞などの心臓病を疑ったりしますが、心筋梗塞の痛みは、胸が締めつけられるような感じで非常に強く、数十分から数時間もつづきますので、違いを知っておきましょう。

●吐き気がする、腹部が不快

強い吐き気におそわれ、実際に吐

■パニック発作であらわれる症状

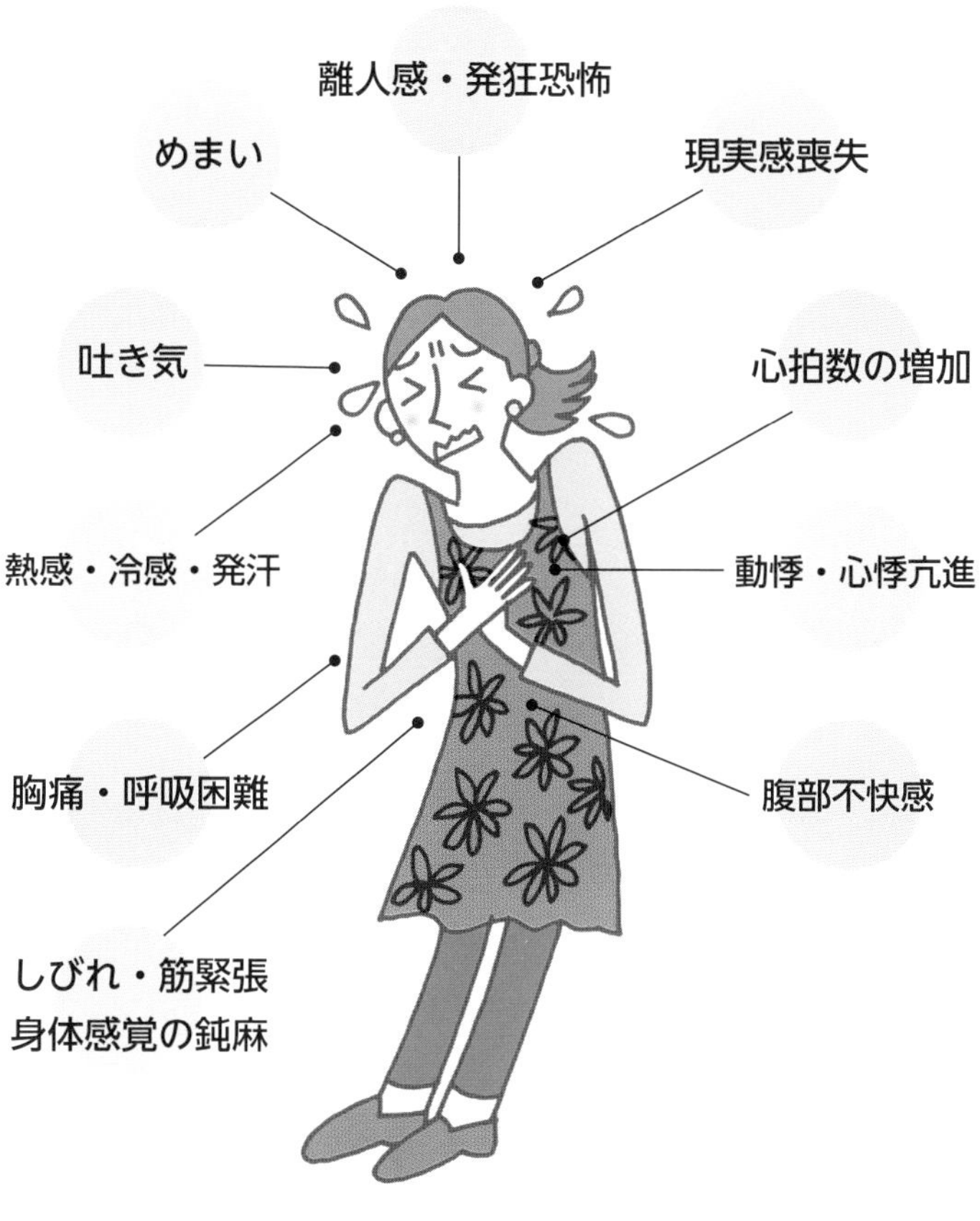

いてしまう人もいます。「胃をぎゅっとつかまれる」「おなかの中がぐちゃぐちゃになる」といった表現でその不快感をあらわす人もいます。

●めまいがする、頭がふらつく

めまいは、目、耳、脳などに障害があっても起こりますが、精神的ショックなどによる心因性《しんいん》のものもあります。

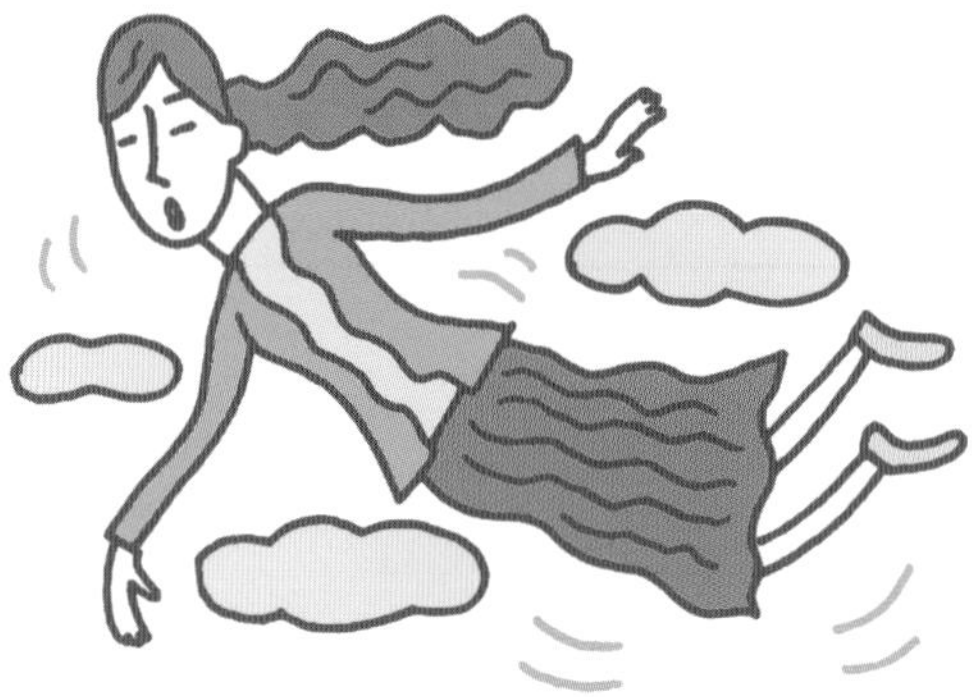

パニック発作では、「頭がフラフラする」「頭から血が引いていく」「頭が後ろに引っぱられる」など、さまざまに表現されます。

●体が冷たい、または熱いと感じる

体が冷たいと感じたり、悪寒《おかん》を感じたりします。あるいは逆に、頭や顔がほてって熱く感じることもあります。

●感覚がマヒする、うずく

体の感覚がにぶくなって、マヒしたように感じます。「体が重いスポンジにおおわれたようだ」と表現する人もいます。また、ジンジン、ピリピリ、チクチク、ムズムズとした不快なしびれ感やうずき感が起こることもあります。

●現実感がない、離人《りじん》感

自分が自分でないような、自分を感じる力が弱まった状態です。自分の周囲の状況を、いきいきと感じられず、「頭にもやがかかったようだ」と訴える人もいます。「自分が行動しているはずなのに、夢の中にいるようで現実感がない」「自分の心や体を、もう一人の自分が外からながめている感じ」といった表現で訴えます。この症状は、「意識がなくなりそう」「孤独感におそわれる」といった形であらわれることもあります。

●制御《せいぎょ》不能、気が変になる恐怖

強い不安や恐怖におそわれ、このまま頭がおかしくなってしまうのではないか、あるいは自分をコントロールできずに人前で取り乱したり、とんでもない行動をしてしまうのではないかと強くおそれる状態です。

●死んでしまうかもしれないという恐怖

激しい動悸や呼吸困難などで、自分はこのまま死んでしまうかもしれないと、死への恐怖におののく状態です。

パニック障害の経過1

予期不安…発作の記憶が次の不安を呼ぶ

Point

- ▼パニック発作をくり返すうち、不安や恐怖が心に植えつけられる
- ▼発作への恐怖から、また起こるのではと不安を持つのが「予期不安」
- ▼最初の発作のあと1カ月経過観察して、予期不安があればパニック障害と診断

ケース② 仕事中も発作の予感におびえる

達郎さん（27歳・会社員）は、そのときホテルのカフェにいました。取引先での打ち合わせの前に、確認したいことがあってパソコンを開いたところで、突然、息が苦しくなりました。

呼吸をしようとして口をパクパクさせても、うまく息が吸えず、このまま窒息するのかと恐怖におののきました。手がふるえ、足もガクガクして、早くここを出たいと思ってもうまく立ち上がれません。一瞬、気を失ったようです。気がつくとテーブルに突っ伏しており、店員が心配そうにのぞき込んでいました。

その1週間後、また呼吸が苦しくなりました。こんどは、夜、自宅にいるときで、母親が驚いて救急車を呼び、病院に運び込まれました。

そこでの医師の説明は、「検査をしても体の異常はない。パニック障害と考えられるので、精神科か心《しん》療《りょう》内科を受診してください」というものでした。予想もしなかった病名に半信半疑で、翌日、達郎さんは近くの心療内科を受診。やはりパニック障害と診断されました。

達郎さんは、新しい部署へ異動になったばかりでした。プレッシャーを感じましたが、やりがいもありました。「仕事からはずされたくない。病気のことは会社にいわないでおこう」。そう考える一方で、「もし仕事中に発作が起きたら……」と思うと、それだけで息苦しくなりました。

処方された薬を飲んでも、不安はいっこうに消えません。発作の記憶がこびりつき、「次の発作」におびえるようになってしまいました。

「予期不安」はしばらくつづくが、いずれ消える

パニック障害では、最初のパニック発作後は、発作がくり返し起こるようになります。

そのため、起こっていないときでも発作のことが頭から離れず、強い不安を持ちつづけるようになります。これが**「予期《よき》不安」**です。

予期不安のあらわれ方は、人によって程度の違いがあります。日に数回、ふっと意識をかすめるくらいの軽い場合もあれば、一日中発作のことが不安で仕事が手につかないような重症の場合もあります。

不安に思う内容は、「また発作が起こるのではないか」というものが多いのですが、発作が起こったときの感覚を体が覚えてしまい、どんなに医師から異常はないといわれても「発作は重大な身体疾患のせいではないか」「次は死ぬのではないか」と思ってしまうケースもあります。

また、次に発作が起こったら「だれも助けてくれないのではないか」「取り乱した姿を人前で見せてしまうのでは」「だれかに迷惑をかけるのでは」と、不安の内容がエスカレートしていくこともあります。

パニック障害の症状というと、パニック発作に目が向けられがちですが、実は**発作を経験することで心に植えつけられる不安感や恐怖感のほうがやっかいで**、それが予期不安になっていきます。

パニック発作に対しては、「また起こるのではないか」ではなく、「必ずしも起こるとは限らない」と考え方を切りかえることができればよいのですが、パニック障害になると不安感や恐怖感にとらわれ、なかなかむずかしいのも事実です。

しかし、**予期不安はしばらくはつづきますが、必ずいつかは消えていきます。**まず適切な治療を受け、病気を慢性化させないことで、予期不安の時期を短くすることを考えましょう。

予期不安がないと
パニック障害とはいえない

予期不安はパニック障害の根本的な症状で、予期不安がなければパニック障害とはいえません。ＤＳＭの診断基準では、最初のパニック発作から1カ月以上経過観察し、予期不安が見られればパニック障害と診断されます。

ただし、実際の臨床の場では、この達郎さんのケースのように、パニック発作がはじまった段階で、症状からパニック障害と想定して治療をはじめる傾向にあります。

■パニック障害がたどる経過

不意にパニック発作が起こる

最初は、場所や状況に関係なく、突然パニック発作が起こる。

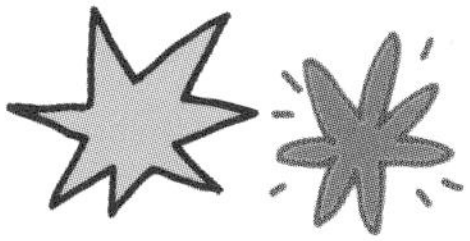

発作をくり返し経験するうちに、発作体験と発作が起こった状況や場所を結びつけ、緊張感を高めて、みずから「発作が起こりやすい状況」をつくってしまう（状況結合性パニック発作）。

予期不安を持つようになる

発作の回数は減っていくが、発作の経験が頭から離れず、また発作が起こるのではないかと不安がつのる。

回避《かいひ》行動をとるようになる

発作が起こりそうな場所や状況を避ける。

広場恐怖症をともなう

発作を予感する場所や状況が、恐怖の対象になっていく。恐怖の対象が広がると、家から一歩も出られなくなることもある。
人前で発作を起こすことをおそれ、人を避けるようになることもある（二次的対人恐怖）。

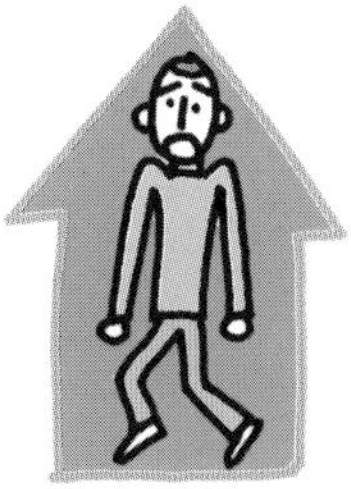

残遺《ざんい》症状が出る

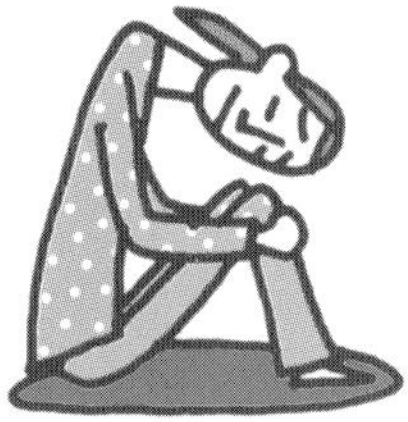

発作が起こる間隔があき、発作の症状も軽くなるが、心身の調子がすぐれず、不快な不定愁訴《ふていしゅうそ》があらわれる。

うつ病を併発する

慢性期になると、約60％の人にうつ病があらわれる（うつ状態は、前触れのように、最初のパニック発作の前にあらわれることもある）。

※パニック障害は、1度パニック発作を起こして発症すると、上記のようにほぼ決まったコースをたどります。ただし、うつ病の併発は人によって差があります。

パニック障害の経過2

広場恐怖症…不安が行動を制限する

Point

▼予期不安が強くなり、発作が起こった場所や状況を避けるようになる
▼忌避行動が強まると、一人での外出がむずかしくなる
▼高度な広場恐怖症では、家から出られなくなることもある

ケース③

発作の記憶で電車に乗れなくなる

里美さん（27歳・会社員）に最初の発作が起こったのは電車の中でした。突然強い不安感におそわれ、心臓が破裂しそうで、呼吸が苦しくなり、息も絶え絶えになりながら次の駅で降りました。

以降、このときの記憶が里美さんを苦しめました。特に、発作がはじまったときに、向かいの席にすわっていた人たちが驚いたように自分を見ていた、その視線を思い出すと、気分が悪くなりました。

それでも、当時の里美さんは就職活動をしていたので、毎日出かけなければなりません。電車に乗るのがこわくなった里美さんは、近所の内科診療所を受診。自律神経失調症と診断され、薬が処方されました。しかし効果が感じられず、ほとんど飲みませんでした。

その後、里美さんは就職しましたが、突然の発作症状はつづきました。外出はできましたが、電車やバスには不安があり、付き添いがあれば何とか乗れるという感じでした。しかし、不安感のために途中下車することもありました。

結局、最初の発作から2年半後に、総合病院の神経科を受診。パニック障害と診断され、本格的な治療がはじまりました。里美さんは、抗不安薬でパニック発作がコントロールできるようになり、行動療法にも取り組んで、決まった路線のバスであれば一人で乗車できるようになりました。しかし、電車にはいまだに付き添いがないと乗れません。発作時の電車内でのことを思い出し、強い不安にかられるのです。

不安な場所を避け、生活に支障が出る「広場恐怖症」

パニック発作は、ふつうは時間も場所も選ばず、突然に起こります。

しかし、予期不安が強くなると、本人は、発作のおそろしい経験と、それが起こった場所や状況を強く結びつけて考えるようになり、そのような場所や状況を避けるようになります。

この回避《かいひ》行動が、しだいに「広場恐怖症」になっていきます。**「広場」とは、広い場所をさすのではなく、発作が起きても「逃げられない場所」や「助けを求められない場所」のこと**で、そのような場所や状況に身を置くことに恐怖を感じ、忌避《きひ》・逃避《とうひ》行動を取るのが広場恐怖症です。

恐怖の対象になるのは、人によってさまざまですが、交通機関（飛行機、高速道路、新幹線、特急電車など）、知らない人に囲まれる場所（エレベーター、人込み、長い行列など）が多いようです。

恐怖の対象が広がると、行動範囲がせばまったり、一人では外出できなくなるなど、日常生活に支障が出ます。さらには、家から一歩も出られなくなるほど重症になる場合もあります。

パニック障害では、80％以上の人が多かれ少なかれ広場恐怖症を持つといわれますが、重症（高度）な人ほど病気の経過が長くなる傾向があります。それでも、薬物療法と行動療法をしっかり行うことで、見違えるほど行動範囲が広くなる人もいます。

●人との接触を避ける対人恐怖

広場恐怖症の、逃げられない状況や助けてもらえない状況への恐怖は、対人関係への不安や心配ともかかわりがあります。

パニック発作によって、人前で恥ずかしい思いをするのではないか、見ず知らずの他人に迷惑をかけるのではないか、といったことが恐怖の対象になってしまうのです。それが高じると、人との接触を避けるようになります。これが**「二次的社交不安症（社交恐怖）」**で、パニック障害の患者さんの約3分の1にあらわれるといわれます。

広場恐怖症のレベル

●軽度
外出に不安があるが、どうしても必要な場所だけは一人で行ける。

●中等度
一人での外出が困難で、行動が制限される。付き添いがあると行くことができる。

●高度
ほとんど家から出られず、引きこもるようになる。

パニック障害の経過3

「うつ病」を併発するようになる

Point

▼パニック障害の慢性期には、非定型うつ病を併発することがある
▼非定型うつ病は、いわゆるうつ病とは症状が異なり、見落としやすい
▼非定型うつ病を併発すると経過が長引くので、早く見つけることが重要

ケース④

発作はおさまったが、うつ状態に

陽子さん（19歳・予備校生）に最初のパニック発作が起こったのは、高校3年生の夏。母親とテレビを見ているときでした。救急車で運ばれた病院では、心電図、頭部CT検査、血液検査などを受け、いずれも異常なし。医師からは「受験勉強のストレスでしょう」といわれ、精神安定剤（抗不安薬）が処方されました。

その後も、発作は週1～2回あり、処方された薬を飲んで抑えていましたが、しだいに、電車に乗ったり美容院や試験会場へ行くことが不安でたまらなくなりました。

志望大学の試験当日。陽子さんは試験会場で発作が起こり、答案用紙に集中できずに失敗しました。ほかの大学への受験にはこわくて行けず、結局、浪人することになりました。

しかし、「発作がおさまらなければ、来年の受験も失敗する」、そう思うと絶望的になり、何も手につかなくなった陽子さんは、ようやく大学病院の精神科を受診。そこでパニック障害と診断されました。

薬物療法や精神療法のおかげで発作がおさまり、陽子さんは、混雑時を避ければ電車にも乗れるようになりました。治療をはじめて4カ月目くらいになると、予備校での模擬試験でも納得できる結果が出て、本人もパニック障害はすっかりよくなったと思えるほどになりました。

ところが、そのころから、「意欲がわかない」「気分の浮き沈みが激しい」「体が重い」「いくら寝ても寝足りない」「異様に食欲がある」といった症状があらわれるようになったのです。

「非定型うつ病」の症状はいわゆるうつ病とは異なる

このケースの陽子さんの症状には、パニック障害に併発するうつ病の特徴が見られます。

パニック障害とうつ病は、近い関係にある病気と考えられています。実際、パニック障害の人の生涯を見ると、60％の人がうつ病を併発しています。また、軽い躁《そう》状態をともなう双極《そうきょく》性障害（躁うつ病）も、約30％の人が併発します。

うつ病は、パニック障害の前駆《ぜんく》期から急性期にかけて起こることもありますが、それほど多くはありません。多くなってくるのは、パニック障害が慢性期に入ってから。回避行動や広場恐怖症のために、いろいろなことが不自由になり、生活を楽しんだり何かに打ち込むエネルギーが少なくなって、うつ病を併発しやすくなるのです。

しかし、パニック障害であらわれるうつ病は、いわゆるうつ病（定型うつ病）とは異なる「非定型うつ病」といわれるもので、**症状も、一般的に考えられている〝うつ病らしさ〟がありません。**そのため、本人も家族など周囲の人もうつ病とは思わず、症状を見落としがちです。

パニック障害は、うつ病を併発すると経過が長引きますので、早く見つけて適切な治療をすることが非常に重要です。そのためにも、非定型うつ病（パニック性不安うつ病）の症状の特徴を知っておくことが大切です。

●気分反応性

いつもうつ状態にあるわけではなく、まわりで起こる出来事に気分が左右されます。好ましいことがあると気分がよくなりますが、イヤなことがあると激しく落ち込みます。

気分反応性

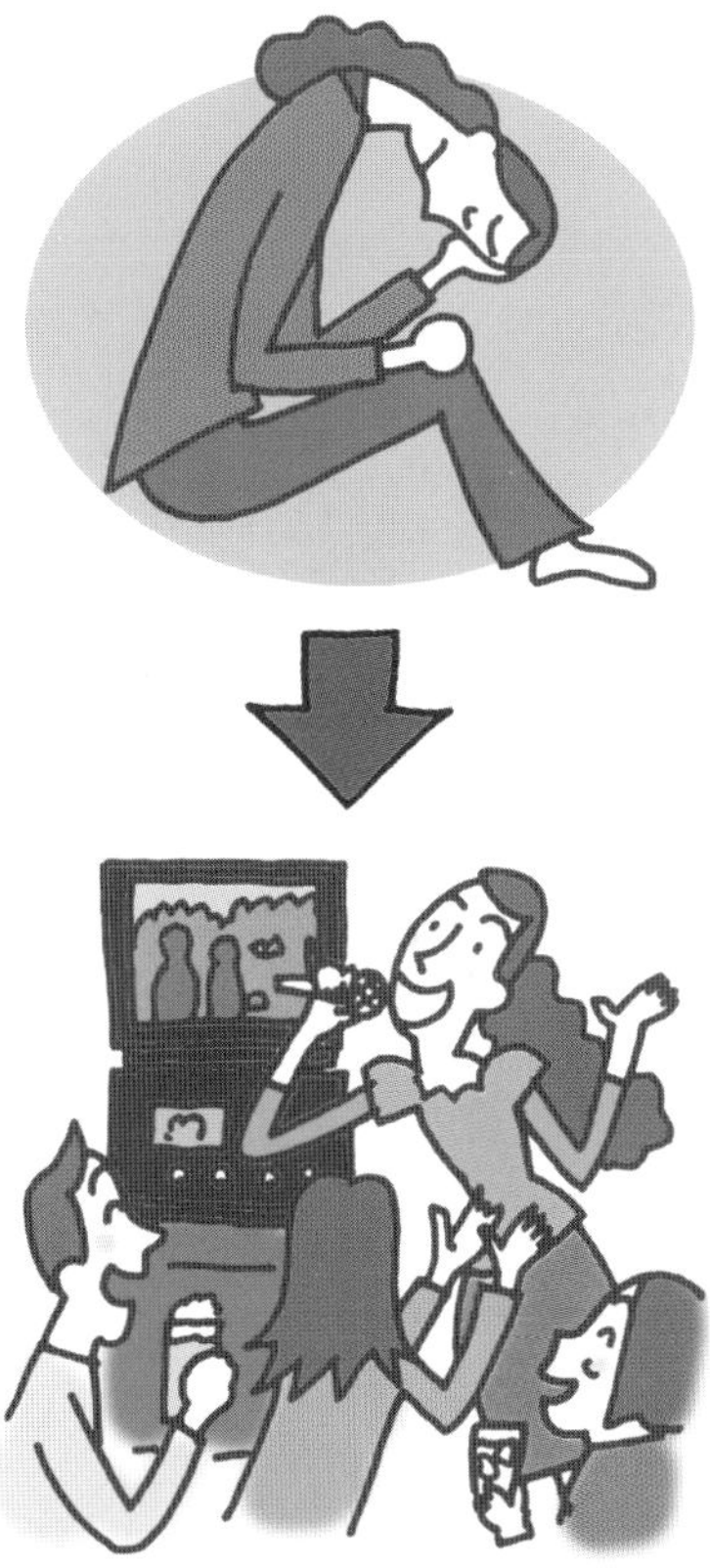

●過剰に眠る（過眠）

過眠《かみん》状態は抑うつ気分と併行しますので、気分が激しく落ち込むと眠気も強くなります。1日に10時間以上眠る日が1週間に3日以上あったり、眠っていなくても、ベッドにいるのが10時間以上なら過眠です。

●体が鉛のように重く感じる

単に疲れやすい状態を越え、まるで手足に鉛が詰まっているかのように体が重く感じられる症状です。立ち上がるのさえ大変で、自分ではどうにもなりません。

しかし、周囲からは、怠けているとか、わざとやっていると誤解されてしまいます。

●過食、体重の増加

「何かを口にしていないと気持ちが落ち着かない」という不安感から、食べることへの過剰な衝動が起こります。中でも、チョコレートなど甘いお菓子への欲求が強くなります。週に3日以上、度を越して食べるようなら「過食《かしょく》」です。これにともない体重もふえます。3カ月の間に、健康時の5％以上体重がふえていれば「体重増加」とみなされます。

●拒絶されることへの過敏性

他人の侮蔑《ぶべつ》的な言動や、軽視、批判に対して極度に敏感になり、ふつうでは考えられないほど激しい反応を見せます。

※なお、このような典型的な非定型うつ病の症状はないものの、軽いうつ状態になる場合があります。本人も周囲の人も、医師ですら気がつかないことがあり、注意が必要です。

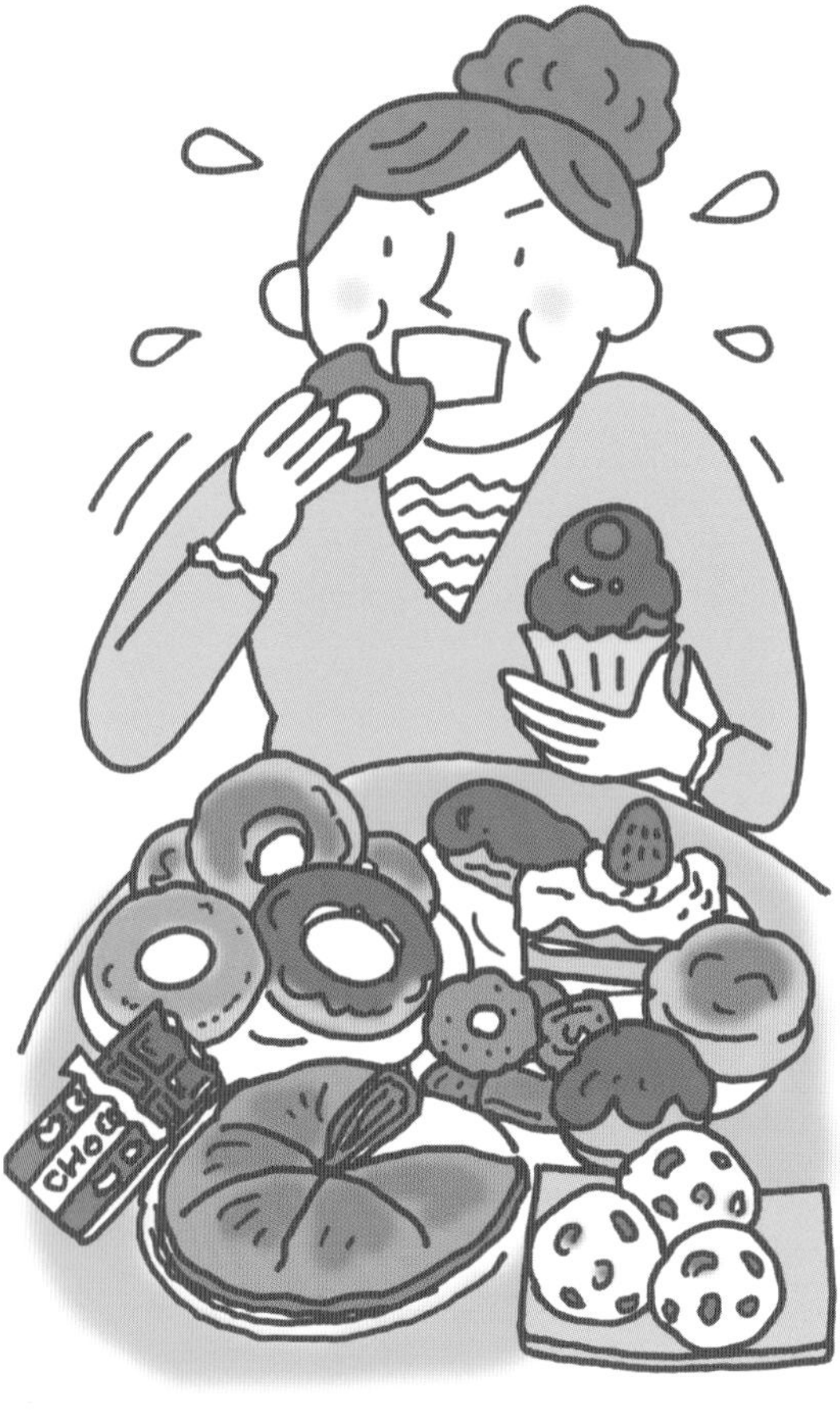

発作がおさまったあとも残遺症状がつづくことがある

発病後、半年くらいから じわじわとあらわれる

パニック発作の症状が少なくなる時期から、じわじわとはじまるのが、残《ざん》遺《い》症状（非発作性不《ふ》定《てい》愁《しゅう》訴《そ》）です。発病して半年後くらいからあらわれ、数年間、あるいは10～20年ぐらいつづくこともあります。

パニック障害は、慢性的で頑固な病気なので、治療が十分にされていないと、いわば「持病」のようになって残遺症状がつづくのです。本人には、これは不快でつらいものとなります。

また、発病からかなり時間が経過してから残遺症状があらわれることもあります。20～30代で起こったパニック発作のことを忘れてしまい、50～60代になってから、心身の不調のために医療機関を受診するようなケースです。

この場合、大体は「自律神経失調症」といった診断名がつき、適切な治療が行われないケースが少なくありません。

適切な治療をすれば 残遺症状は予防できる

残遺症状は長い間つづきますが、それを避けるためには、パニック障害の治療を少なくとも1年以上つづけることが大切です。症状が消えたあとも、少量の薬の服用をつづけることで、残遺症状は予防できます。

また、年月が経過してからあらわれた場合も、パニック障害の治療をきちんとすれば、症状は軽くなります。

【精神面にあらわれる残遺症状】

- 何となくいつも不安
- 胸さわぎがする
- 現実感がなく、かすみの中で生きている感じ
- 雲の中を歩いている感じ
- イライラする（焦《しょう》燥《そう》感）
- 感情がわかない　など

【身体面にあらわれる残遺症状】

- 肩がこる
- 頭が痛い
- 首が痛い
- のどが詰まる感じ
- 息苦しい
- 動悸、息切れがする
- 胸がチクチクする
- 視野がチカチカする
- 目の焦点が合わない
- じっとりと汗をかく
- 熱感がある
- 手が冷たい
- 寒気がする　など

パニック障害の経過4

依存症など、さまざまな病気を併発する

Point

- ▼アルコールは不安や恐怖をやわらげるため、依存症になりやすい
- ▼同じ不安気質が根底にあるため、ほかの不安症の病気を併発しやすい
- ▼ほかの病気の併発は、パニック障害の回復を遅らせるので見過ごさない

ケース⑤

不安を酒でまぎらせ依存症に

最初の発作が起こったのは夕方でした。佐代さん（36歳・主婦）は、混んだスーパーのレジに並んでいました。

人いきれで息が詰まり、胸がムカムカして吐きそうになりました。さらに、急激にめまいが起こり、その場にうずくまってしまいました。

店員に事務所のソファで休ませてもらううちに、少しおさまってきたので、何とか家に戻れました。

帰宅の遅い夫を待たず、2人の娘と夕飯の食卓に向かいましたが、佐代さんは食欲がありません。ふと、サイドボードの夫が飲み残したワインが目に入りました。

気分がよくなるかもしれないと、佐代さんは、そのワインを一気に飲みました。スーッと胸のむかつきがとれ、気持ちが高揚しました。

佐代さんは、この快感が忘れられなくなりました。

不安感が強くなったり、発作が起こりそうになると、お酒を飲みました。すると、気分が晴れました。だんだん酒量がふえ、家事も手がつかなくなり、ついには朝から飲むようになりました。

ある日。家の中が乱れ、いつもぷんぷんお酒の匂いをさせるようになった佐代さんを心配して、早目に帰ってきた夫が目にしたのは、床に倒れている妻の姿でした。

顔に冷や汗をかき、手足がふるえて立ち上がることもできない佐代さんは、夫にともなわれて病院を受診。医師から、パニック障害にアルコール依存症を併発している状態だと診断されました。

アルコール依存症やほかの不安症の併発

パニック障害は、ほかの精神疾患を併発すると、経過が複雑になり、回復も遅くなります。うつ病についてはすでに述べましたが、次のような病気もよく併発します。

●アルコール依存症

アルコール依存症は、パニック障害と併発する率が非常に高い病気です。パニック障害になる前からアルコール依存症がある人や、このケースの佐代さんのように、ほぼ同時に発症する人もいますが、多いのは、パニック障害が進み、不安や恐怖をお酒でまぎらせているうちに依存症になってしまうケースです。

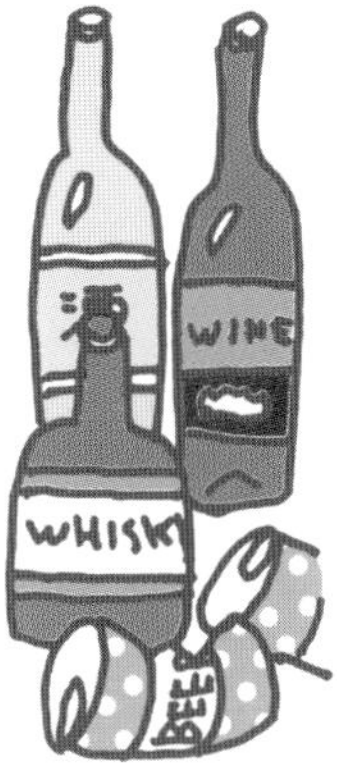

アルコールには、一時的にパニック発作を防いだり、不安や恐怖をやわらげる作用があるため、パニック障害の人はしばしば飲酒に走ります。しかし、**アルコールの抗不安作用は長つづきしない**ため、際限なく飲んで、酒量がふえてしまうのです。

特に、**女性は体質的になりやすい素因があり、男性より2倍早くアルコール依存症になる**といわれます。

大量の飲酒は治療薬を効きにくくし、パニック障害をますます悪化させます。本人がかくれて飲んでいる場合もありますので、周囲の人は気を配ることが大切です。

●ほかの不安症

パニック障害は不安症の代表的な病気ですが、同じ不安気質が根底にあるために、ほかの不安症も併発しやすいのです。特に多いのが、「限《げん》局《きょく》性恐怖症」や「社交不安症」です。

限局性恐怖症は、動物や虫、高所《こうしょ》、血、雷《かみなり》など、特定の対象を異常なまでにおそれる恐怖症です。パニック障害になる前から持っている人が多く、パニック障害に併発する割合は75%という米国の調査もあります。

また、**社交不安症（社交恐怖）**は、他人からの評価を過剰に気にして、自分が否定されたり、きらわれたり、恥をかかされることを強くおそれます。もっともよく見られるのは、人前で話すことを極度にこわがる**「スピーチ恐怖」**です。

限局性恐怖症も社交不安症も、どちらもパニック発作をともなうため、発作がパニック障害によるものなのか、これらの不安症によるものなのか、見きわめる必要があります。

複数の不安症を併発すると、生活はさらに困難になりますので、症状を見逃さず、適切に治療することが大切です。

思考や行動が変化する

Point

▼広場恐怖症やうつ病を併発すると、考え方や行動に変化が出てくる
▼依存的になったり自己中心的になるのは、病気ゆえのこと
▼攻撃的になる怒り発作も、患者さん本人は本来の自分とは違うと感じている

不安や恐怖を避けることが最優先になる

パニック障害の経過が長くなってくると、患者さんは、それまでとは違った考え方や行動をするようになります。

患者さんは、発症の前から強いストレスを受けていることが多く、発症してからは、ふつうの人には想像できないほどの不安や恐怖にさらされ、健康な心は傷ついていきます。

そのため、**発作のおそろしさから身を守りたい、不安を避けたいという気持ちが優先し、行動することに臆病になります。**これは、病気がそうさせるのであり、もともとそういう性格だったというわけではありません。

パニック障害の人に見られる特徴的な思考・行動の変化には、次のようなものがあります。

●依存的になる

病気になる前は行動力があり、何でも自分でできた人も、パニック発作をくり返すようになると、発作への不安や恐怖から、人の助けを求め、人に頼るようになります。

特に、広場恐怖症が高度になってくると、友人、知人、家族などに絶えず保護を求めるようになることもあります。

ただし、病気によって依存的になるのは一時的で、大部分の人は、治療の効果があらわれて不安感や恐怖感が薄らいでくれば、一人立ちしていきます。

しかし、一部の人は、パニック発作で人から助けてもらうたびに、しだいに自信を失い、その自信喪失が

パニック発作のとき以外でも、生活のあらゆる面にまで広がり、常に人の助けを必要とする「依存的性格」になってしまうことがあります。

生活のごくささいなことも自分では決められず、世話をしてくれる人の判断に頼り、あらゆる面でよりかかってしまうのです。

患者さんの世話をするのは、配偶者、あるいは親という場合が多いのですが、世話をする人がいなければ生活ができないような状態では、回復はますますむずかしくなります。

依存的になっている患者さんは、自分を見つめ直し、認知行動療法などに取り組んで、依存から脱却することが必要です。家族も、愛情と理性を持って患者さんと適度な距離をとり、甘やかさないことを心がけることが大切です。

●自己中心的になる

パニック障害の人が**うつ病（非定型うつ病）を併発するようになると、自己中心的でわがままな行動をとる**ことがあります。

これは、非定型うつ病の「気分反応性」（25ページ参照）によって、まわりで起こることに気分が左右されるためです。

患者さんは、自分に好ましいことがあると、うつ気分が軽くなって行動的になる一方、イヤなことがあると激しく落ち込み、体を動かすこともおっくうになります。そのアップダウンが極端なため、まわりからは気まぐれで自分勝手と見え、「わざとやっている」ととられてしまうこともあります。

パニック障害の患者さんは、病気になる前は、明朗で活動的な一方、まじめで他者の目を気にしやすいという両面をあわせ持つ傾向があるともいわれます。

自分の感情を表に出すことが少なかった患者さんが、パニック障害によってその壁が破られ、自己中心的な気分が表に出るようになったと考えることもできます。

いずれにしても、患者さんの自己中心的な行動は、社会的にはマイナスですので、家族や周囲の人は、冷静で客観的な目で患者さんにアドバイスしてあげることが大切です。

●攻撃的になる

パニック障害に非定型うつ病を併発すると、非常に攻撃的になる場合があります。

攻撃性は、「怒り発作（アンガーアタック）」となってあらわれます。これは、ささいな刺激に対して、いわゆる「キレ」る状態になり、並はずれて大きな反応をしてしまう病的な行動です。

怒り発作では、パニック発作のような身体症状（動悸、発汗、めまい、呼吸困難など）もありますが、**不安や恐怖はそれほど前面にはあらわれず、激しい怒りが唐突にあらわれます。**

怒り発作は攻撃性をともない、大声を上げて相手を非難したり、暴力的になって手あたりしだいにものを壊したりします。

しかし、発作がおさまると、患者さんは「申しわけないことをした」と自己嫌悪におちいり、うつ状態が悪化します。また、発作を起こしたのは、本来の自分ではないとも感じています。

怒り発作は、すべての患者さんに起こるわけではないのですが、この発作がある患者さんは、うつ尺度が高いという調査報告もあります。

なお、怒り発作がたびたび起こる場合は、攻撃が自分へと向かい、自殺をしてしまうおそれがあるので、医師に相談してください。SSRI（64ページ参照）のフルボキサミンなど、怒り発作に効果がある薬を処方してもらうことができます。

■怒り発作の定義

1　過去6カ月間、イライラ感が認められる

2　過去6カ月間、ささいなことに対して過剰に反応する

3　過去6カ月間に、怒り発作（怒り）が生じた際に、他者に対して適切でない方法で怒りを爆発させることが認められる

4　怒り発作時には、以下の12項目の症状のうち4つ以上の症状が同時に生じる

動悸、顔面紅潮《こうちょう》、胸部絞扼《こうやく》感、四肢《しし》のビリビリ感、めまい、呼吸困難、発汗、ふるえ、恐怖感、制御できない怒りの感覚、他者への暴言・暴力や器物破損

5　過去1カ月間に1回以上の怒り発作がある

6　怒り発作が、自分のもともとの性格とはそぐわないものと感じている

7　怒り発作のあと、罪悪感を感じる

（怒り発作を提唱した米国の医師 Fava Mほかによる定義）

パニック障害にともなう体の病気

不安や恐怖など心の動きが体にも影響する

パニック障害は、心と体が互いにかかわり合う「心身相関」の病気で、不安や恐怖といった心の動きが、体の健康にも影響することがあります。

パニック障害になると、次のような病気が起こりやすいので、気になる症状があったら医師に相談しましょう。

●過敏性腸症候群

過敏《かびん》性腸症候群は、ストレスなどの刺激に腸管が反応し、「下痢や便秘をくり返す」「おなかが張る（腹部膨満《ぼうまん》感）」などの症状があらわれる病気です。

腸は、脳と相互に影響し合う、いわば脳の一部のような臓器ですから、脳が恐怖などの刺激を感じとると、その刺激は腸に伝わり、過敏性腸症候群が起こりやすいのです。

パニック障害の患者さんのうち、約40％が過敏性腸症候群を併発しているという研究報告もあります。

過敏性腸症候群を併発すると、併発していない人よりも予期不安が強く、そのため広場恐怖症になる度合いが高くなります。不安感や抑うつ感も強いものになります。

過敏性腸症候群は、よく効く薬がありますので、症状を医師へよく説明し、治療を受けるようにしてください。

●片頭痛

パニック障害の患者さんには、片頭《へんず》痛《つう》も多く見られます。ズキンズキンと脈打つような痛みや、締めつけられるような痛みがほとんどです。

パニック障害になる前から片頭痛があった人は、パニック障害を若い時期に発症し、しかも病気の期間も長くなる傾向があります。

片頭痛は、パニック障害の症状が悪化するとひんぱんにあらわれ、軽快すると軽くなり、しだいにあらわれなくなります。

●睡眠障害

睡眠中にパニック発作が起こることがあります。患者さんは睡眠がさまたげられるだけでなく、この経験があとあとまで影響します。つまり、睡眠中にまた発作が起こるのではないかという不安で、睡眠障害を起こすのです。

睡眠障害があると、睡眠不足のためにパニック発作が起こりやすくなりますし、発作には至らなくても、残遺《ざんい》症状が出るようになります。これを改善するもっとも有効な方法は、規則正しい生活リズムを取り戻すことです。

女性のパニック障害に影響する要素

Point
- ▼男性にはない女性特有の要素が、パニック障害に影響することがある
- ▼月経前症候群がある女性患者は、月経前にパニック発作が起こりやすい
- ▼妊娠中の服薬は医師と相談。産後は、ホルモンバランスの乱れに注意

●月経前症候群

月経《げっけい》前に体調や気分がすぐれなくなることはよくあることですが、それが強い場合には「月経前症候群（ＰＭＳ）」と呼ばれます。

症状は１５０以上あるといわれ、さまざまですが、代表的な身体症状としては、下腹部膨満《ぼうまん》感、下腹部痛、頭痛、乳房痛、関節痛、むくみ、便秘あるいは下痢、動悸など。精神症状としては、イライラ感、ゆううつ、不安感、無気力、情緒不安定、判断力低下、疲労感、不眠、妄想などです。

パニック障害の女性患者には、月経前症候群を持つ人が少なくありません。ただし、パニック障害と症状が似ているため、併発していることに気づいていないケースも多いようです。

月経前症候群があると、パニック発作が多くなったり、パニック障害が悪化しやすくなります。また、残《ざん》遺《い》症状があらわれやすくなります。

月経前症候群を持つパニック障害の患者さんを調べた米国の調査では、月経前には80％の人に不安の増加が、60％の人にはパニック発作の増加が、50％の人には広場恐怖症の増加が見られたと報告されています。

■対処

月経前にパニック発作などの症状が悪化しやすい患者さんは、あらかじめ医師にそのことを告げてください。**月経前症候群には抗うつ薬のＳＳＲＩがよく効きます**ので、月経がはじまる1週間前から10日間ほど、ＳＳＲＩを増量すれば悪化を防げます。また、ＳＳＲＩが飲めない場合は、**気分安定薬の炭酸リチウムでも**

効果があります。

●ホルモン療法

女性の健康にはホルモンが密接にかかわりますので、現在、さまざまなホルモン療法が行われています。

よく知られているのは、「ホルモン補充療法」です。更年期障害の症状の改善や、骨粗しょう症の予防になります。

また、乳がんや子宮体がんの治療にも、ホルモン療法が行われます。

ピルも広く用いられています。避妊薬として知られていますが、ほかにも子宮内膜症や子宮筋腫、子宮体がん、卵巣がんなどの治療や予防のために使われます。

ピルは、2種類の女性ホルモンのうち黄体ホルモン（ゲスターゲン）を主体に、少量の卵胞ホルモン（エストロゲン）を加えた混合剤です。

また、ホルモン補充療法は、エストロゲンの単独投与もありますが、現在は子宮体がんのリスクを避けるために、ゲスターゲンをあわせて投与する方法が中心になっています。

これらの療法をパニック障害の治療の面から考えると、いくつか気になる点があります。

女性ホルモンの一つ、エストロゲンは、投与をすると、短時間で脳内のノルアドレナリン（神経を興奮させる神経伝達物質）の活性を高める

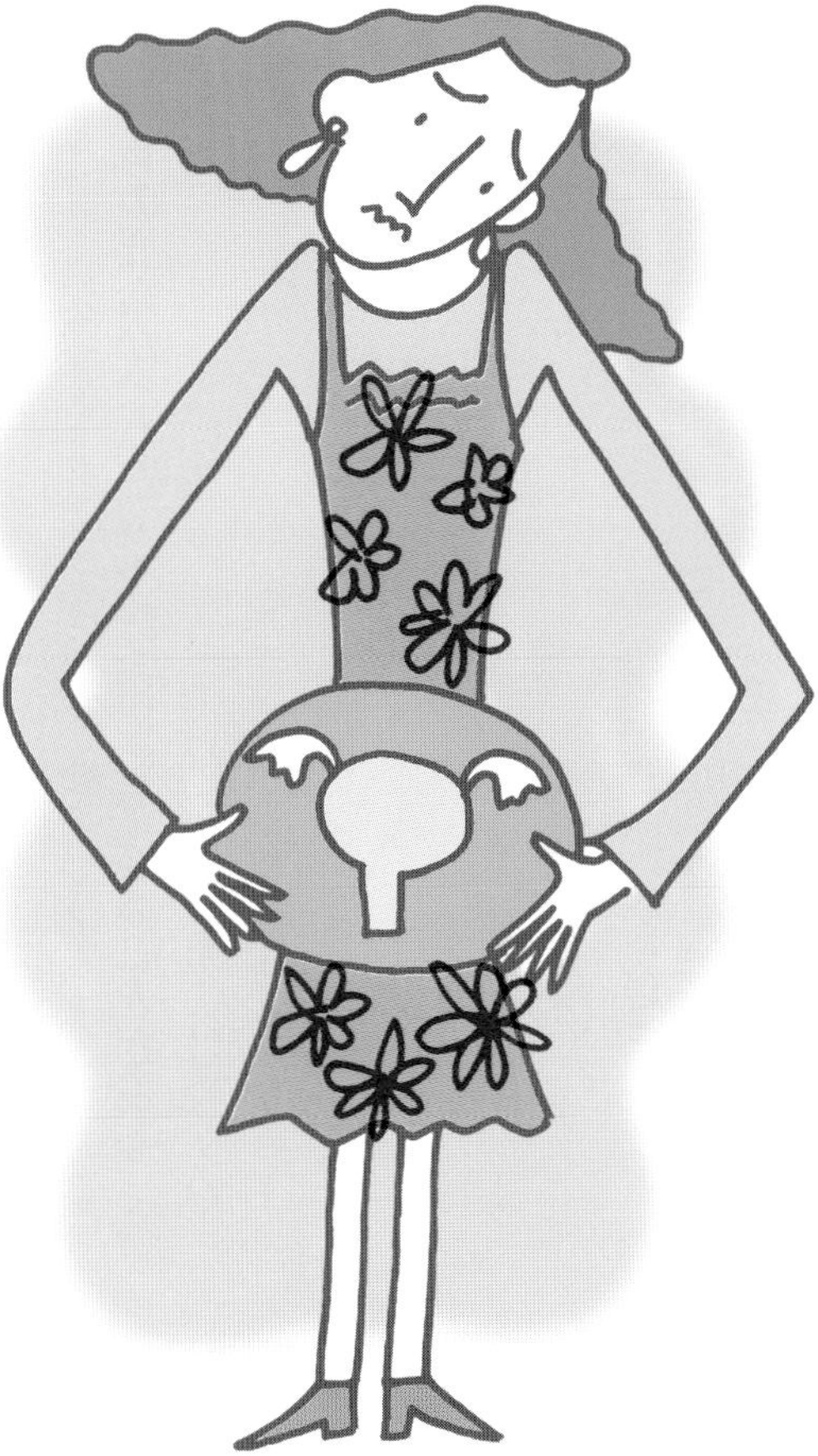

作用があるのです。海外では、エストロゲンを投与した直後から5カ月ほどの間に、典型的なパニック障害が発症したという報告があります。

もう一つの女性ホルモン、ゲスターゲンには抗不安作用があるといわれていますが、軽い呼吸促進作用があり、長期間使っていると、血液中の炭酸ガス濃度がしだいに下がってきます。そのため、**パニック発作が起こりやすくなる**のです。

■対処

ホルモン療法がパニック障害にあたえる影響については、まだ研究段階で、はっきりとした臨床データがそろっているわけではありません。ピルなどを使っていて気になる場合は、一度医師に相談してみてもよいでしょう。

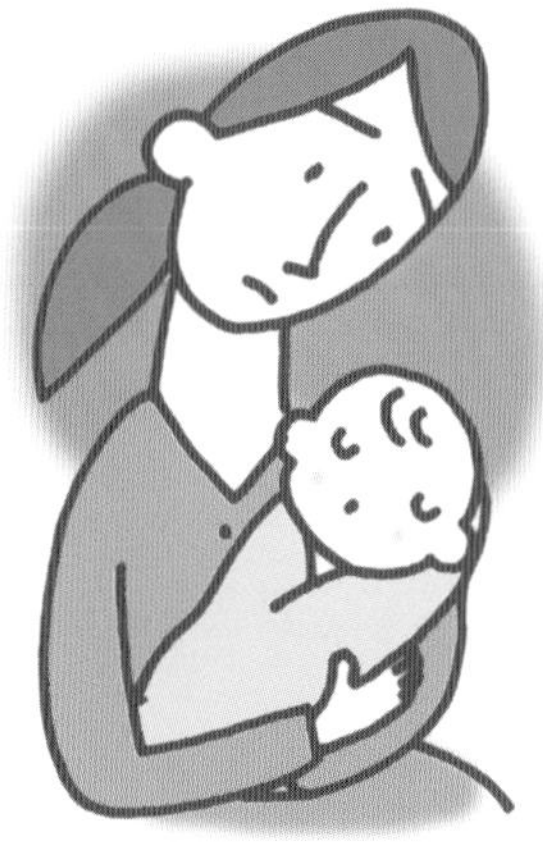

●妊娠・出産

●妊娠中

精神医学では、女性の患者さんは妊娠すると心身ともに強くなり、精神疾患の発症や悪化は少なくなるといわれています。

ただし、パニック障害の場合は、必ずしもあてはまりません。

妊娠初期は、つわりをパニック障害の症状とまちがえて苦しむ場合があります。また、妊娠中にパニック発作を発症するケースもあります。

服薬中の薬が、胎児にあたえる影響を心配する人もいます（74ページ参照）。医師とよく相談し、安全な薬にかえたり、治療を認知行動療法に切りかえるなどの対処をしてもよいでしょう。

●出産後

パニック障害では、**妊娠中より出産後に注意が必要**とされています。

産後は、女性ホルモンのバランスがくずれて精神的に不安定になります。これに、育児のストレスなども加わって、心身が不調になりやすい時期です。パニック障害でも、産後にパニック障害が発症したり悪化したりする場合があるのです。

なお、まだ出産経験がない患者さんの中には、出産中にパニック発作が起こることを心配する人がいます。ところが、実際に出産を経験すると、ほとんどの人が「陣痛がはじまったら、パニック発作のことなどまったく忘れていました」ということが多いので、あまり心配しなくてよいでしょう。

第2章

パニック障害とはどのような病気か

パニック障害は「不安症」の代表的な病気

Point

- ▼不安や恐怖が病的に高まる不安症。パニック障害は代表的な病気
- ▼不安症の病気は合併しやすく、パニック発作の見きわめが重要
- ▼不安症は性格的な問題ととらえられがち。病気としての認識が大切

不安はだれにでもあるが病的な不安が問題

パニック障害は、心に強い不安が根づき、日常生活が困難になっていく病気です。

しかし、不安そのものはだれでもふつうに経験する感情で、通常は、心配事やショッキングなことなど、何らかの理由があって不安感を抱きます。こういった不安は病的なものではなく、むしろ、これから起こる危機を察知して、心構えをするための防御反応といえます。不安は、原因になっている問題が解決すれば、時間の経過とともに消えていきます。

一方、**パニック障害の不安は、いきなり理由もなくはじまり、身体症状をともなう激烈な発作症状を起こします。**その経験は心に不安を植えつけ、予期不安や広場恐怖症、回避行動などが加わって、「できないこと」「行けない場所」をふやして、患者さんの生活をむずかしいものにしてしまいます。

このように、耐えがたいほど大きくなった不安や恐怖によって、心にも体にも激しい症状が起こり、生活に支障が出るようになる病気のグループが不安症（不安障害）です。

不安症には、パニック障害のほかにもいくつかの病気があり、それぞれに深い関連があります。パニック障害と合併することもあります。

不安気質がもたらす「こわがり」の病気

パニック障害の診断や治療のためには、不安症全体を知る必要があります。そこで、それぞれの病気について見ていきます。新しい診断基準ＤＳＭ－５では、主に次の病気が不

安症グループに分類されるようになりました。

●広場恐怖症

広場恐怖症は、パニック障害以外の病気（強迫《きょうはく》性障害〈強迫症〉、閉《へい》所《しょ》・高所《こうしょ》恐怖、心的外傷《しんてきがいしょう》後ストレス障害〈ＰＴＳＤ〉など）でも見られますが、これらの病気では不安や恐怖の対象となる場所・状況は限られます。

一方、パニック障害では、不安や恐怖の対象はパニック発作そのものです。「逃げ場がない。助けてくれる人もいない。ここで発作が起こったらどうしよう」と想像し、恐怖する対象が拡大して、家から一歩も外へ出られなくなることもあります。

それでもほとんどの人は、数カ月もすると不安や恐怖に慣れ、行動範囲を広げるようになります。しかし中には、パニック発作がおさまってからも、無意識のうちに自分で行動を制限して、高度な広場恐怖症を持ったまま数年以上が経過してしまうケースもあります。

恐怖の対象が拡大するのは、適切な治療がされていないためです。広場恐怖症は、薬物療法とともに行動療法を行い、高度に進むのを防ぐことが重要で、それが治療のポイントです。

●社交不安症（社交恐怖）

日本に昔からあった「対人恐怖症」とほぼ同じ病態の不安症です。

自分の能力や外見がマイナスの評価をされることに強い不安を持ち、恥をかいたり、否定されそうな場面を避けます。不安や恐怖が強まると、「手足がふるえる」「息が苦しくなる」「動悸《どうき》がする」「大量の汗をかく」「声が出なくなる」「顔が赤くなる」などの身体症状をともなうパニック発作を起こすことがあります。

社交不安症でもっともよく見られるのは、大勢の前で話すことを極度におそれる「**スピーチ恐怖**」です。昇進などで人前に立つ機会がふえた人にあらわれやすく、ほかの状況ではほとんど不安を感じない人が多いのも特徴です。

ほかに、人とのつきあい方やコミュニケーションの方法がわからない「**対人恐怖**」や、人前であがって顔が赤くなる「**赤面《せきめん》恐怖**」。また、他人から見られる視線がこわい、もしくは自分が人を見ることで相手にイヤな感じをあたえるのではないかと、自分の視線をおそれる「**視線恐怖**」

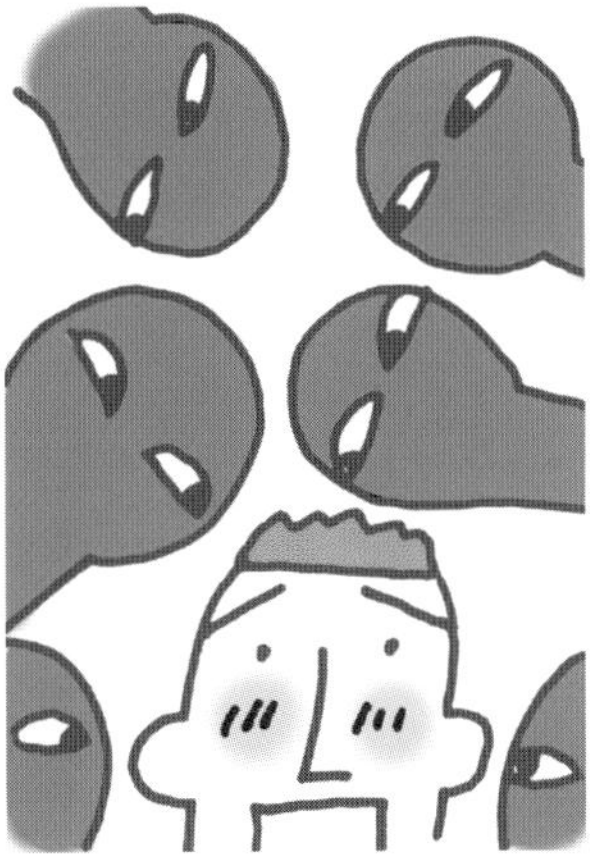

などがあります。

社交不安症の人は、「こわがり」な気質があるため、ほかの不安症と無縁ではありません。特に、**パニック障害とは非常に高い率で併発します**。米国の研究によると、パニック障害の人が生涯に社交不安症を併発する割合は67%にものぼります。

しかし、社交不安症は、本人も周囲の人にも病気という認識がなく、「あがり性」「気の持ちよう」などと、性格的な問題ととらえがちです。

パニック発作が起こった場合は、発作のもとになっている病気の見きわめが重要です。発作が起こるまでの経過をできるだけ詳しく医師に伝えることが大切です。

●限局《げんきょく》性恐怖症

特定のものや場所などに対して、異常な恐怖心を抱く恐怖症です。恐怖する対象にさらされると、パニック発作を起こすこともあります。

恐怖の対象になるのは人によってさまざまですが、高い場所をおそれる「**高所恐怖**」、エレベーターなど狭い場所に閉じ込められることをおそれる「**閉所恐怖**」、雷《かみなり》がこわい「**雷恐怖**」、ヘビがこわい「**ヘビ恐怖**」、包丁など先のとがったものがこわい「**尖端《せんたん》恐怖**」、血を見ることを異常にこわがる「**血液恐怖**」などがあります。

限局性恐怖症の根底にも「こわがり」の気質があり、幼いころからつづいている人もいます。パニック障害になる前、すでに限局性恐怖症がある人も多く、パニック障害患者の8%に限局性恐怖症の既往《きおう》が見られるとの報告もあります。

限局性恐怖症でもパニック発作が起こりますので、パニック障害との見きわめが大切です。

●全般不安症（全般性不安障害）

全般不安症は、かつては不安神経症と呼ばれた病気ですが、１９８０年に、ＤＳＭによって不安神経症はパニック障害と全般性不安障害に分けられました。さらに全般性不安障害は、ＤＳＭ－５では全般不安症という病名に変更になりました。

パニック障害は突然の発作症状ではじまりますが、全般不安症は、**いつはじまったのかはっきりしないまま、強い不安感と神経過敏の状態が長期間（半年以上）つづきます。**

日常のさまざまな事柄について過剰に心配し、「緊張が高まる」「集中力が低下する」「すぐイライラする」「肩がこる」「頭が重い」「眠れない」というように、心も体も調子をくずし、生活に支障が出るようになります。

根底に不安気質があるのは、ほかの不安症と同じで、薬や精神療法、生活改善によって心と体が安定するように治療を行います。

不安障害から不安症へ…ＤＳＭ－５での変更点

精神疾患の世界的な診断基準になっているＤＳＭ（Diagnostic and Statistical Manual of Mental Disorders。米国精神医学会編『精神疾患の分類と診断の手引』）は、２０１３年にＤＳＭ－５（第５版）が発行されました。

前回のＤＳＭ－Ⅳ－ＴＲ（第４版改訂、２０００年発行）以来、13年ぶりの改訂です。

これにともない、日本精神神経医学会では、２０１４年６月に新しい病名の指針を発表しました。

パニック障害関連で見ると、「パニック障害」が「パニック症」に、「不安障害」が「不安症」に変更されています。ただし、移行するにあたって、当面は旧名と新名を並列で表記するとしています。

本書では、「パニック障害／パニック症」については、本文中では併記せずに、定着しているパニック障害という呼称を使用しています。「不安障害／不安症」は、新名の不安症を使用しています。

また、不安症以外のカテゴリーでは、「アルコール依存症」が「アルコール使用障害」と変更されましたが、まだなじみがなくわかりづらいために、旧名のアルコール依存症を使用しています。

なお、ＤＳＭ－５からは、これまでパニック障害の亜《あ》分類としての扱いだった「広場恐怖」が、病気として独立し「広場恐怖症」となっています。さらに、これまで不安症に含まれていた強迫性障害（強迫症）、心的外傷後ストレス障害（ＰＴＳＤ）、急性ストレス障害は、ＤＳＭ－５では不安症から除外され、それぞれ新しい疾病群として独立して分類されています。

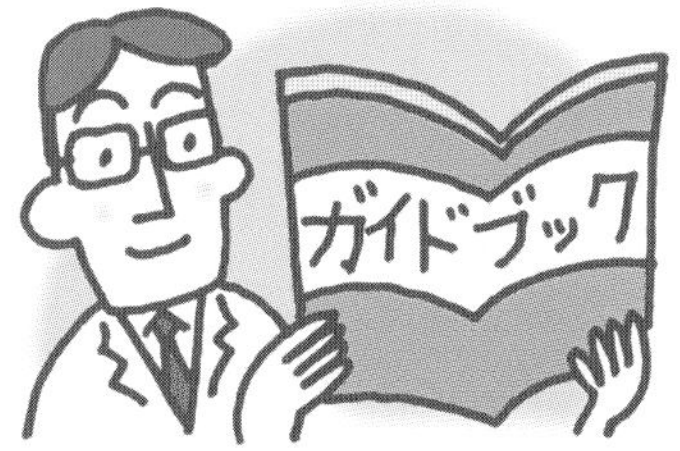

■ 不安症の病気の名称変更

旧名	新名および旧・新名併記
不安障害	不安障害／不安症
パニック障害	パニック障害／パニック症
広場恐怖	広場恐怖症
社交不安障害	社交不安障害／社交不安症（社交恐怖）
特定の恐怖症	限局性恐怖症
全般性不安障害	全般性不安障害／全般不安症
（不安症以外の関連疾病） アルコール依存症	アルコール使用障害

パニック障害の実態

パニック障害は珍しい病気ではない

Point

- ▼パニック障害は見落としや誤診が多く、潜在的な患者は多いと考えられる
- ▼女性に多い病気だが、男性患者も決して少なくない
- ▼パニック障害の人の生活は、うつ病の人より苦痛や障害度が高い

いくつかの調査で明らかになった実態

パニック障害は、「古くて新しい病気」といえます。病気そのものは昔からあったのですが、長い間「不安神経症」として扱われていました。

パニック障害という病名がＤＳＭに登録されたのは１９８０年、世界的に統一して使うことが決まったのが１９９０年、治療に有効な薬（パロキセチン）が日本で認可されたのが２０００年です。つまり、**日本の医療現場で本格的な診療がはじまってから、まだ20年ぐらいしかたって**いないのです。

●珍しい病気ではない

パニック障害の有病率（病気を持つ人の割合）は、世界各国で行われた調査では全人口の１・５～２・５％とされています。日本では、厚生労働省の調査によると、国内の患者数は１９９６年には約３０００人だったものが、２０１７年には８万３０００人と大幅にふえています。

２０００年代初頭に臨床医を対象に行った調査では、パニック障害と思われる患者さんでも、大部分の医師が「心臓神経症」「自律神経失調症」「過換気《かかんき》症候群」などと診断していたと報告されています。

つまり、パニック障害は、見落としや誤診が多い病気なのです。さらに、受診率の低さも有病率の低さに関係していると考えられます。

●女性に多いが、男性でもなる

もう一つ参考になるのは、２００５年に各都道府県の男女を対象に行われた健康調査です。これによると、パニック障害の罹患率《りかん》（新しく発生する患者の率）は３・４％で、米国での調査（３・５％）とほぼ同じ結

果が出ています。

男女別の罹患率を見ると、女性は5・1％、男性は1・7％。女性は男性の約3倍と高いため、パニック障害は女性の病気と思われがちですが、男性でも発病する人は少なくありません。パニック障害は、100人中2～4人は発病する可能性があるといえるでしょう。決して珍しい病気ではないのです。

●うつ病より高い苦痛や障害度

パニック障害患者が多い米国では、パニック障害の人の苦痛や社会的な障害度は、うつ病の人より高く、心筋梗塞の人に近いレベルにあると報告されています。

日本でのパニック障害患者とうつ病患者の生活状態を、病気を持たない人とくらべて調べた結果が、下のグラフです。これを見ても、パニック障害の人の日常生活がいかに困難なものかがわかります。

■ パニック障害とうつ病のQOL（生活の質）比較

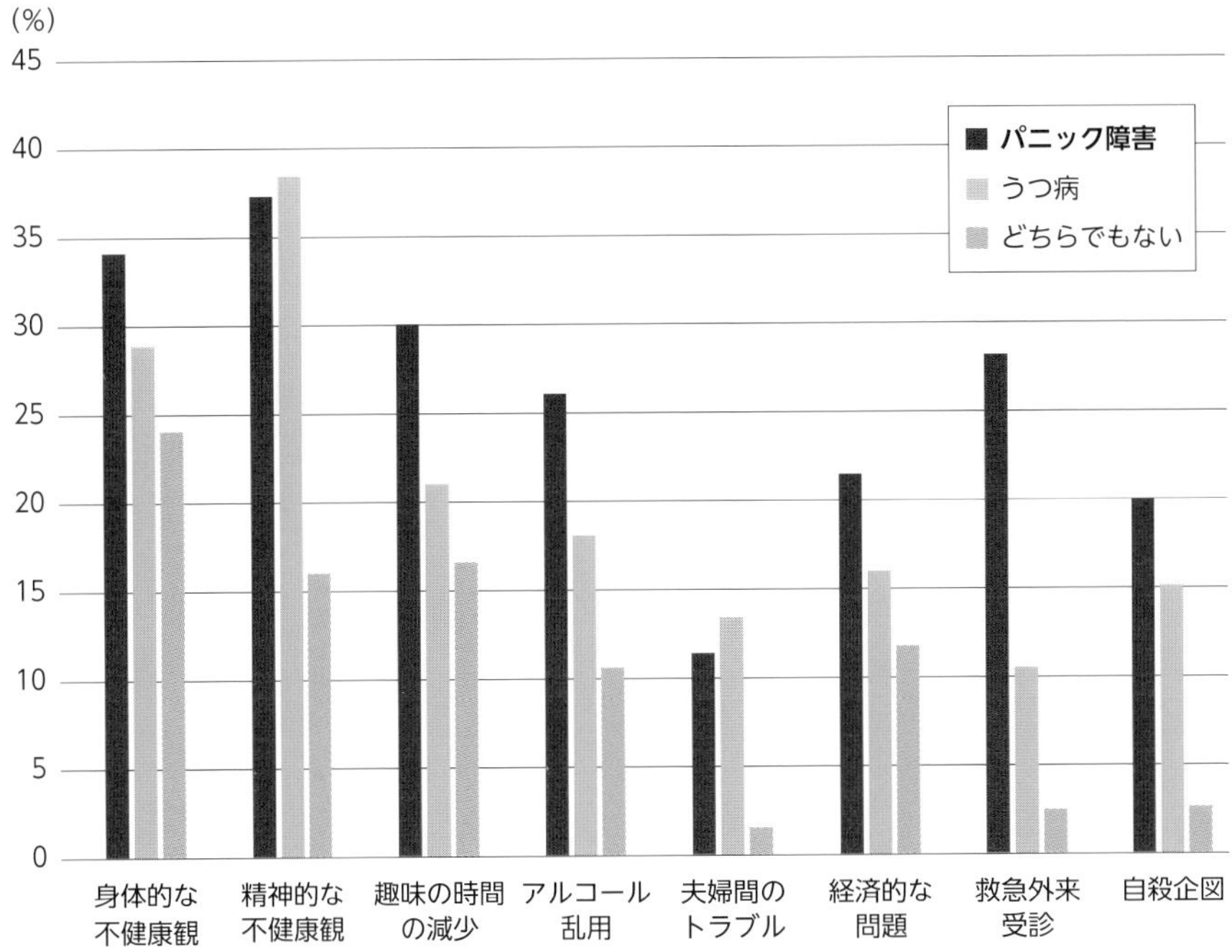

パニック障害患者のQOL（生活の質）は、ほとんどの項目で、うつ病患者よりも低くなっている。

（『こころの科学 107』より　竹内龍雄「経過と見通し」〈特集　パニック障害〉）

パニック障害の原因

脳の機能障害や、ストレス、体質の影響

Point

- ▼パニック障害は脳内の神経伝達物質のアンバランスがもとで起こる
- ▼扁桃体などの異常興奮を抑えられないためにパニック発作がくり返される
- ▼強いストレスや不安をいだきやすい体質も発症のリスクとなる

パニック障害に限らず、心の病気は誤解されがちです。体の病気のようなはっきりとした検査データがないため、周囲の人からは、「性格のせい」とか「気の持ちようだ」などといわれてしまうのです。

しかし、心の働きとは脳の働きであり、**パニック発作が起こるのも脳の機能障害によるもの**だということがわかってきています。

脳について知ることは、パニック障害の症状を冷静に受け止めるのに役立ちます。それは、病気で苦しむ気持ちに落ち着きをあたえ、治療に取り組むときの助けとなります。患者さん本人だけでなく、家族など周囲の人も、脳について理解を深めることが大切です。あまり専門的なことは必要ありませんが、ベーシックな知識があれば、薬の作用などについても理解できるようになります。

海馬や扁桃体の過剰な活動を前頭前野が抑えられない

パニック障害の発病のメカニズムについては、まだ十分に解明されていませんが、パニック発作が起こるときの脳内の機能障害については、だいぶわかってきています。

パニック発作がもたらす不安や恐怖は、本来は危険から身を守るための反応です。脳には危険が迫ると警報を鳴らすしくみがあり、不安感や恐怖感を呼び起こして、危険から逃げたり、敵と戦ったりするための気力やエネルギーを奮い立たせます。

この警報を鳴らすのは、主に「扁《へん》桃体《とうたい》」で、扁桃体は脳の側頭葉の内側、海馬《かいば》のやや内前方に位置しています。長さは15～20ミリ程度のアーモンド型の器官です。

扁桃体は、情動の中枢としての役

■ 脳の構造

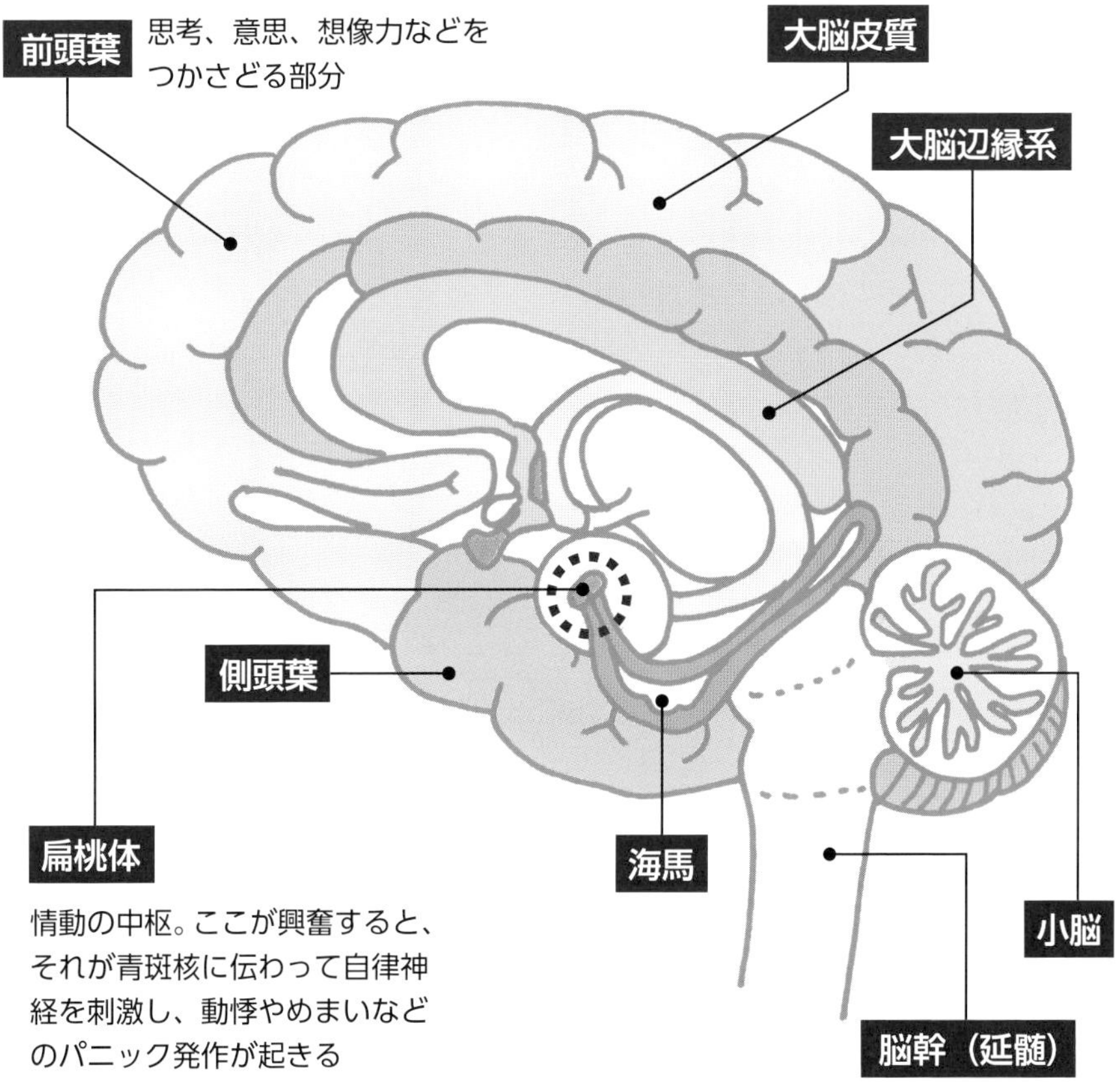

割を持ち、さまざまな種類の情動にかかわりますが、特に不安や恐怖に深く関与する**ことがわかっています。

不安や恐怖を感じると、扁桃体から警報（指令）が出て、脳幹部の青《せい》斑《はん》核《かく》など自律神経の中枢に伝わります。ここでノルアドレナリン（神経を興奮させる神経伝達物質）が分泌されて、筋肉に血液を送り込んで心拍数を上げたり、血圧を上げたりして、敵と立ち向かう態勢をととのえます。

ノルアドレナリンは、不安や恐怖を引き起こす神経伝達物質ですが、一方には、これをコントロール（抑制）する神経伝達物質もあります。それがセロトニンで、不安を抑え、平常心を保つように働きます。脳には、このように神経伝達物質のバランスをとるしくみがあるのです。

パニック障害では、扁桃体や大脳皮質（前頭前野）、海馬や大脳辺縁《へんえん》

系などに分布するセロトニンが何らかの原因で少なくなっているといわれます。

不安や恐怖を抑えるべきセロトニンの働きが弱まっているために、**扁桃体からの不安や恐怖の信号が過剰に高まり、その結果、自律神経系の発作的な過剰反応（パニック発作）が起こる**と考えられるのです。

海馬《かいば》や扁桃体の過剰な活動を、前頭前野が抑えられないので、扁桃体の異常な興奮はさらに持続し、パニック発作がくり返されます。

「海馬」は、記憶や空間学習能力にかかわる脳の器官ですが、ストレスなどがかかるとダメージを受けやすい繊細な器官で、うつ病の患者さんなどでは、長期間にわたってストレスを感じると海馬が萎縮してしまうことが確認されています。扁桃体はこの海馬と隣接しており、扁桃体が不安や恐怖の信号を発すると、それが海馬に伝わり、さらにその不安や恐怖が長期記憶となって扁桃体を過剰に反応させることになります。

このように、パニック障害では、不安や恐怖を抑えるべき脳内のセロトニンが不足しているために、ノルアドレナリンの過剰反応を抑えることができなくなり、その結果、扁桃体が過敏に反応してしまうというメカニズムが考えられるので、パニック障害の治療では、**セロトニンを有効に活用できるようにする薬（SSRI＝選択的セロトニン再取り込み阻害薬）が治療薬の第一選択薬**となっています。

ストレスや体質は発症のリスク因子になる

●ストレス

パニック障害の発症には、ストレスも大きくかかわります。ストレスは、うつ病をはじめ、多くの精神疾患のリスク因子になることが知られていますが、**ストレスは脳にダメージをあたえる**のです。中でも、恐怖感を察知する大脳辺縁《へんえん》系（扁桃体や海馬）は、強いストレス体験が重なると過敏になって、ささいなことにも恐怖感を覚えるようになります。また、ストレスが長引くと、自律神経にもダメージをあたえます。

パニック発作は、何の理由もなく突然起こりますが、実は発作の前に強いストレスを受けていたというケースが少なくありません。うつ病はストレスを耐え抜いて、ホッとしたときになりやすいのに対して、パニック障害の場合は、ストレスを受けている最中に発症するという傾向があります。

男性では、仕事で追いつめられている状況が多く、女性は、パートナーの横暴や嫁・姑の苦労など、家族関係のトラブルによるストレスが

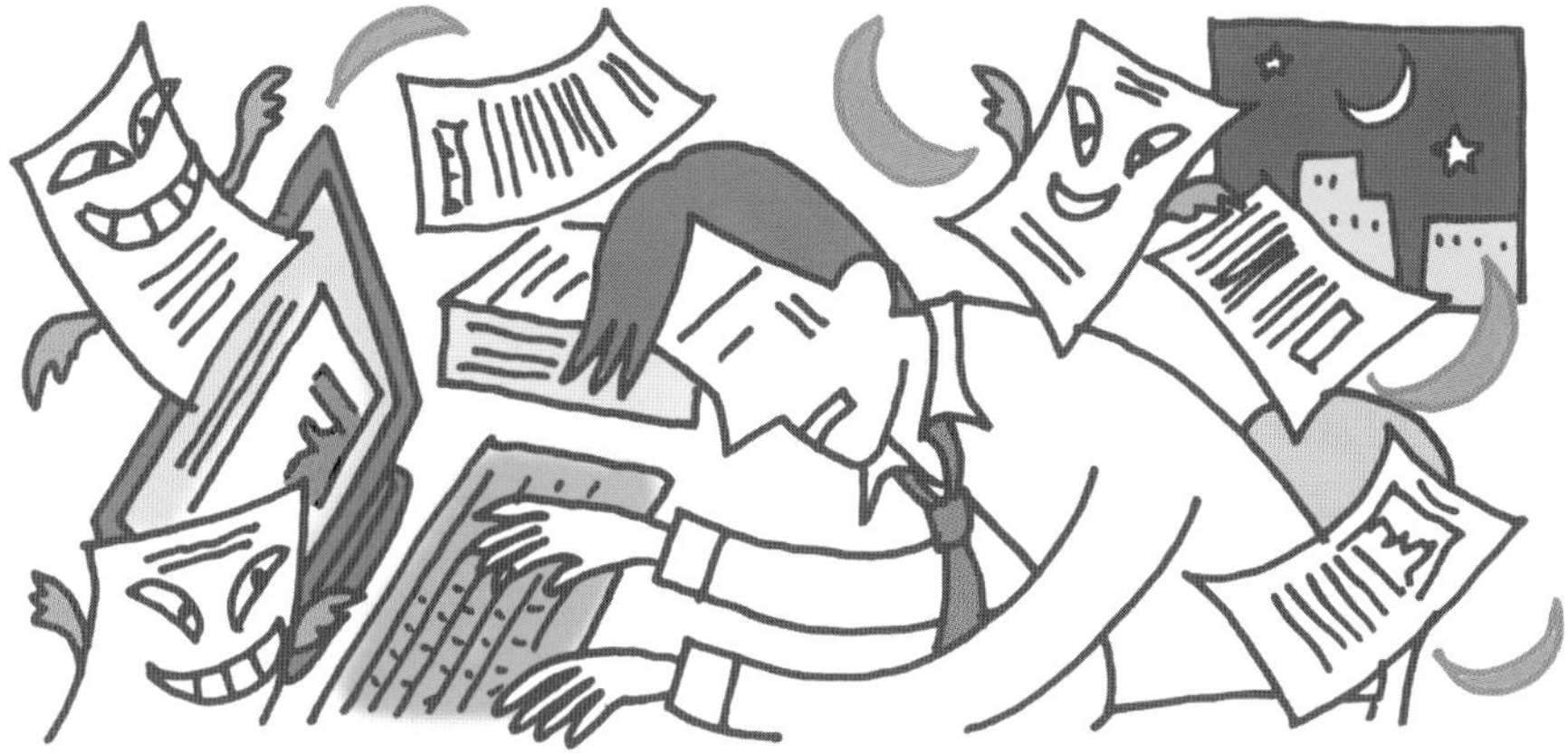

多いようです。

●体質

患者さんの家族歴を調べると、血縁者にパニック障害、うつ病、恐怖症、アルコール依存症の人がいるケースがかなり見られます。

パニック障害だけでなく、うつ病もアルコール依存症も、発症の根底には不安があるといわれます。もともと不安を持ちやすい素因（体質・気質）があり、それが環境による影響の受け方によって、パニック障害になったり、うつ病やアルコール依存症になると考えられるのです。

パニック障害は、遺伝性が強い病気ではありませんが、**不安を持ちやすい体質**を受け継ぐことはあります。体質というのは、脳内の不安に関係する神経伝達物質の合成量や、それを感じる受容体の感度のことで、こうした生まれながらに持っている体質の違いがあると考えられるのです。

パニック障害は、こういった体質や気質を持っているだけでは発症しませんが、そこに環境やストレスなど後天的な外因が加わって発症すると考えられます。

パニック障害の「発見」

1960年代、それまで不安神経症として扱われていた病気の一部に、イミプラミンという抗うつ薬が効く患者さんが見つかりました。患者さんの発作が、イミプラミンによっておさまったのです。

イミプラミンは、ノルアドレナリンの受容体の働きを低下させ、活動性を弱める薬でした。ここから、この病気は心の病気というより、ノルアドレナリンが過剰になったために起こる脳の病気として認められるようになり、不安神経症とは別の、パニック障害という独立した病気としてDSMに登録されるようになりました。

パニック障害は女性の病気？

Point

- ▼罹患率が男性より高いため、パニック障害は女性の病気と思われがち
- ▼女性のホルモン分泌は複雑でバランスをくずしやすく、不安をまねく
- ▼男性は発病してもギリギリまで耐え、受診しない傾向がある

不安や恐怖は、女性だけのものではない

43ページでも述べましたが、パニック障害の罹患率は女性のほうが男性より3倍ほど高くなっています（左ページのグラフ参照）。

そのため、パニック障害は女性の病気と思われがちですが、**なぜ女性のほうがなりやすいのか、はっきりとした理由はまだ不明**です。

一つ考えられるのは、女性が持っている複雑なホルモンのメカニズムです。

女性は約1カ月の周期で月経がありますが、この1カ月のリズムをつくるために、女性ホルモンの分泌が周期的に変化します。この変化はストレスなどの影響で乱れやすく、それが不安感をまねきやすくすると考えられるのです。男性ホルモンの分泌には、このように複雑なメカニズムはありません。

女性は妊娠や出産でもホルモン分泌が大きく変化しますので、パニック発作が発症しやすくなります。

一方で、考えてみたいのは、男性が置かれている社会的な環境です。いいかえれば、環境によってつくられている男性像です。

最近は、男性のあるべき姿も変わりつつありますが、それでも「男たるもの、弱音など吐いてはいけない」といった男性像は根づよく残っています。

それは日本だけではなく、パニック障害患者が多い米国でもそうなのです。男性患者は、発病当初は自分がパニック障害であることをなかなか認めようとせず、「そのような病気は女性のもの」と考える男性が多いという報告があります。

日本でも、男性患者と女性患者では、パニック発作への対処に違いが見られます。男性は、発作が起こるとすぐに逃げられる態勢をとるか、一人で耐えようとします。他人に自分がこわがっている姿を見せたくないと考えるのです。

一方、女性は発作が起こると、周囲に助けを求めます（もちろん例外はあり、女性でも人に頼ることを好まない人はいますが）。

ただ、病気に向かうときの、このような男女の姿勢の違いが、罹患率の差にも影響していると思われるのです。

男性は、パニック発作が起こっても、ギリギリまでがまんをして、なかなか受診しない傾向が見られます。確かに、女性はパニック障害になりやすい要素を持っていますが、何も不安や恐怖は女性だけのものではありません。男性でも不安や恐怖におそわれることはあります。早く治療を受ければ症状も軽くてすみますので、男性もパニック障害になったことを恥じたり、がまんしたりせず、きちんと医師にみてもらいましょう。

■パニック障害の罹患率

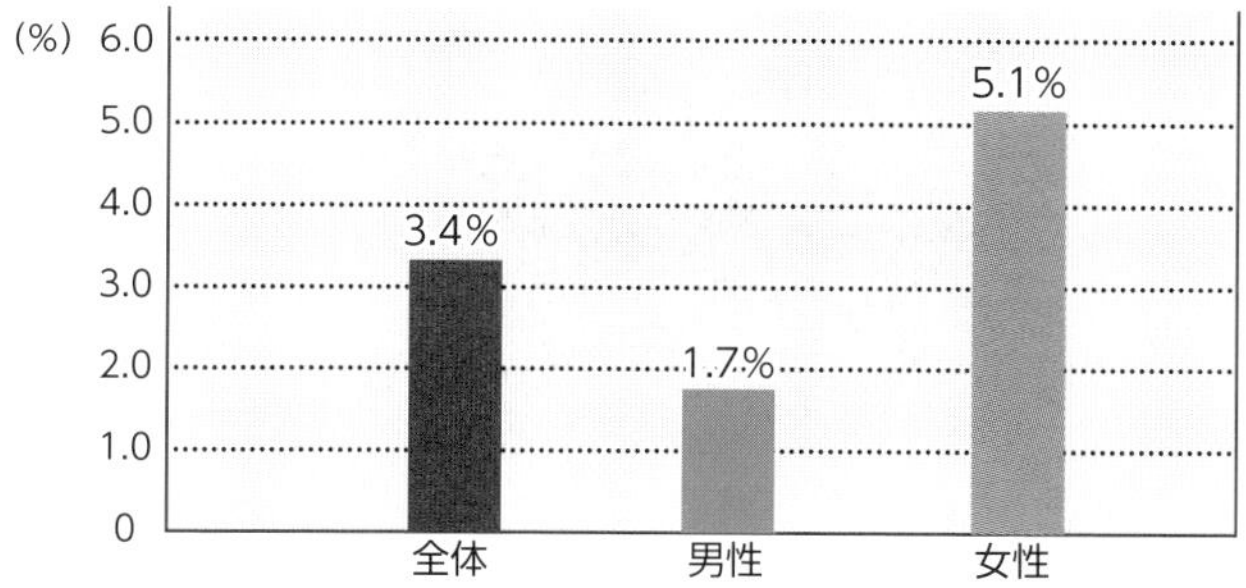

全国都道府県の男女それぞれ2000人についての健康調査の結果、パニック障害は100人に3.4人が罹患し、女性は男性の3倍の割合であると推定される。

（貝谷、2005）

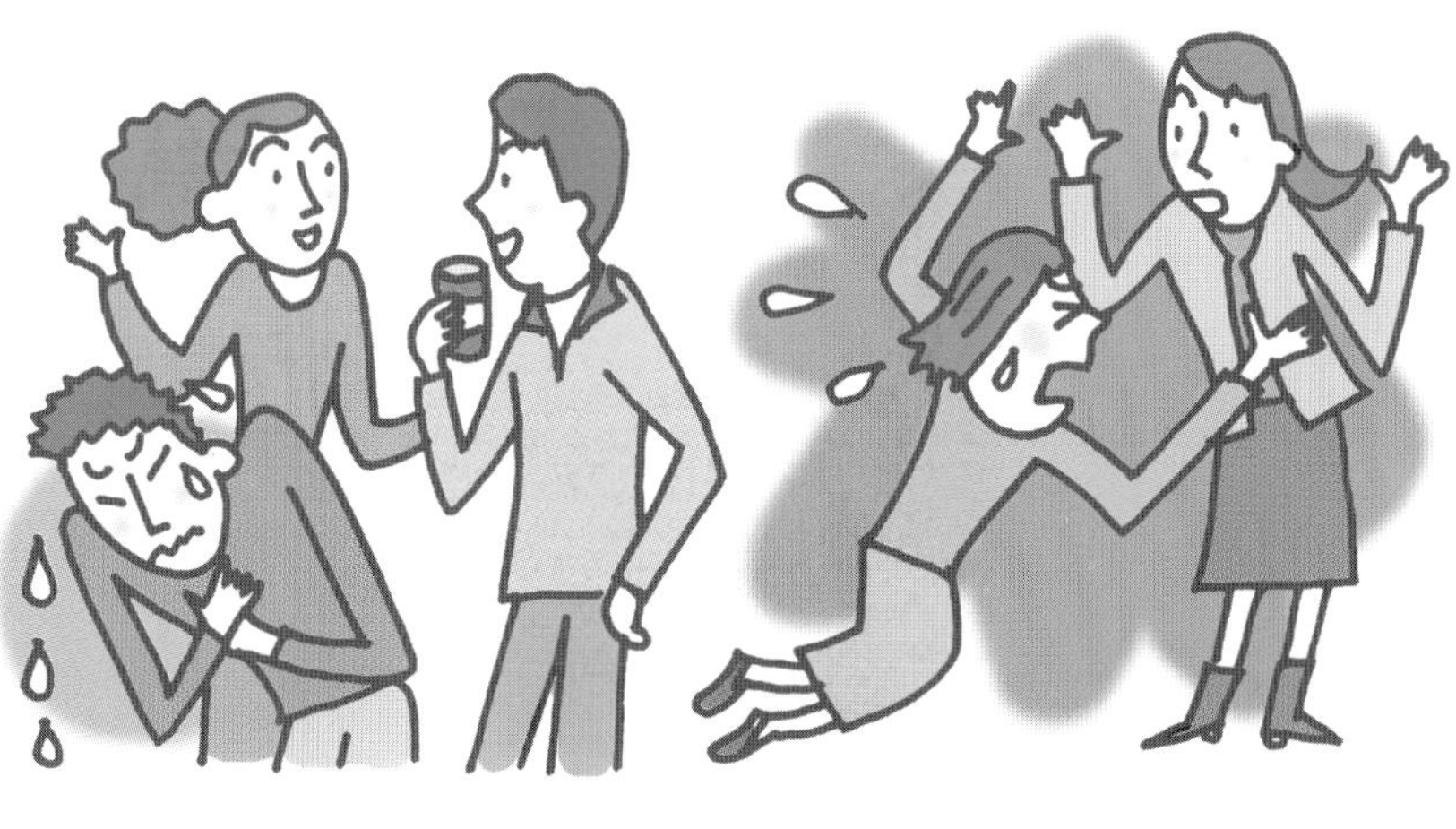

■まちがって診断される可能性がある病気

42ページでも述べたように、パニック障害は誤診や見落としが多い病気です。以下にある病名で診断されていても、パニック障害が疑われる場合は、一度専門医を受診してみることをおすすめします。

病名	パニック障害と似た症状	診断ポイント
心臓神経症	動悸《どうき》、欠《けつ》脈（脈が飛ぶ）、胸の痛みがくり返し起こる。	●いまは使われていない病名。 ●心臓自体に異常は見つからない。
不安神経症	悪いことが起こるようで、不安が頭を離れず、呼吸困難や動悸などが起こる。	●いまは使われていない病名。 ●現在はパニック障害と全般性不安障害（全般不安症）に分類されている。
自律神経失調症	息苦しさ、動悸、めまいなどの自律神経症状がある。	●いまは使われていない病名。 ●検査をしても異常は見つからない。 ●パニック障害のような強い不安や恐怖はともなわない。
メニエール病	めまい、冷や汗、吐き気、耳鳴りなどがある。	●耳鼻科の所見（内耳《ないじ》障害）が認められる。
過換気症候群	息が荒くなり、両手の指先や口のまわりがしびれる。息が吸い込めないような苦しさがあり、死の恐怖を感じる。	●心理的要因や自己誘発で起こる。 ●不安や恐怖は心理的なもので、パニック障害のような内因性はない。
狭心症	みぞおちから胸の中央、心臓部にかけて締めつけられるように痛む。痛みは、軽いものから激しいものまでさまざま。	●心電図検査で心筋《しんきん》の虚血《きょけつ》状態を調べれば、狭心症かどうか診断できる。
不整脈	脈がゆっくり打ったり（徐《じょ》脈）、速く打ったり（頻《ひん》脈）、不規則に打ったりする。	●24時間継続して心電図を記録するホルター心電図で正確に診断できる。
僧帽弁逸脱症《そうぼうべんいつだつ》	動悸、胸の痛み、呼吸困難などがある。	●パニック障害としばしば合併する。 ●パニック障害が軽快すると消失することが多い。ほとんどは治療不要。
側頭葉《そくとうよう》てんかん	自律神経発作、強い不安・恐怖、意識の障害がある。	●脳の画像検査や脳波の検査で診断する。
褐色細胞腫	頭痛、動悸、血圧上昇、発汗、吐き気、不安感などがある。	●血中や尿中のカテコールアミン値検査、腹部の画像検査などで診断する。
バセドウ病	動悸、頻脈、ふるえ、冷や汗、不安感などがある。	●血液検査で、甲状腺ホルモンや甲状腺刺激ホルモンの量を調べて診断する。
低血糖症	動悸、頻脈、ふるえ、めまい、不安感などがある。	●糖尿病で、薬物摂取や食事制限、インスリン注射が過剰になると起こる。 ●膵臓腫瘍（インスリノーマ）でも起こる。 ●尿酸値や血糖値を調べて診断する。
発達障害（自閉症スペクトラム障害）	理解できないことが起こるとパニック状態となる。	●周囲の人とのコミュニケーション障害。 ●ものごとに対するこだわり。

第3章

パニック障害の診断・治療の進め方

パニック障害の受診

治療はよい医師を見つけることから

Point

- ▼パニック発作が起こった当初は、90％近くが一般の診療科を受診する
- ▼精神科で早く適切な診断を受け、早く治療をはじめた人ほど回復も早い
- ▼診断・治療が遅れるほど、パニック障害は慢性化していく

適切な診断がされないと治療も遅くなる

パニック障害の患者さんは、発症した当初は、発作による動悸、息苦しさ、胸の痛みなど身体症状があるため、**体の病気を疑って内科などを受診するケースが90％近くにのぼる**という報告があります。

米国では、パニック障害の患者さんの70％が、診断確定までに平均10カ所の医療機関を訪れていると報告されています。

日本でも、身体症状が中心で、回避行動などがともなわない患者さんは、精神科への受診が遅れがちです。

しかし、どのような病気もそうですが、**パニック障害も、早く診断を確定し、早く治療をはじめた人ほど経過もよく、回復も早い**のです。

一方、適切な診断がされず治療が遅くなるほど、パニック障害は慢性化していきます。広場恐怖症やうつ病などを併発《へいはつ》して治療がむずかしくなり、何年も（ときには数十年も）不快な症状に悩まされてしまうこともあります。

専門の精神科医を受診し、正しい診断を受けることは、治療の第一歩といえるほど大切なことです。しかし日本では、パニック障害に詳しい医師がまだまだ少ないというのが実態です。

医療機関や医師の情報は、インターネットなどでも得られますが、保健所や各都道府県の精神保健福祉センターは、地域の精神医療情報をもっともよく把握しているところですので、相談してみましょう。

なお、心の病気全般を扱っているのは「精神科」です。次ページの「探すポイント」を参考にしてください。

■ よい医療機関・医師を探すポイント

医療機関

●受診は精神科・神経科・精神神経科

精神科医が診療しているのは、精神科、神経科、精神神経科、心療《しんりよう》内科、メンタルヘルス科などですが、パニック障害の疑いがある場合は、「精神科」「神経科」「精神神経科」を受診します。精神科病院に抵抗がある場合は、メンタルクリニック（診療所）に行くのもよいでしょう。

なお、心療内科は、主に精神的な要因で起こる心身《しんしん》症（ぜんそく、胃潰瘍、過《か》呼《こ》吸《きゅう》症候群など）を扱うところですが、医療機関によっては不安症の病気に詳しい医師がいる場合もあります。

●薬以外の治療も充実している

パニック障害は、薬物療法と精神療法の両面から治療していきますので、薬の処方だけでなく、「認知行動療法を行っている」「臨床心理士がいてカウンセリングが充実している」といった点も、医療機関を選ぶときの重要なポイントです。

●通いやすい

広場恐怖症を併発すると、「一人では電車に乗れない」「人込みの中を歩けない」などの症状があらわれます。利用できる交通機関や周辺の環境など、本人にとって「通いやすい」かどうかにも留意しましょう。

●居心地がよい

その病院やクリニックを訪れたとき、明るい印象を持てるかどうかも大切です。居心地がよく、明るい気持ちで受診できることは、心の病気を持つ人にとって大きなプラス要素です。

医　師

●正しい診断をしてくれる

当然なことですが、パニック障害に精通していて、知識や臨床経験が豊富な医師にきちんと診断してもらうことが何よりも大切です。

●心と体をトータルにみてくれる

パニック障害は、心と体が互いに深くかかわり合う病気です。心のトラブルで体が不調になったり、体の異常から心に変調が起こる場合もあります。パニック障害を理解している医師なら、患者さんの精神的な悩みに耳を傾けると同時に、必要な場合は身体的な診察や検査をしてチェックし、心身両面からのケアをしてくれます。

●薬をこまめに調整してくれる

治療は、その人に合った薬を見つけることからはじまります。ただし、薬が効いたとしても、よい状態が維持できるとは限りません。症状のぶり返し、副作用、ほかの病気の併発など、医師はさまざまな変化をとらえる必要がありますが、中でも副作用への状態にあわせてこまめに種類や量を調整してくれる医師が理想的です。

●会話を重ねられる

パニック障害では、患者さんと医師とのコミュニケーションは、治療の重要なポイントです。パニック障害は日常生活に支障が出る病気なので、仕事のことや家族のことなど、話し合ううちに症状を改善させるヒントが見つかることもあります。「互いに通い合うものがある」「信頼感が持てる」といったことは、医師選びの決め手となるポイントです。医師と患者さんの間でも〝相性〟が大切です。

パニック障害の診断

ほかの精神疾患との見きわめが重要

Point

- ▼発作症状が、体の病気やほかの精神疾患によるものでないかどうか調べる
- ▼診断基準に照らし、パニック発作とパニック障害を確定する
- ▼治療法が異なるので、広場恐怖症などの併発がないかも調べる

身体症状は内科的検査で精神症状は問診で調べる

パニック障害の診断は、まず中心症状であるパニック発作から調べ、そしてそれがパニック障害によるものかどうかを診断します。診断基準にはDSM（米国精神医学会発行の診断基準）が使われます。

●体や心の病気がないか調べる

発作の症状としてあらわれる動悸《どうき》、めまい、呼吸困難などの身体症状が体の病気などほかの原因によるものでないか内科的な検査をします。

まちがえられやすい病気は50ページにあげましたが、特に心臓病（不整脈、狭心症など）やバセドウ病（甲状腺機能亢進症）などを見逃さないようにします。

また、**パニック発作はほかの精神疾患でも起こります**。恐怖症（社交不安症や限局《げんきょく》性恐怖症）、強迫性障害／強迫症、心的外傷後ストレス障害（PTSD）などを併発していないか、また統合失調症やうつ病でもパニック発作を起こすことがありますので、その鑑別が重要です。

場合によっては、薬物、アルコール、カフェインなどによる中毒と離《り》脱《だつ》症状（急にやめることで起こる症状）がないかもチェックする必要があります。

●問診でパニック発作を確定

体の病気や、物質による影響がないことが確かめられたら、改めてパニック発作かどうかを調べます。

発作ではどんな症状があらわれたか、発作はどんな状況で起こったか、また発作前後の状況などを患者さんから詳しく聞き、「パニック発作の診断基準」（58ページ参照）と照合しながら確定していきます。

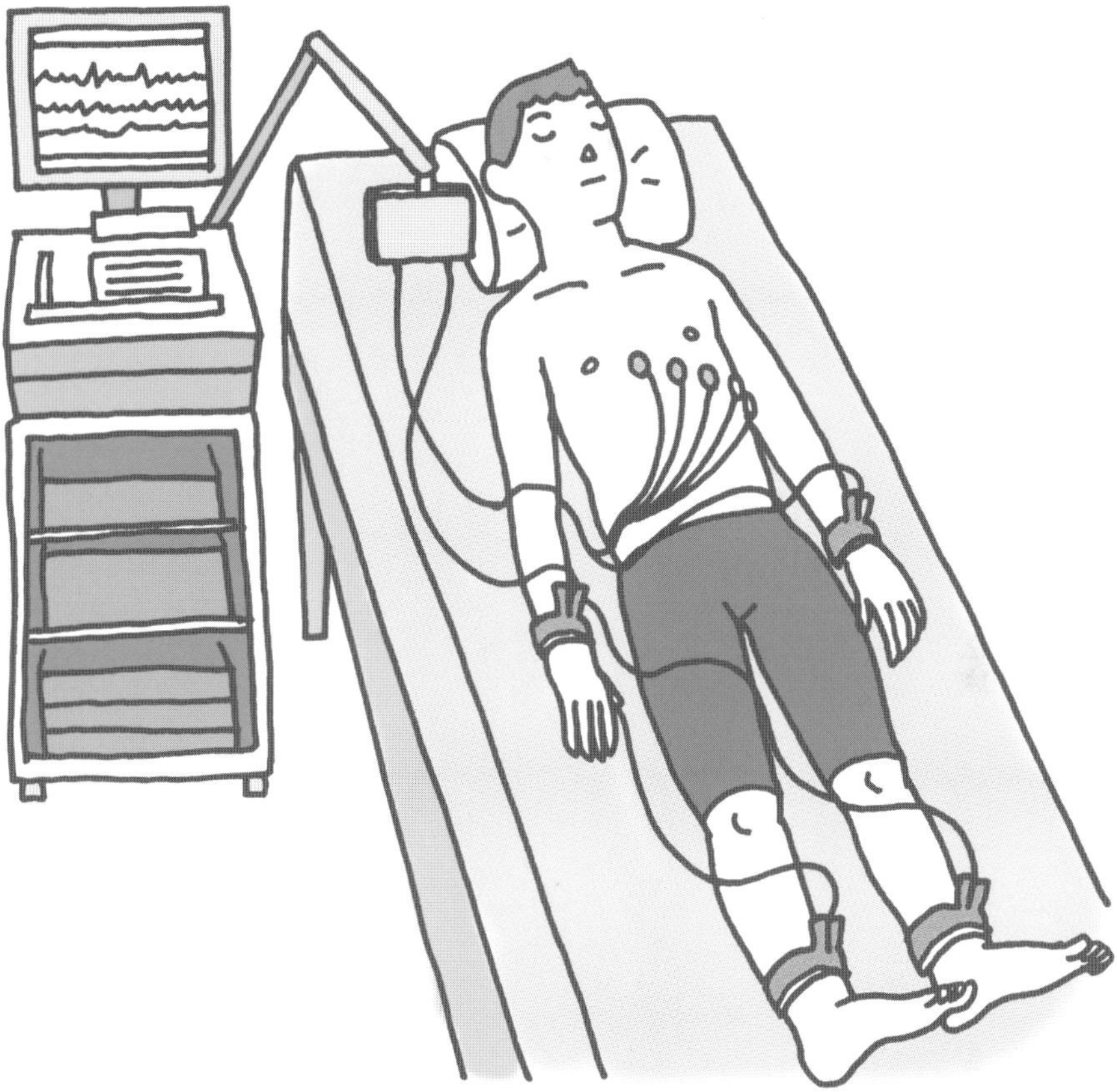

発作の症状が体の病気によるものでないかどうかを調べる

パニック障害のパニック発作は、「理由のない」「予期しない」発作で、「くり返し」起こることが条件です。

特定の状況と結びついて起こる発作（限局性恐怖症やＰＴＳＤなどによる発作）は除外します。ただし、特定の状況と結びついていても、たとえば広場恐怖症で電車に乗れない人がやむをえず電車に乗って起こるような発作は、除外しません。

●パニック障害かどうかの診断

パニック発作が確定したら、「パニック障害の診断基準」（58ページ参照）と照らしながら、患者さんの状態がパニック障害かどうかを、主に問診によって調べます。

●予期しない発作がくり返し起こる
●また発作が起こるのではないかという不安（予期不安）がある
●気がおかしくなるのではないかなど、発作の結末を心配する
●発作に関連した行動の変化がある

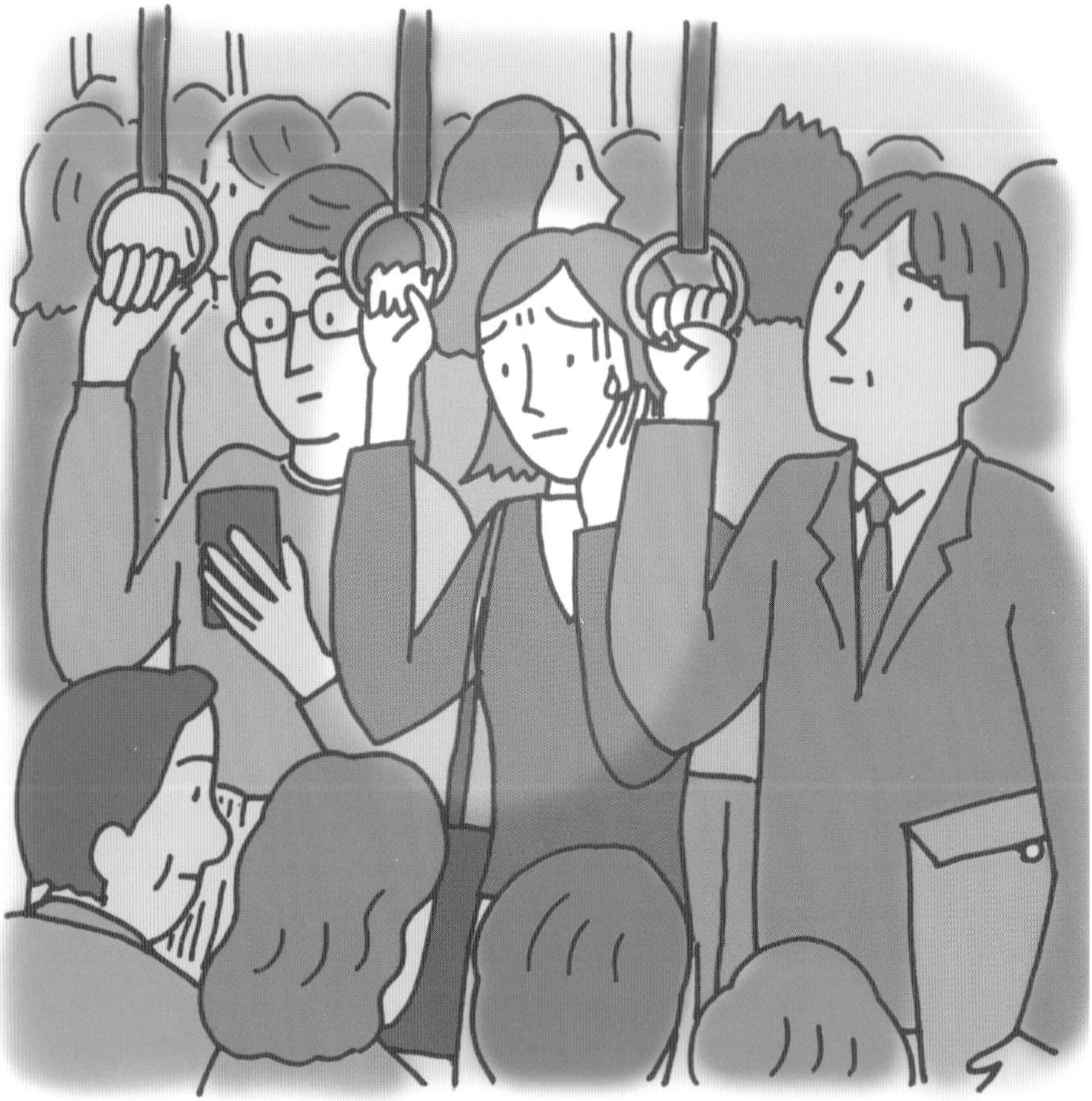

（たとえば発作が心配で仕事をやめてしまう、など）

●このような症状が「1カ月以上つづいている」

以上のような条件を満たせば、パニック障害と確定します。

●**広場恐怖症があるか調べる**

「広場恐怖症の診断基準」（59ページ参照）に照らしながら、広場恐怖症を併発しているかを調べます。**パニック障害は、広場恐怖症があるかどうかで治療法が異なる**からです。

パニック発作が起こったとき、逃げられない（または逃げたら恥をかく）ような場所や状況、あるいは、発作が起きたときに助けが求められないような場所や状況にいることに対して激しい不安や恐怖心があるかどうかを確認します。

回避する場所や状況が特定のものに限定されている場合は、ほかの病気を疑います。

ほかの病気と区別するための検査

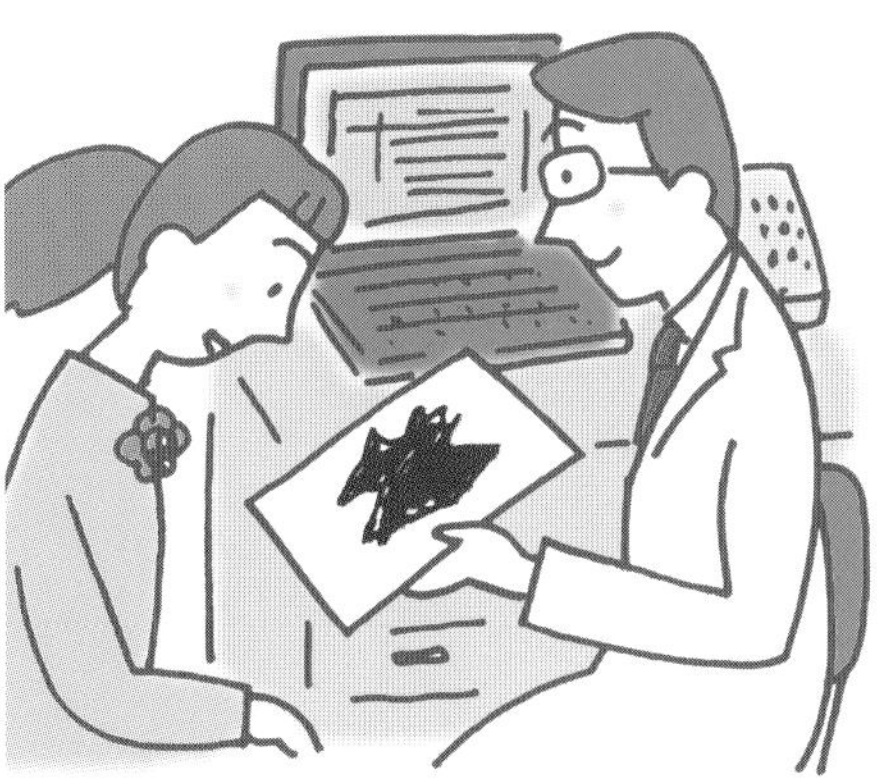

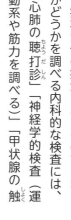

体の病気を調べる検査

症状が体の病気によるものではないかどうかを調べる内科的な検査には、「心肺の聴《ちょう》打《だ》診《しん》」「神経学的検査（運動系や筋力を調べる）」「甲状腺の触《しょく》診《しん》」などがあります。特に、甲状腺機能亢進症の場合、新陳代謝が活発になりすぎることで、心臓がドキドキしたり、多量の汗をかいたりといった症状があらわれるので、パニック障害とまちがわれることがあります。

また、「血液検査」「尿検査」「胸部X線検査」「心電図検査」を行い、発作が器質性のものかどうかを調べます。

必要な場合は、脳波や脳の画像検査が行われることもあります。

心理（性格）や症状の背景を探る問診

DSMの診断基準では、たとえばパニック発作は4つ以上の症状があらわれ、数分以内にピークに達する、としています。しかし実際には、もっと多くの症状がほぼいっせいにあらわれるのがふつうです。

そこで医師は、患者さんが訴える症状以外にも認められるものがないか、診断基準の症状を具体的にあげながら質問していきます。

また、診断基準では調べられない、その人の心理（性格）や症状の背景を知ることも、治療では大切になります。

そのため、患者さんの不安の度合い、日常生活、仕事（学生の場合は学校関係）、家族関係、友人関係、どのように育ってきたか（成《せい》育《いく》歴）、本人や家族の病歴などについて聞きます。

場合によっては、心理テストが行われることもあります。

この問診で得られた情報は、カウンセリングなどの治療に生かされます。

医師には守秘義務がありますので、内容がほかにもれることはありません。

●パニック発作の診断基準

強い恐怖や不快感が突然高まり、数分以内にその頂点に達する。その間、下記の症状のうち４つまたはそれ以上が生ずればパニック発作と考えられる。

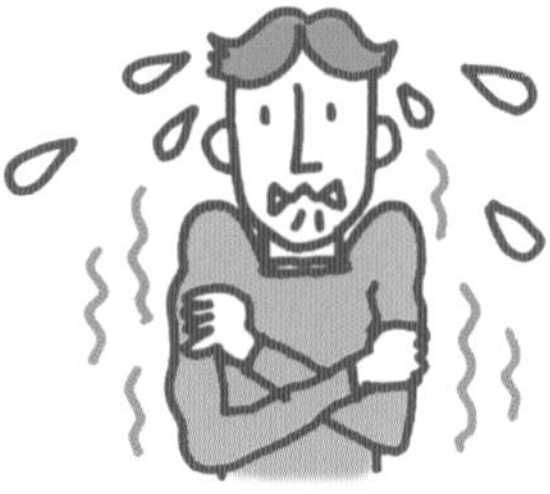

1　動悸、心悸亢進《しんきこうしん》、または心拍《しんぱく》数の増加
2　発汗《はつかん》
3　身ぶるい、またはふるえ
4　息切れ感、または息苦しさ
5　窒息感
6　胸痛、または胸部の不快感
7　吐き気、または腹部の不快感
8　めまい感、ふらつく感じ、頭が軽くなる感じ、または気が遠くなる感じ
9　冷感（悪寒《おかん》）、または熱感
10　異常感覚（感覚マヒ、またはうずき感）
11　現実感喪失（現実ではない感じ）
12　コントロールを失うことに対する、または気が狂うことに対する恐怖
13　死ぬことに対する恐怖

（ＤＳＭ-５による）

●パニック障害の診断基準

A　予期しないパニック発作がくり返し起こる
B　少なくとも１回の発作のあと１カ月間（またはそれ以上）、以下のうちの１つ（またはそれ以上）がつづくこと
　(1) もっと発作が起こるのではないかという発作の結果についての心配（例:コントロールを失う、心臓発作を起こす、〝気が狂う〟）
　(2) 発作に関連した行動の大きく不適応な変化（例：パニック発作を回避しようとする行動、たとえば運動や慣れていない状況を避ける）
C　この障害は、物質（例：薬物乱用、投薬）、またはほかの身体疾患（例：甲状腺機能亢進症、心肺疾患）の直接的な生理学的作用によるものではない
D　この障害は、以下のようなほかの精神疾患ではうまく説明されない
　• 社交不安障害／社交不安症（例：おそれている社会的状況のみに反応して生じる）
　• 限局性恐怖症（例：恐怖が生じる対象はある特定のものや状況に制限される）
　• 強迫性障害／強迫症（例：汚染に対する強迫観念のある人が、ごみや汚物にさらされて生じる）
　• 心的外傷後ストレス障害（例：トラウマティックな出来事を想起して生じる）
　• 分離不安障害／分離不安症（例：身近な家族から離れることに反応して生じる）

（ＤＳＭ-５による）

●広場恐怖症の診断基準

A　少なくとも以下の５つの状況のうち、２つ以上の広場恐怖の対象となる状況について、いちじるしい恐怖、もしくは不安を生じる
1. 公共の交通機関（例：自動車、バス、電車、船、飛行機での移動）
2. 開けた空間（例：駐車場、スーパーマーケット、橋）
3. 店、劇場、もしくは映画館にいる
4. 列に並ぶ、もしくは人込みにいる
5. そのほかの状況で家の外に１人でいる

B　自分を制御できなくなるような症状やパニック様症状が起きたときに、逃げることが困難、もしくは助けが得られないかもしれない状況に恐怖を感じる

C　広場恐怖の対象となる状況において、一貫して恐怖、もしくは不安が誘発される

D　広場恐怖の対象となる状況を積極的に回避するか、同伴者を求めるか、あるいは激しい恐怖、もしくは不安を感じながら耐え忍んでいる

E　恐怖、もしくは不安は、広場恐怖の対象となる状況において、実際に引き起こされた危険性に対して釣り合わない（注：釣り合わないかどうかは、社会文化的状況を参考にする）

F　恐怖、不安、もしくは回避は、少なくとも６カ月持続する

G　恐怖、不安、もしくは回避は、臨床上いちじるしい苦痛、または社会的、職業的、またはほかの重要な領域における機能の障害を起こしている

H　この障害は、物質（薬物乱用、投薬）、または一般身体疾患（例：甲状腺機能亢進症）の直接的な生理学的作用によるものではない

I　この障害は、以下のようなほかの精神疾患ではうまく説明されない
- 限局性恐怖症―状況型の限定された対象、あるいは状況に対する不安
- 社交不安障害／社交不安症や身体醜形障害／醜形恐怖症の社会的状況に対する不安
- 強迫性障害／強迫症に関連した対象、あるいは状況に対する不安
- 心的外傷後ストレス障害（PTSD）のトラウマティックな出来事の想起に関する不安
- 分離不安障害／分離不安症における身近な家族から離れることへの不安

（ＤＳＭ-５による）

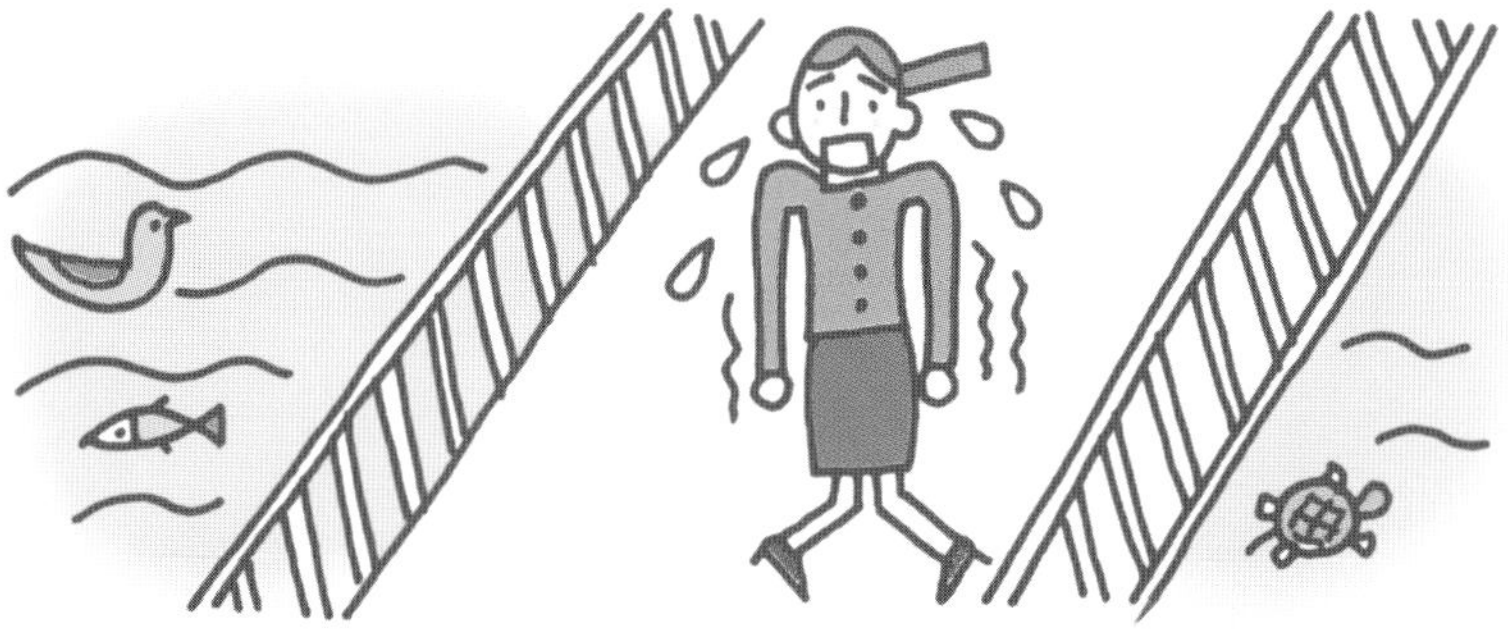

薬と精神療法は治療の2本柱

Point

- ▼第一選択は、薬物療法によってパニック発作を軽減する治療
- ▼認知行動療法も高い効果が認められているので、併用が望ましい
- ▼メリット・デメリットを理解し、自分に合った治療法を選ぶことが大切

薬で発作を軽くしてから認知行動療法を行う

パニック障害の治療法には、薬物療法と精神療法（認知行動療法など）の2つの柱があります。どちらの方法も、単独で行っても有効ですが、**より効果をあげるには併用が望ましい**とされています。

薬物療法はパニック発作によく効き、不安感をやわらげてくれます。**発作をコントロールすることは、特に発作がひんぱんに起こる急性期には重要**です。そこでまず、薬によって発作を抑える治療を行います。

パニック障害の治療薬は、主に抗うつ薬の「SSRI（選択的セロトニン再取り込み阻害薬）」とベンゾジアゼピン系の「抗不安薬」が使われます。それぞれに特徴がありますが、現在は**SSRIを第一選択薬とし、必要に応じてベンゾジアゼピン系の抗不安薬を用いる**のが世界共通の使い方です（70ページ参照）。

一方、精神療法は、**まず薬で発作を軽くしてから認知行動療法を行う**ことが推奨されています。ただし、精神療法には、患者さんや家族に病気への理解を深めてもらう心理教育やカウンセリング（支持療法）もあり、これらは治療をスタートする当初から行ったほうがよいとされます。

患者さんの状態にあわせ適切な治療法を選ぶ

左ページの表にまとめたように、薬物療法にも精神療法にも、メリット・デメリットがあります。

薬物療法のメリットは、医師の指示通りに服用すればよいので、取り組みやすいところです。ただし、副作用や依存性の問題があります。ま

た、中止をすると効果がなくなりやすいので、対処が必要です。

一方、認知行動療法（精神療法）のメリットは、薬に頼らずに治療ができ、再発率が低いことです。認知行動療法には、脳内の機能異常を改善する働きがあることがわかってきており、薬を使わず認知行動療法のみでパニック障害を治療できることも知られています。ただし、**認知行動療法は、効果があらわれるまでに時間がかかり、また実行するには強い意思と根気が必要**です。さらに、日本では実施している医療機関や指導する専門家が少なく、費用がかかるという難点もあります。

現在、パニック障害の治療法は薬物療法が優先されていますが、患者さんの症状の特徴や重症度、急性期か慢性期かなどによっても違ってきます。その人の状態にあわせ、適切な治療法を選択することが大切です。

■薬物療法と認知行動療法のメリット・デメリット

	メリット	デメリット
薬物療法	●発作をコントロールすることができる ●発作を予防できる ●不安・抑うつを消す ●即効性がある（ベンゾジアゼピン系抗不安薬） ●飲むだけなので取り組みやすい	●副作用が出ることがある ●依存性がある（ベンゾジアゼピン系抗不安薬） ●中止すると再発しやすい ●薬によっては妊娠や授乳に影響する 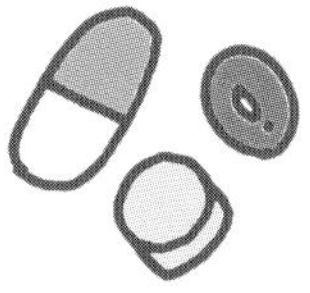
認知行動療法	●広場恐怖症に有効 ●薬を中止したあとに有用 ●副作用、依存性の心配がなく、薬に頼らない治療ができる ●効果が長くつづき再発が少ない ●やればできるという達成感が得られる	●努力、根気、不安に直面することに耐える力が必要 ●急性期の強い不安には効果が乏しい ●専門家・医療機関が少ない ●費用や時間がかかる 

パニック障害の薬物療法1

薬にはこのような効果がある

Point

- ▼パニック発作をコントロールするには、薬がもっとも効果がある
- ▼薬は脳の神経細胞の興奮をしずめ、刺激に対して抵抗力をつける
- ▼不安やうつ状態をやわらげ、病気が慢性化しないようにする

薬は発作を抑えるが自己判断でやめると危険

パニック障害の治療法として、薬物療法の実績は世界的に認められています。パニック発作をコントロールしたり、不安感をやわらげるのによく効く薬があるからです。

ただし、いくら効果があるといっても、漫然と長期間使いつづけると、副作用などの問題が出てきます。パニック障害の薬物療法は、**必要な量を必要な期間飲み、段階的に減らしていき、最後は薬を飲まなくてもすむ状態へと持っていくのが理想**です。

ところが、まだ治りきらないうちに、自己判断で服用をやめてしまう人がいます。副作用をおそれたり、のちのち脳に悪い影響が出たり薬物中毒になるのではないかと過剰に心配するようです。

しかし、副作用のない薬はありません。どうしても副作用がつらく飲めないようなら、薬をかえてもらうなど、いろいろ対処法がありますので、ぜひ医師に相談してください。

また、脳への悪影響や中毒については、まったく心配ありません。自己判断で薬の量を減らしたり、途中で飲むのをやめてしまうことのほうが危険です。

薬物療法で大切なのは、医師の指示通りに服薬することです。もし副作用が出たり、症状に何らかの変化が起きたら、よい方向への変化も含め、医師にきちんと伝えるようにしましょう。医師は患者さんの状態にあわせ、量や種類を調整してくれます。治療は、医師と患者さんとの共同作業です。そのためにも、両者の間によい信頼関係が築かれていることが大切です。

■ 薬物療法の効果

●発作を抑えられる

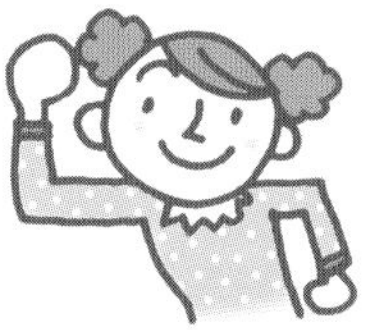

パニック障害では、パニック発作がくり返し起こり、その恐怖や不安がさらなる不安を呼び、悪化していきます。ですから、治療でもっとも重要なポイントは、パニック発作の連鎖を止めること。それには薬がもっとも早く確実に効果をあげてくれます。

パニック発作は、薬を飲むことでほぼ完全にコントロールできるようになります。発作の不安がなくなることは、病気全体によい影響をあたえます。

発作を抑えるメカニズムは、抗うつ薬と抗不安薬では違いがありますので、それぞれの薬のところで説明します。

●次の発作を予防できる

脳の神経細胞は、一定以上の刺激が加えられないと反応しないようになっています。しかし、パニック障害では、発作をくり返すことで神経が過敏になり、それほど強くない刺激でも興奮しやすくなります。

薬には、この興奮をしずめる働きがあります。鎮静《ちんせい》状態が維持できれば、抵抗力がつき、簡単には興奮しない体質にすることも期待できます。

抵抗力をつけるためには、発作が起こったときだけ薬を飲むのではなく、継続して服用することが大切です。そうすることで、「次の発作」も予防できるのです。

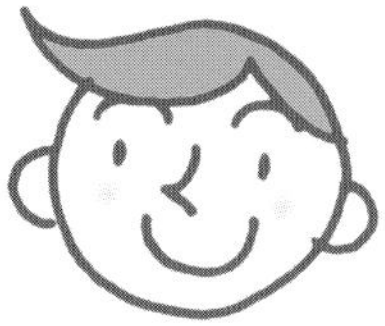

●慢性化を防げる

パニック障害は頑固な慢性病なので、パニック発作がおさまっても、安心はできません。胸がドキドキしたり、めまいや動揺が残り、不安感がともないます。この不安がある限り、病気へのこだわりは消えず、広場恐怖症やうつ状態をまねきます。残遺《ざんい》症状が固定して、一生つづく持病のようになることもあります。

薬には、このような不安を消し、広場恐怖症やうつ状態を改善して、病気が慢性化しないようにする働きもあります。

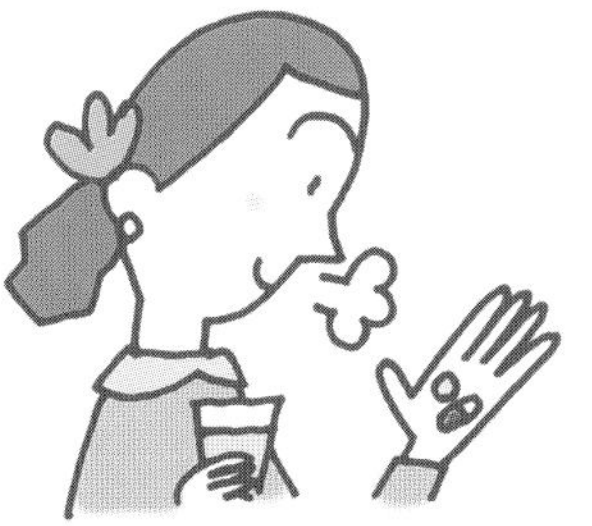

ただし、発作がなくなったからと薬をやめてしまえば、また症状がぶり返し、それまで服用していた量ではコントロールできなくなります。薬は、病気が治りきるまでつづけることが重要なのです。

いつまで飲みつづければよいのかについては、72ページで大まかな服用計画を見ていきましょう。

パニック障害の薬物療法2

主な抗うつ薬と抗不安薬

Point

- ▼はじめは抗うつ薬と抗不安薬の併用がすすめられる
- ▼抗うつ薬のSSRIは第一選択薬だが、効果があらわれるのが遅い
- ▼ベンゾジアゼピン系抗不安薬は速く効果があらわれるが、長期服用は禁忌

抗うつ薬と抗不安薬との併用で治療を開始する

パニック障害に有効な治療薬にはさまざまなものがありますが、通常は主に抗うつ薬の「SSRI（選択的セロトニン再取り込み阻害薬）」とベンゾジアゼピン系の「抗不安薬」が使われます。

パニック障害の治療ガイドラインでは、**治療開始時には、効果が高く副作用が少ないSSRIを第一選択薬とし、即効性のあるベンゾジアゼピン系の抗不安薬を併用することを推奨**しています。しかし、どの薬をどのように使うかは患者さんとの相性もあり、また状態によっても違ってきます。

副作用が少なく効果が高い「抗うつ薬」

SSRI

セロトニンは脳内にある神経伝達物質で、不安感を抑え、心を安定させる働きがあります。パニック障害は、このセロトニンの不足が原因の一つと考えられています。

SSRI（選択的セロトニン再取り込み阻害薬）は、セロトニンがもとの細胞に再び取り込まれるのを防ぐことで減少を抑え、セロトニンをふやすように働きます。

パニック障害の治療薬として日本で認可されているSSRIは、**パロキセチン（商品名：パキシル）**と**セルトラリン（商品名：ジェイゾロフト）**で、この2つは健康保険が適用されます。また、保険適用外ですが、**フルボキサミン（商品名：デプロメール、ルボックス）**や**エスシタロプラム（商品名：レクサプロ）**が使

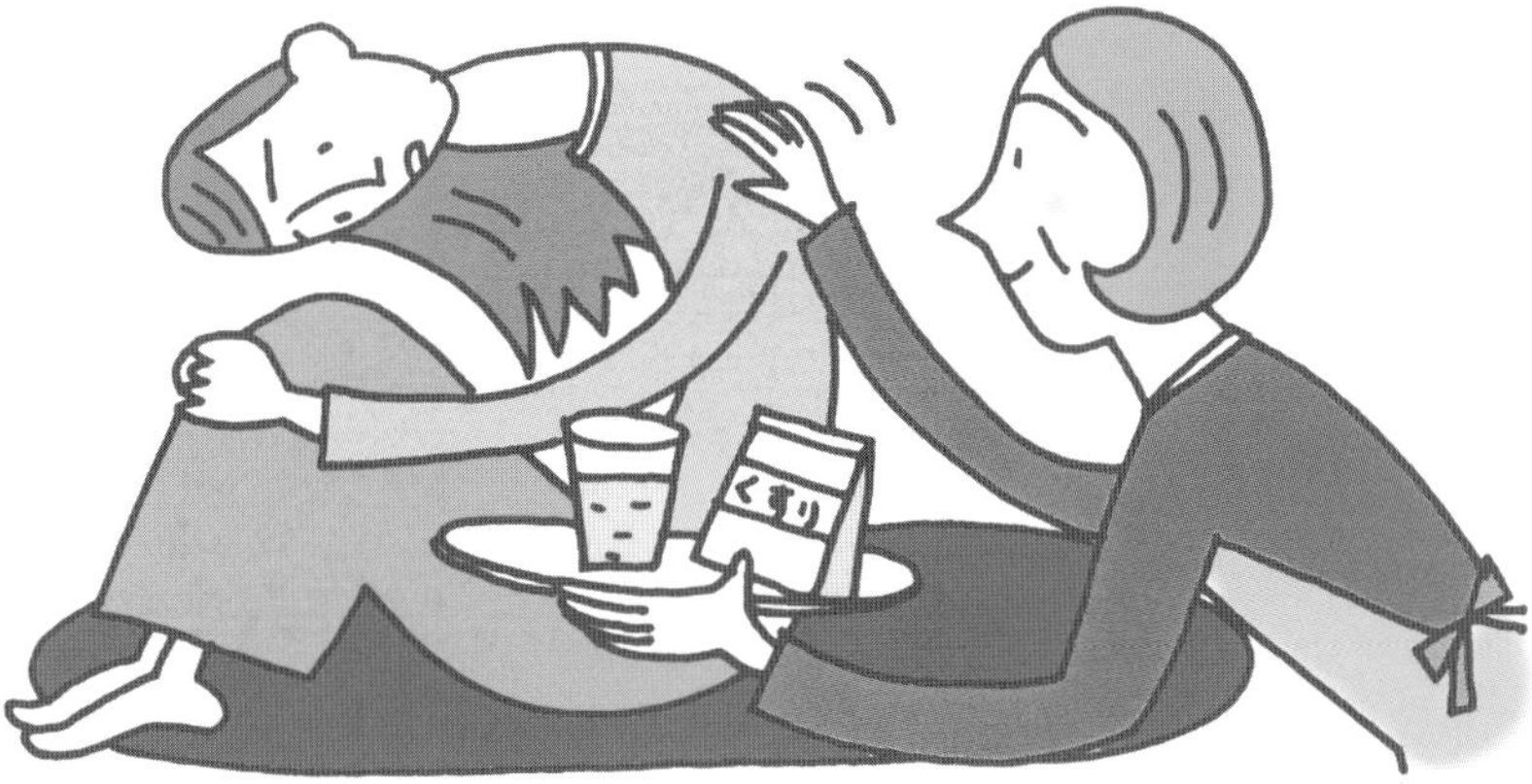

われることもあります。エスシタロプラムは、米国ではパニック障害の治療薬として認められています。

■特徴

●パニック発作をよく抑えますが、効果が実感できるまでに時間がかかります。少なくとも2～4週間、人によっては8～12週間かかります。このことを服用前に十分理解し、あせらないようにすることが大切です。

●ベンゾジアゼピン系抗不安薬とくらべ、広場恐怖症にも高い効果があります。

●服用は1日1回でよく、適量を服用すれば比較的安全です。ただし、服用量は医師の指示を守ることが大切です。

●依存性はありません。

●セロトニンだけに選択的に働き、ほかの神経伝達物質には作用しないため、抗コリン作用（66ページのカコミ参照）による副作用はほとんどありません。

■問題点

●副作用は少ないのですが、飲みはじめにイライラ感や興奮などが強くなり、過活動《かかつどう》状態になることがあります。

●吐き気や食欲不振、眠気、めまいなどの副作用が出ることがあります。

■飲み方

●1日に飲む用量は、パロキセチンは40㎎、セルトラリンは100㎎、フルボキサミンは150㎎、エスシタロプラムは10㎎とされていますが、患者さんによって効果があらわれる量は異なります。

●初期の過活動を防ぐため、少量から飲みはじめます。初期の1日量としては、パロキセチン10㎎、セルトラリン25㎎、フルボキサミン25～50㎎が推奨されています。

●吐き気などの消化器症状を防ぐためにも、少量からはじめることがすすめられます。胃腸薬を併用するのもよいでしょう。

三環系抗うつ薬

三環《さんかん》系抗うつ薬は、ＳＳＲＩが開発されるまでは、パニック障害の治療薬の主流でした。そもそもパニック障害という病気が認識されたのは、三環系抗うつ薬のイミプラミンがパニック発作に高い効果を見せたことがきっかけでした。

現在でも、ＳＳＲＩが使えない人、効果が出ない人、症状が強い人などには三環系抗うつ薬が使われる場合があります。薬としては、**イミプラミン（商品名：トフラニール）**と**クロミプラミン（商品名：アナフラニール）**などがあります。

■**特徴**

●セロトニンとノルアドレナリン（神経を興奮させる神経伝達物質）、両方の再取り込みを阻害してパニック発作を抑えます。

●空間恐怖や回避行動など、随伴《ずいはん》症状にも効果があります。

●効果があらわれるまでに時間がかかり、少なくとも４～８週間は服用をつづける必要があります。

●作用が長く持続しますので、１日１回の服用でだいじょうぶです。

●依存性はありません。

■**問題点**

●飲みはじめた最初の週に、神経過敏や不安、身ぶるい、頻脈《ひんみゃく》、ソワソワ感などがあらわれることがあり、服薬中断の原因になります。

●アセチルコリンの働きを遮断するため、かすみ目、口の渇《かわ》き、手のふるえなど、抗コリン作用による副作用が出ることがあります。

●過量を服用すると、心機能を低下させるおそれがあります。

●長く服用すると、体重増加や血圧上昇が起こる場合があります。

抗コリン作用

アセチルコリンは、心臓や気道などの筋肉を刺激し収縮させる神経伝達物質ですが、抗うつ薬や抗精神病薬には、このアセチルコリンの働きを抑制する作用があります。これを抗コリン作用といいます。そのため、抗コリン作用がある薬には、口の渇き、かすみ目、便秘、ふらつき、排尿困難(尿が出にくい)、吐き気、頭痛、頻脈など多様な副作用が起こる可能性があります。

■パニック障害に使われる主な治療薬

2023年8月現在

種類	一般名	商品名	効果のある症状
ＳＳＲＩ（抗うつ薬）	パロキセチン	●パキシル	パニック発作／予期不安／広場恐怖症／うつ状態
	セルトラリン	●ジェイゾロフト	パニック発作／予期不安／広場恐怖症／うつ状態
	フルボキサミン	●デプロメール	パニック発作／予期不安／広場恐怖症／うつ状態
		●ルボックス	パニック発作／予期不安／広場恐怖症／うつ状態
	エスシタロプラム	●レクサプロ	パニック発作／予期不安／広場恐怖症／うつ状態
ＳＮＲＩ（抗うつ薬）	ミルナシプラン	●トレドミン	広場恐怖症／うつ状態
	デュロキセチン	●サインバルタ	パニック発作／予期不安／広場恐怖症／うつ状態
	ベンラファキシン	●イフェクサーSR	パニック発作／うつ状態
三環系抗うつ薬	イミプラミン	●トフラニール	パニック発作／広場恐怖症／うつ状態
	クロミプラミン	●アナフラニール	パニック発作／広場恐怖症／うつ状態
その他の抗うつ薬	トラゾドン	●デジレル	うつ状態
		●レスリン	うつ状態
	スルピリド	●ドグマチール	パニック発作／予期不安／広場恐怖症／うつ状態
	マプロチリン	●ルジオミール	パニック発作／うつ状態
ベンゾジアゼピン系抗不安薬（短時間型）	クロチアゼパム	●リーゼ	パニック発作／予期不安
	エチゾラム	●デパス	パニック発作／予期不安
ベンゾジアゼピン系抗不安薬（中間型）	アルプラゾラム	●コンスタン	パニック発作／予期不安／うつ状態
		●ソラナックス	パニック発作／予期不安／うつ状態
	ロラゼパム	●ワイパックス	パニック発作／予期不安
	ブロマゼパム	●レキソタン	パニック発作／予期不安
ベンゾジアゼピン系抗不安薬（長時間型）	クロナゼパム	●リボトリール	パニック発作／予期不安／うつ状態
		●ランドセン	パニック発作／予期不安／うつ状態
	クロキサゾラム	●セパゾン	パニック発作／予期不安
ベンゾジアゼピン系抗不安薬（超長時間型）	ロフラゼプ酸エチル	●メイラックス	パニック発作／予期不安
β遮断薬	プロプラノロール	●インデラル	動悸症状
	ピンドロール	●カルビスケン	動悸症状
	カルテオロール	●ミケラン	動悸症状

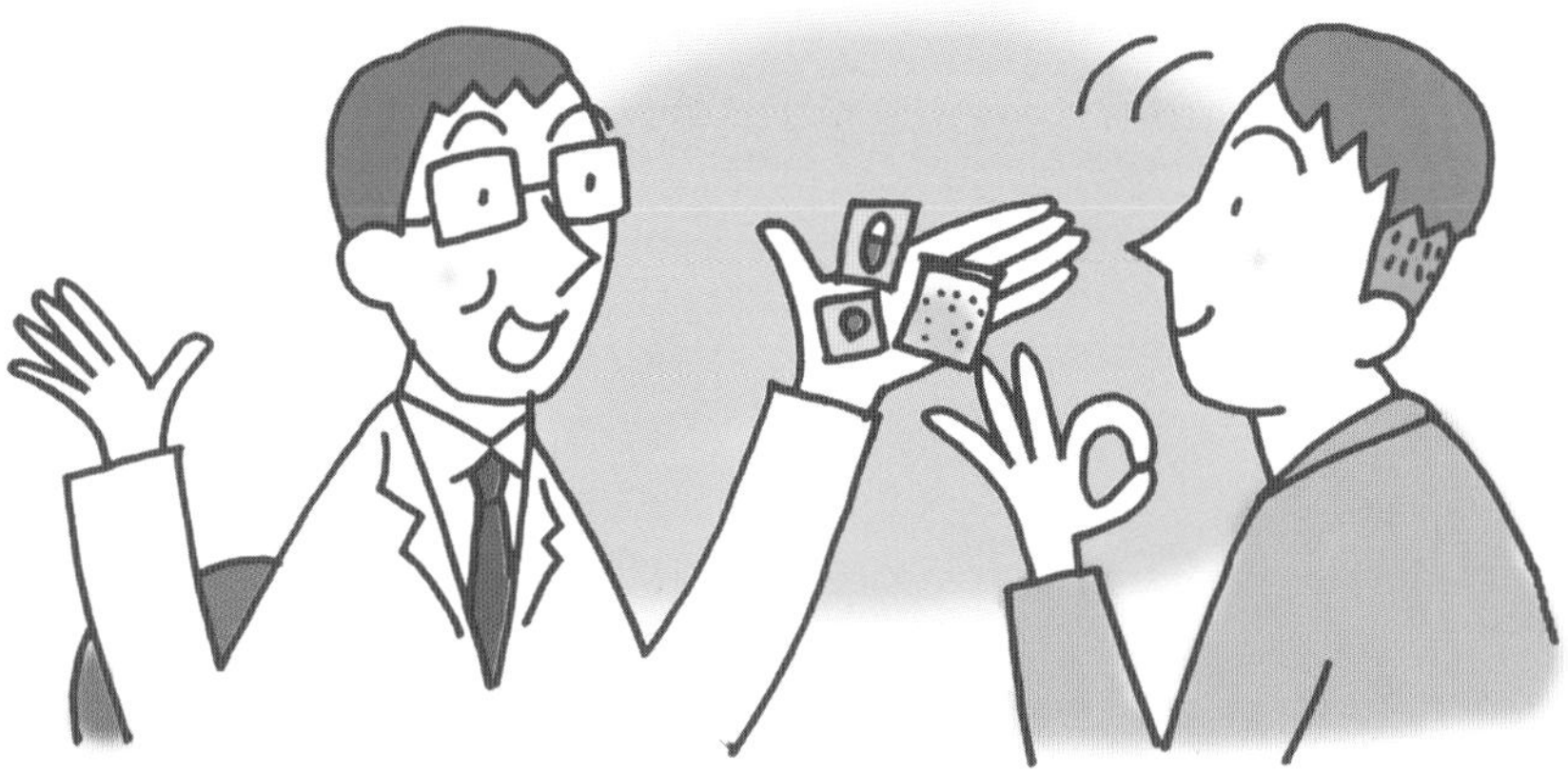

■飲み方

●イミプラミンは、少量（1日量10mg程度）から飲みはじめます。

●5～7日ごとに、25～50mg程度の割合で少しずつふやしていきます。

●有効かどうかを見るには、1日量150mgで、少なくとも4～6週間つづける必要があります。

SNRI

SNRI（セロトニン・ノルアドレナリン再取り込み阻害薬）は、SSRIにつづいて認可された抗うつ薬です。SSRIがセロトニンだけに作用するのに対し、SNRIはセロトニンとノルアドレナリンの両方に作用します。薬としては、**ミルナシプラン（商品名：トレドミン）**と**デュロキセチン（商品名：サインバルタ）**、**ベンラファキシン（商品名：イフェクサーSR）**があります。

■特徴

●特に意欲低下や無感動などに効果があり、パニック性不安うつ病に適応です。

●抗コリン作用による副作用があまりありません。

■問題点

●吐き気、頭痛、排尿困難、高血圧などが見られることがあります。

その他の抗うつ薬

スルピリド（商品名：ドグマチール）という抗うつ薬は、従来の三環系抗うつ薬とは異なる作用があり、パニック障害に有効です。

■特徴

●意欲賦活《ふかつ》作用があり、「不快な身体的不定愁訴《ふていしゅうそ》を改善する」「クヨクヨと思い悩むこだわりをなくす」「病気に立ち向かう気にさせる」といった効果が期待できます。

●消化管の運動を活発にし、食欲を高めたり、吐き気や腹部の不快感を

■抗うつ薬と抗不安薬のメリット・デメリット

	メリット	デメリット
抗うつ薬（SSRI）	●広場恐怖症に高い効果 ●うつ病によく効く ●１日の服用回数が少ない ●副作用が少ない ●依存性がないので、長期間服用しても安全	●効果があらわれるのが遅く、２～４週間以上かかる ●服用開始時に副作用（吐き気、食欲不振、眠気、めまいなど）が出ることがある ●開始時に副作用があると、断薬《だんやく》のときも副作用（断薬症状）が出やすくなる ●服用できない人がいる
抗不安薬（ベンゾジアゼピン系）	●即効性がある ●パニック発作を確実に抑える ●種類が多い ●ほとんどの人が服用できる 	●広場恐怖症やうつ状態への効果は低い ●副作用（眠気、だるさなど）が出ることがある ●耐性《たいせい》がある（薬の効きが悪くなる） ●依存性がある ●断薬すると、離脱症状が出やすい

改善する作用があります。

■問題点

●女性の患者さんの場合、乳汁分泌、無月経、体重増加などがあらわれやすいため、治療開始のときだけ使うなどの対処をします。

効果が速くあらわれ発作を止める「抗不安薬」

ベンゾジアゼピン系抗不安薬

ベンゾジアゼピン系の抗不安薬には、神経の興奮や不安をしずめる神経伝達物質・ギャバの活性を高める働きがあり、特に**パニック発作や予期不安に即効性があります。**

患者さんにとって、くり返し起こるパニック発作からの解放はもっとも切実な願いです。しかし、SSRIでは、効果があらわれるまでに時間がかかります。その点、作用時間が短いベンゾジアゼピン系抗不安薬なら、パニック発作をすぐ抑えてくれるというメリットがあります。

そのため、**治療当初は、SSRIとベンゾジアゼピン系抗不安薬を併用し、SSRIの効果があらわれたらベンゾジアゼピン系抗不安薬のみを中止する**という方法がすすめられています。

その理由としては、ベンゾジアゼピン系抗不安薬にはいろいろ副作用があるために、長期にわたって大量に服用をつづけることは避けたほうがよいとされているからです。

■特徴

●パニック発作を確実に抑えます。

●予期不安にも効果がありますが、広場恐怖症やうつ状態にはあまり効きません。

●作用時間（薬が体内に入って半分の濃度に低下するまでの時間＝血中半減期）によって、短時間型（6時間以内）、中間型（12〜24時間以内）、長時間型（24時間以上）、超長時間型（90時間以上）があります。作用時間が短いもののほうが長いものよりも効果を実感しやすい傾向があります。

■問題点

●眠気、ふらつき、動作がにぶくなる、不器用になる、記憶力や注意力が低下する、攻撃的になる、といった副作用が出ることがあります。特に、作用時間が長いものほど、体に薬がたまって眠気やふらつきが出やすくなります。

●作用時間の短いものは耐性《たいせい》（薬の効きが悪くなること）や依存性が生じやすいので注意が必要です。

●服用を突然中断すると、症状が再発したり離脱《りだつ》症状（吐き気、耳鳴り、けいれんなど）が出ることがあるため、減薬《げんやく》は時間をかけて徐々に行う必要があります。

■使い方・飲み方

●パニック発作が起きたとき応急的

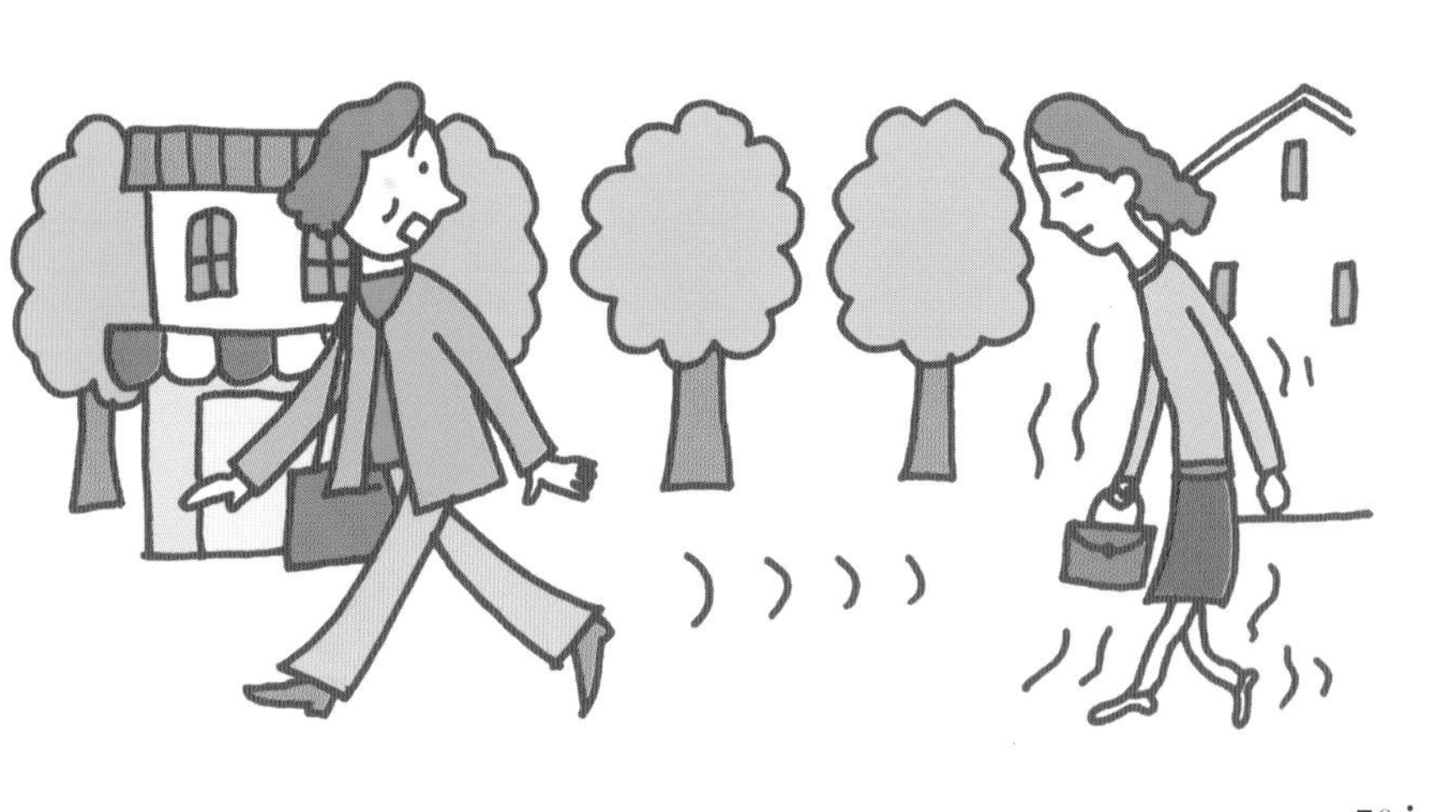

に服用したり、安心して外出するために頓服《とんぷく》（症状が出たときに服用する）として持っていく、といった使い方ができます。**ロラゼパム（商品名：ワイパックス）**は、舌下《ぜっか》で服用すると速く効くので、不安時の頓服薬として有効です。ただし、ロラゼパムの舌下投与は正式な使い方ではないので、必ず主治医と相談してください。

●服用初期の眠気やふらつきを防ぐため、たとえば**アルプラゾラム（商品名：コンスタン、ソラナックス）**は1日0・4〜0・8㎎から、**クロナゼパム（商品名：リボトリール、ランドセン）**は1日0・25㎎ないし0・5㎎を就寝前に服用することからはじめます。

●最高量は、アルプラゾラムは1日6㎎、クロナゼパムは4㎎までとし、少しずつふやしていきます。

●服用間の発作を防ぐため、アルプラゾラムは1日4回に分けて飲むことがすすめられます。クロナゼパムは効果の持続時間が長いので、1日1〜2回の服用でだいじょうぶです。

●急に断薬《だんやく》すると離脱症状が出ますので、少しずつ減薬していきます。

●依存性が生じないように、継続して服薬する期間は4週間にとどめます。発作が不安だからと、長期間漫然と服用しつづけるのは禁忌《きんき》です。

そのほかの薬

β遮断薬

β《ベータ》遮断《しゃだん》薬は、βアドレナリン受容体（下のカコミ参照）を遮断する働きがあり、不整脈の治療薬ですが、パニック障害の治療にも使われています。

β遮断薬は、心臓の神経に直接作用して強い動悸をしずめるため、パニック発作による激しい動悸症状に有効です。

■**問題点**

●気管支を収縮させる作用があるため、ぜんそくの人が服用するのは危険です。また、「血圧が下がる」「眠れない」「だるい」「吐き気がする」などの副作用も見られます。血圧が低い人は注意が必要です。

βアドレナリン受容体

アドレナリンは、心拍《しんぱく》数の増加や血圧の上昇、瞳孔《どうこう》の拡大、血糖値の上昇などにかかわるホルモンで、副腎《ふくじん》で分泌されて体中の臓器に運ばれます。アドレナリンを受け取る受容体には3種類あり、β受容体は心臓、気管支、血管などにあります。

パニック障害の薬物療法3

薬物療法は段階的に進める

Point

- ▼薬が効くどうかは、最低でも4週間服用して経過を見ないとわからない
- ▼2〜3カ月かけて薬の適量を探り、それを維持量とする
- ▼減薬には、服用期間と同じか、それ以上の期間をかける

薬をふやすのも減らすのも急激に行うとうまくいかない

パニック障害の薬物療法は、はじめるときもやめるときも、段階的に進めていきます。副作用や、断薬による離脱《りだつ》症状、病気の再発などの問題が起こらないようにするためです。

SSRIは、飲みはじめから効果があらわれるまでに最低2〜4週間は必要で、十分な効果が出るようになるにはさらに8〜12週間ほどかかります。通常は、この12週までが急性期とされます。

効果が見られない場合、ほかの薬への変更も検討しますが、**薬の効果を見るためには、少なくとも4週間は服用する必要があります。**

飲みはじめは、初期のイライラ感や、吐き気などの消化器症状を防ぐために少量からスタートします。その人に合った服薬量が決まれば、半年から1年、その量を継続して飲みます。症状が消えたことを確認しながら、この**維持療法**をつづけます。

その後、半年以上症状が出ない状態がつづいたら、総服用量の10〜20%をまず減らします。その量でも症状が出ないことを3カ月は確認します。それから徐々に服用量を減らし、最終的には薬を飲んだり飲まなかったりする期間を経て、完全に断薬します。

減薬は、薬が減ってきたことを「体が気づかないように」、**時間をかけて少しずつ進めていくことが大切**です。

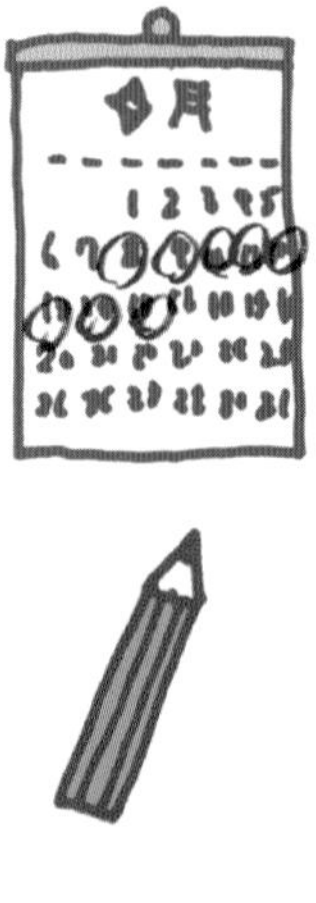

■ 薬物療法・服用計画の一例

服用開始

2週間〜2カ月
服薬を集中する → **服用量の調節期**

パニック発作をコントロールし、発作が出ないように治療する。

1カ月〜3カ月
服用量を探る

発作が再燃《さいねん》したり、残遺症状が出ないようコントロールする。症状のあらわれ方、薬の効き方、副作用が出るかどうか、などを確認しながら、その人に合った服用量を探る。少ない副作用で最大の効果が出る量を見つける。

半年〜1年
維持療法の時期 → **最適な量の服薬をつづける**

症状が消え、再燃していないことを確認しながら服薬をつづける。

3年〜5年
減薬の時期 → **薬を段階的に減らしていく**

時間をかけて、少しずつ薬の量を減らしていき最後は薬を飲まないでもよくなるまで持っていく。減薬は、患者さんが自己判断で行うと、うまくいかない。症状の出方を、薬物療法に精通した医師の目で客観的にみてもらいながら、服用量を指示してもらう。減薬は専門医のもとで行うことが大切。

※パニック障害の症状が中等度以上の患者さんが行う服用計画の一例です。必ずしもこの通りにはいきませんが、完全断薬までには、順調なケースでもこれくらいの期間をかけたほうが再発を防げます。

妊娠・出産への薬の影響と対処法

Point

- ▼妊娠中に服用すると、一部の薬は胎児に影響が出るリスクがある
- ▼妊娠中に薬をやめると、発作が起こりやすくなり、別のリスクが生じる
- ▼薬を中断できる状態にして計画妊娠したり、認知行動療法で治療する

妊娠中の治療は納得できる方法を選ぶ

薬物療法を行っている女性の患者さん、中でも妊娠・出産を考えている人にとって、薬が胎児へどのような影響をあたえるかは非常に気になるところです。

これについては、医師とよく相談することが必要ですが、ただ、心配のあまり自己判断で服用を中断することだけは、非常に危険なのでやめましょう。

パニック障害の治療薬にはさまざまな種類があり、中には、左ページの表のようにリスクがあるものもあります。特に、**ベンゾジアゼピン系の抗不安薬は、胎児への影響が強い妊娠初期（13週まで）は避けたほうがよい薬**です。一方、クロナゼパムのように比較的安全な薬もあります。

薬は、選んで服用すれば、あまり心配はありません。それよりも、薬をやめてしまった場合の危険性を考えてみましょう。

薬を中断するか認知行動療法にかえるか

副作用が心配で、妊娠中に薬を飲まなかった場合、それだけ発作が起こる可能性は高くなります。激しい発作の場合は、胎盤早期剥離《はくり》などの危険性が高まります。

流産は、全妊娠中の10％程度に起こるといわれますが、パニック障害の患者さんでは、その割合が高くなるという報告もあります。

また、薬なしでパニック発作に耐え、毎日不安の中で過ごすと、母体の不安物質が胎児へと移行することも考えられます。一方、母親が心を安定させ、おだやかに過ごすと、胎

■ 抗うつ薬や抗不安薬の妊娠・出産時のリスク

薬の種類	リスク
ＳＳＲＩ（抗うつ薬）	●パロキセチンには、新生児に心血管系異常や低体重があらわれるリスクがある。それ以外のＳＳＲＩは比較的安全
三環系抗うつ薬	●新生児に離脱症状や抗コリン作用があらわれるリスクが少しあるが、比較的安全な薬
ベンゾジアゼピン系抗不安薬	●新生児に口蓋裂《こうがいれつ》があらわれるリスクが高い。ベンゾジアゼピン系の薬は、胎児への影響が強い妊娠初期（13週まで）の使用は避ける ●母乳から乳児へ薬の成分が移行し、乳児が無気力、低体重などになるリスクが高いので、人工栄養に切りかえるなどの対処をする

児にも十分な酸素や栄養が届いて、じょうぶに育ちます。

妊娠・出産は女性にとって人生の大事業ですから、無理はせず、薬をやめるにしても、つづけるにしても、医師の説明を十分に受け、納得できる方法を選択することが大切です。

■対処

●医師とよく話し合い、より安全性の高い薬にかえます。あるいは、薬物の胎児への影響が強い妊娠初期（13週まで）だけでも服用をやめられないか、医師と相談します。

●可能なら、病気が安定した時期を選び、薬を徐々に減量し、中断した上で計画妊娠をすれば理想的です。

●妊娠中は、治療法を薬から認知行動療法にかえるのもよい方法です。認知行動療法は薬物療法と同等の効果があることが認められており、認知行動療法だけで妊娠・出産を乗りきるプログラムを行っている医療機関もあります。

●出産後、薬（ベンゾジアゼピン系抗不安薬）を服用しながら母乳をあたえると、薬の成分が赤ちゃんへ移行する可能性がありますので、人工栄養にかえます。

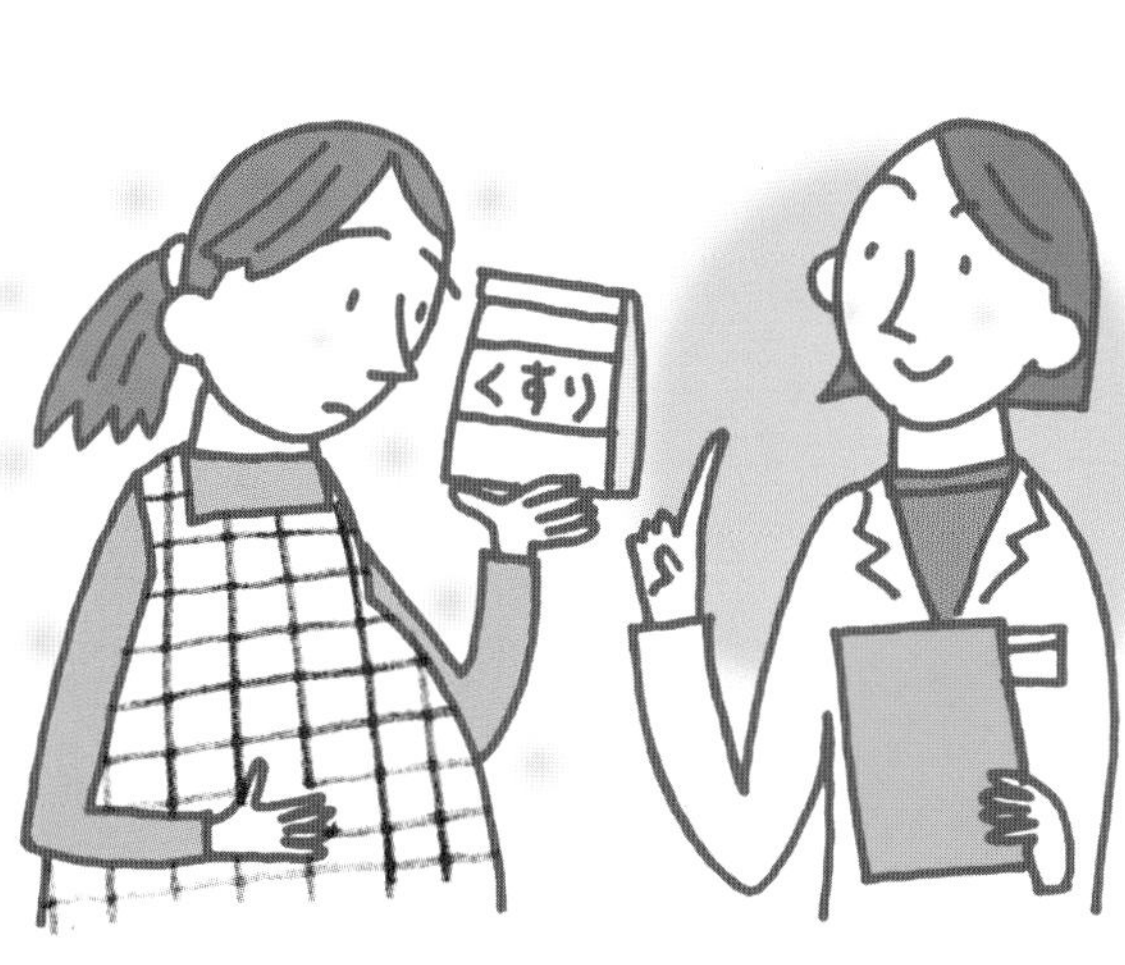

薬ではできない心理面の治療

Point

- ▼患者さんと家族が病気や治療への理解を深める「心理教育」
- ▼考え方や行動の問題点を明らかにしてアドバイスする「カウンセリング」
- ▼認知と行動の両面から不安に立ち向かう練習をする「認知行動療法」

後ろ向きの思考を前向きの思考・行動へ導く

パニック障害の治療は、現在は薬物療法が主流になっています。しかし、**薬では心の動きまで治すことはできません。**

発作がおさまっているのに次の発作をおそれたり、何でもないことを重大に感じて不安になる……パニック障害の人は、どうしてもこのような後ろ向きの思考になりがちですが、これを前向きのプラス思考へと導いていくのが「精神療法」です。

精神療法とは、**言葉（会話）を介して患者さんの認知・情緒・行動に働きかけ治療していく方法**で、パニック障害では、主に次のような精神療法が行われます。

●心理教育

心理教育は、重要な精神療法の一つです。患者さんや家族が病気や治療への理解を深めるため、さまざまな知識を学びます。いってみれば、**患者さんや家族が治療に向かうための"心の土台"をつくるもの**です。

なぜ家族にも心理教育が必要なのかといえば、治療には家族の協力が不可欠だからです。たとえば家族が、患者さんの性格が弱いため発作が起こると思い込んでいるような場合、患者さんを責める雰囲気が家庭にあると、本人へのプレッシャーとなって、治療の効果は上がりません。家族は、症状への対処法や、治療に適した環境づくりなど、患者さんといっしょに学びます。心理教育は、治療をはじめるときに行いますが、その後もくり返し行います。

●カウンセリング

カウンセリングは精神療法のベースとなるもので、心理教育的な側面もあります。

医師、あるいは臨床心理士が、患者さんと対話しながら進めます。カウンセラーは患者さんの思いを聞き、生活環境、考え方、行動などを洗い出しながら、病気につながる問題点を明らかにします。それを解決するにはどうしたらよいか、患者さん自身が見つけられるように手助けします。パニック障害についての医学的な知識を提供したり、不安な心理などを話し合い、患者さんが自分の病気と向き合えるようなアドバイスも行います。

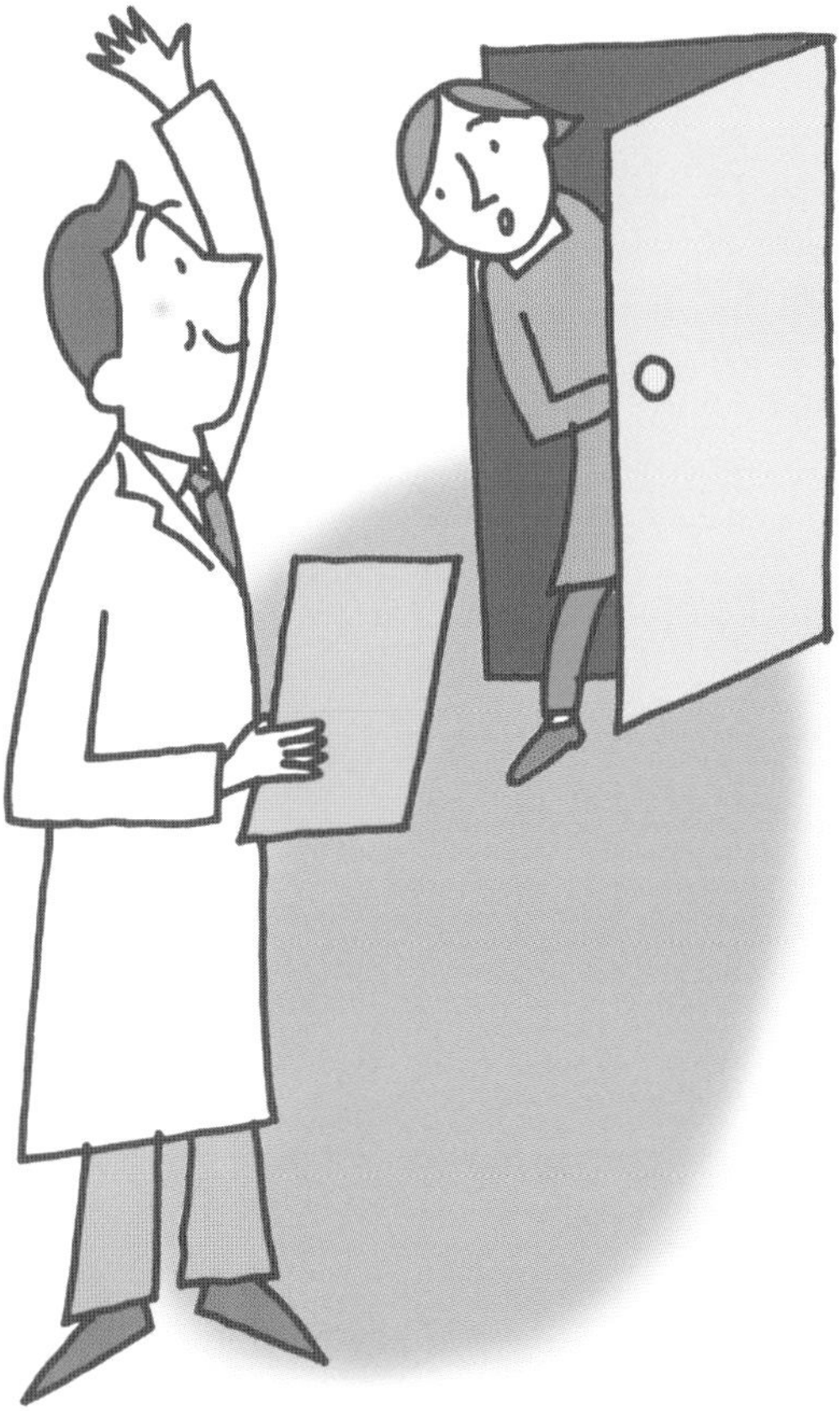

●認知行動療法

「認知療法」では、病気にとってマイナスとなる認知（ものの見方・考え方）のクセを、患者さん自身で直していけるように導きます。

「行動療法（曝露《ばくろ》療法）」は、認知療法と連動して、不安や恐怖が生まれやすい場所や状況に身をさらし（曝露《ばくろ》し）、徐々に慣れていくことで不安が解消されるようにします。薬と併用することで、広場恐怖症からの回復が期待できます。

認知行動療法は、治療や再発防止に高い効果が認められています。詳しくは次ページから述べます。

●自律訓練法

自律訓練法は、体の緊張をとくことで心をリラックスさせる呼吸法で、ストレスへの抵抗力をつけます。曝露療法の前に行ったり、パニック発作の過呼吸《かこきゅう》症状の改善や再発予防にも効果があります。詳しくは86ページで述べます。

認知療法…不安を生む考え方を見直す

Point
- ▼認知療法は、医師や臨床心理士のアドバイスを受けながら行う
- ▼悲観的に考える自分の心のクセを見直し、自分自身で修正していく
- ▼長い間しみついた考え方をかえるのは大変でも、回復につながる

考え方を直すプロセスは回復に向かう道

パニック障害の患者さんには、特徴的な思考パターンがあります。「不安だ」「こわい」という思いから、ものごとに過剰に反応し、問題をさらに大きくしてしまうのです。

軽いめまいがあったり、少しドキドキしただけで、「また発作が起こるのではないか、いやきっと起こる」と思い込んだり、発作で死ぬことはないと聞かされても、「今度こそ死んでしまう」と心底おそれます。

また、実際には違うのに「自分は弱い」と思い込みます。自力で切り抜けられるような状況でも、恐怖や不安をいだき、最初からあきらめてしまうのです。

認知療法では、このような思考パターンを見直していきます。「不安だ」「こわい」という思考以外にも、**多様な思考パターンがあるのだということを学習**し、医師や臨床心理士によるカウンセリングによって**「認知（ものの見方・考え方）の再構成」**を行っていきます。

「不安だ」「こわい」というのは、いってみれば感情的な反応です。それを、患者さん自身が論理的な目で見直せるように、カウンセラーはアドバイスします。

ただし、カウンセラーは手助けをしますが、**かえるのはあくまでも患者さん自身**です。

長い間、慣れ親しみ、しみついてしまった〝心のクセ〟をかえるのは、容易ではありません。最初はなかなかうまくいかず、挫折しそうになるかもしれません。しかし、このクセを直すプロセスを経ることで、回復は近くなります。

■ 自分の不安を論理的に見直してみる（「認知の再構成」の練習）

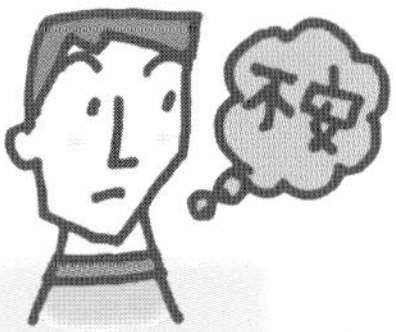

Step1 不安を生んでいる自分の考えを書き出してみる

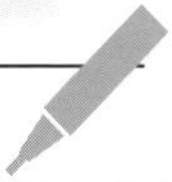

たとえば……

「この仕事は私にはできない。失敗したら、評価も下がって、もう仕事をまかせてもらえない」
「みんなが私をきらって、無視をしている」

Step2 自分の考えに自分で質問してみる

- その考え方は、現実的だろうか？
- 別の考え方がないだろうか？
- 自分が考えている「最悪の事態」になったとして、だからどうだというのか？
- 最悪の事態になる可能性は、どれくらいあるか？
- 自分はこわいと思っているが、本当に「こわい」のか。その根拠は？

Step3 自分に質問し検討してみて、修正した考えを書き出してみる

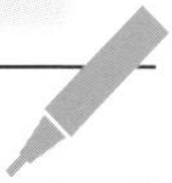

たとえば……

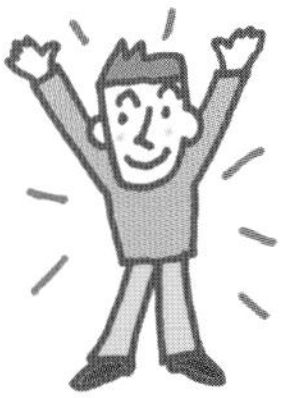

「この仕事がむずかしいのは、みんなわかっている。自分ができることをやってみよう。どんな結果が出ても、全力をつくせばきっと理解してもらえる」
「長所・短所はだれにでもある。私の長所を理解してもらえるように努力してみよう」

行動療法…不安な場面に自分を慣らしていく

Point
- 不安を感じる場面に身をさらしても不安にならないよう練習する
- 不安のレベルが弱い場面からはじめ、不安や恐怖に少しずつ慣れていく
- 行動療法で〝心の抵抗力〟をつけ、広場恐怖症を克服する

不安にならない練習は広場恐怖症に有効

「認知療法」では、患者さんの心の問題点や解決法が見えてきます。しかし、考え方の修正ができても、それは頭の中でのこと。**実際の生活の場で不安にならないようにする練習が必要**です。それが「行動療法」で、行動療法は特に広場恐怖症に有効です。

行動療法は、**曝露《ばくろ》療法**（**エクスポージャー**）とも呼ばれます。不安や恐怖を感じる場面にあえて身をさらす（曝露する）ことで徐々に慣れ、〝心の抵抗力〟をつけていくのです。

この療法のポイントは、それまで不安を感じていた場所や状況にいても、実際には「発作が起こらない」ことを、自分で身をもって体験するところにあります。不安や恐怖は誤った思い込みだったと認識できるようにするわけです。

ですから、行動療法を行ったために発作が起こってしまっては意味がありません。いきなりやると、曝露によって患者さんの中に不安が生じ、発作が起こることがあります。これでは、ある状況、ある場所が、本当は発作とは関係がないことを確かめられないまま、かえって症状は強まってしまいます。

そうならないようにするには、十分な準備や、不安をコントロールする練習が必要です。

行動療法は専門家の指導を受け、無理をせず、段階を追って行っていきます。段階ごとに「発作は起こらない」「不安が弱まっていく」ことを確認しながら、次のステップへと進むようにします。経験を積み重ねることで、抵抗力がついていきます。

■ 曝露療法のプログラム

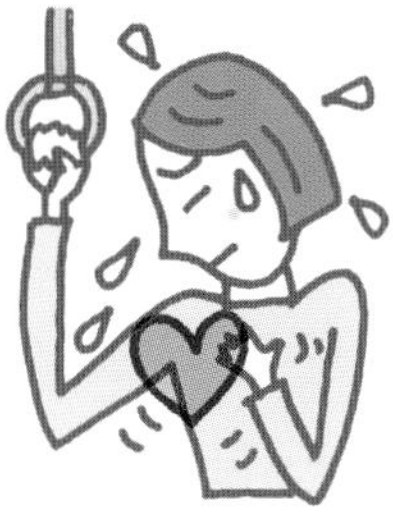

●不安階層表をつくる

●自分が不安や恐怖を感じる場面を 10 項目書き出す。
●不安の程度が弱いものから強いものへランクをつけ「不安階層表」をつくる。
●階層表は、その人独自のもので、曝露療法のメニューになる。
●曝露療法は階層表に従い、不安の程度が弱いものから強いものへと徐々に進める。

●はじめは付き添ってもらう

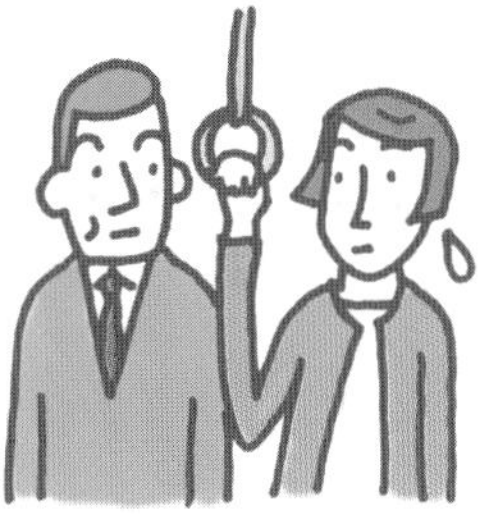

●行動するときは、はじめは医師や臨床心理士に付き添ってもらう。
●次の段階では、家族など身近な人に付き添ってもらう。

行動前の準備
★自律訓練法などを行い、緊張をほぐしておく。
★あらかじめ薬を飲んでおく。抗不安薬で発作が起こらないようにしたり、抗うつ薬で不安をやわらげておく。事前に飲む薬は、慣れてきたらやめられるようにする。

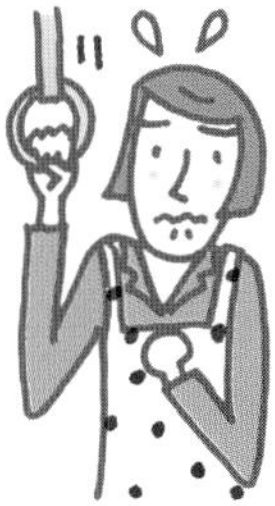

●同じ場面でくり返し行う

●不安を感じても途中で逃げず、一定時間がまんする。不安は 15 分くらいから、長くても 90 分くらいでおさまる。
●がまんをしていれば、いずれ不安が軽くなることがわかると、その経験は積み重ねていける。逆に、途中で逃げてしまうと、不安はいつまでも残る。
●同じ場面での曝露療法を、くり返し行う。「不安を軽くした」経験が身についていく。
●毎回の行動を記録する。不安の変化を意識し、「できたこと」に注目する。

●一人で行動してみる

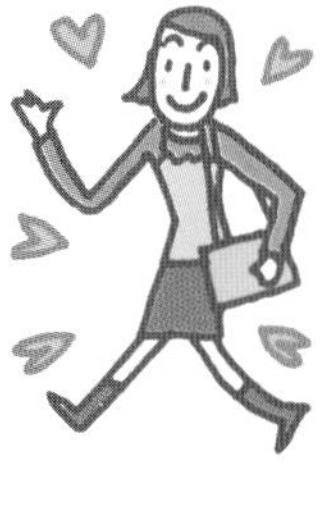

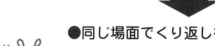

●不安のレベルが軽い場面を選び、一人で行動してみる（自己行動療法）。チャレンジの回数がふえていくに従って、不安感が軽くなることを確認する。
●行動の目的をつくってみる。たとえば、友人に会う、好きな芝居や映画を観に行く、評判のレストランに行く、など。その先に楽しみがあると、行動にはずみがつく。

集団行動療法…グループで助け合うメリット

Point
- ▼集団行動療法は自己行動療法より挫折が少ない
- ▼いっしょに行動する仲間の経験をモデルにして学ぶことができる
- ▼広場恐怖症のため狭くなっていた人間関係に広がりができる

同じ病気を持つ仲間が互いに助け合える

行動療法には、一人で行う「**自己行動療法**」と、グループで行う「**集団行動療法**」があります。

自己行動療法は、自分だけの恐怖場面を設定し、自分の体力にそった行動レベルを、自分のペースで時間をかけて行えるメリットがあります。

しかし、限界もあります。行動療法を一人で行うと、うまくできないと自分を責め、挫折することがあります。

集団行動療法には、こういった挫折が少ないとされています。**いっしょに行動する人がいることで、恐怖がやわらぎ、目標が達成しやすくなるのです。**

また、広場恐怖症がある人は、家族などまわりの人に助けを求めたり頼ったりしますが、内心では、サポートを受けるばかりの人間関係を苦痛に感じ、積極的に取り組む気持ちになれないことがあります。

集団行動療法を行うことで、こういった閉じこもった人間関係から抜け出すことができ、広がりをつくることができるのです。

集団行動療法では、同じようなレベルの患者さんがグループになり、互いに助けたり、助けられたりしながら行動します。そうすることで、自分も人のために役立つことができるという喜びが得られ、治療にもプラスの効果をもたらします。

ある女性の患者さんは、もう10年以上も電車に乗れないで過ごしてきました。外出するときは、夫が運転する車に同乗していました。

これほど長い間、広場恐怖症をかかえたまま生活してきた人は、通常

■ 集団行動療法のメリット

- いっしょに行動する人がいることで、恐怖や不安が緩和《かんわ》する
- 「苦痛な症状」を経験しているのは、まわりでは自分だけだったのが、同じように経験している人がいることを知り、目標を共有できるようになる
- ほかのメンバーの「行動を成功させた体験」をモデルとして学べる
- 他者への依存が、他者との同調へと高められ、「あなたにできたのだから、私も」と、効果が広がっていく
- パニック障害や行動療法についてお互いが持っている情報を交換でき、理解が深まる

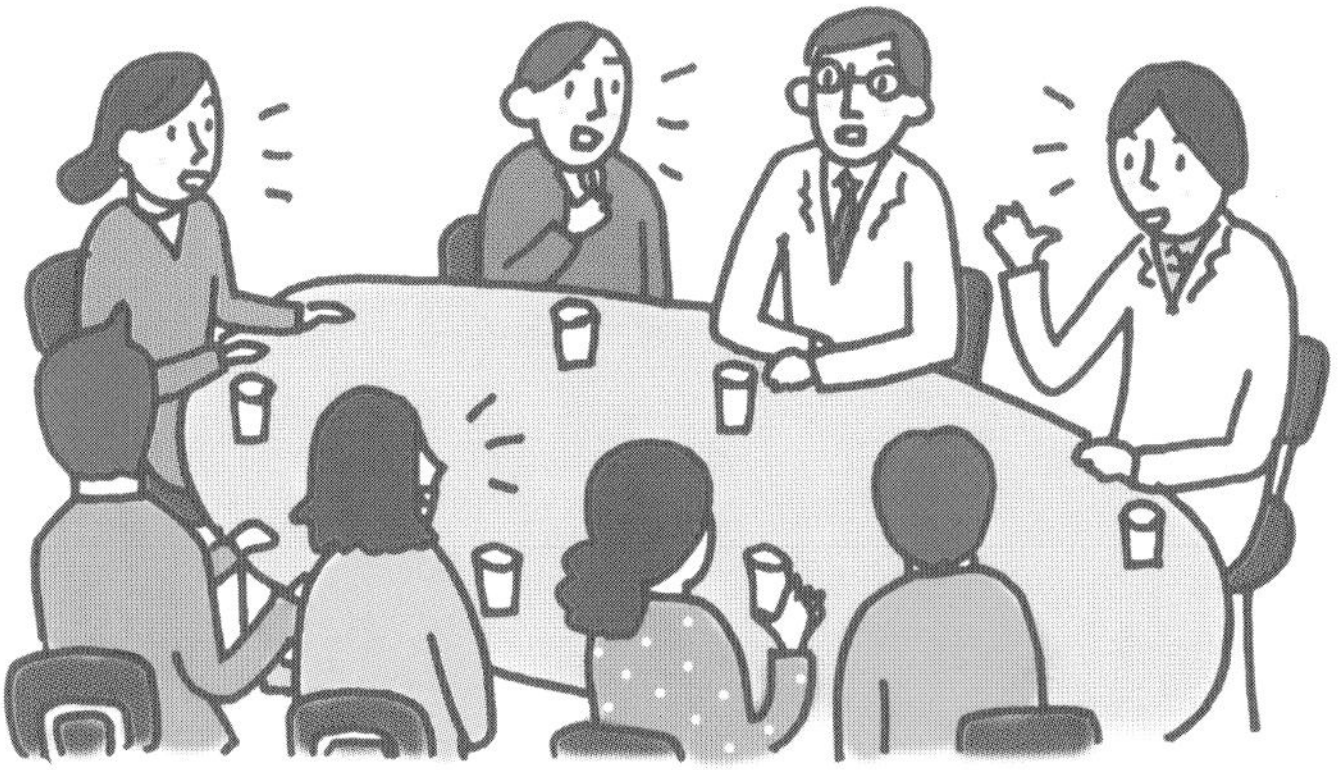

の自己行動療法ではなかなか治すことができません。それどころか、行動療法に踏み出すことすらできないことが多いのです。

ところが、この患者さんは、集団行動療法によって、一人で電車に乗れるまでになりました。声をかけ合える仲間がいたからでした。

集団行動療法は、医療機関にとってもメリットがあります。多くの患者さんをいっしょに指導できるので、時間を有効に使うことができ、スタッフの手間も少なくてすむからです。集団行動療法のプログラムを設ける医療機関はふえていますので、問い合わせてみるとよいでしょう。

なお、集団行動療法に参加するには、主治医の同意を得ることが条件です。ほかの医療機関にかかっている場合は、「情報提供書」が必要となることがありますので、参加にあたっては条件を確認しましょう。

パニック障害の精神療法5

内部感覚エクスポージャー

Point

- ▼パニック障害の本質は、発作そのものではなく、発作への恐怖心
- ▼恐怖心を克服するために、あえてみずから症状を起こし体験する
- ▼不快な身体感覚を自分でコントロールする力が身につく

こわいのは発作ではなく呼吸困難などの内部感覚

内部感覚エクスポージャーの「内部感覚」とは、パニック発作で起こる身体的な内部感覚（動悸、めまい、吐き気、呼吸困難など）です。この内部感覚にあえて自分をさらし、それにしだいに慣れていき、最終的には発作を「こわがらなくする」ことが、この療法の目標です。

内部感覚エクスポージャーでは、パニック障害という病気の本質は、パニック発作そのものではないと考えます。もちろん患者さんは発作をおそれますが、**実際におそれているのは、発作によってわき起こってくる内部感覚**なのです。

その感覚を、みずからつくり出して体験するのが内部感覚エクスポージャーです。薬やリラクゼーション、自律訓練法などで不安や発作を抑えるやり方とはまったく逆の療法で、つまり、**意図的に発作を起こし、その発作に慣れるようにすることを目的としている**のが、内部感覚エクスポージャーなのです。

決して楽な方法ではありませんが、不快な身体感覚を自分でコントロールする力が身につき、再発なども起こりにくくなります。

この療法では、発作の苦しみを避けるための薬などは、あえて用意しません。みずから積極的に発作を経験することがポイントですから、はじめるにあたっては、患者さんにも心がまえが必要です。

薬を断ちますので、離《り》脱《だつ》症状（禁断症状）があらわれます。発作も起こります。そういったことを気にしないで生活できるか、治したいという気持ちにかわりはないか、それを

みずから確認することが大切なのです。

　このような心がまえは、パニック障害の患者さんにとってはつらいことに思えます。しかし、実は、うつ病の人にも同じような不安発作はよく起こります。ただし、うつ病の人は発作が起こっても、救急車を呼んだり、薬を飲んだりはしません。発作が起きても、あわてたりせず、そのままにしています。いずれ発作はおさまることがわかっているからです。

　発作が起こること自体は異常ではなく、発作をこわがり、発作が起こらないように予防線をはることが問題になる（回復を遅くする）……これが、内部感覚エクスポージャーの考え方なのです。

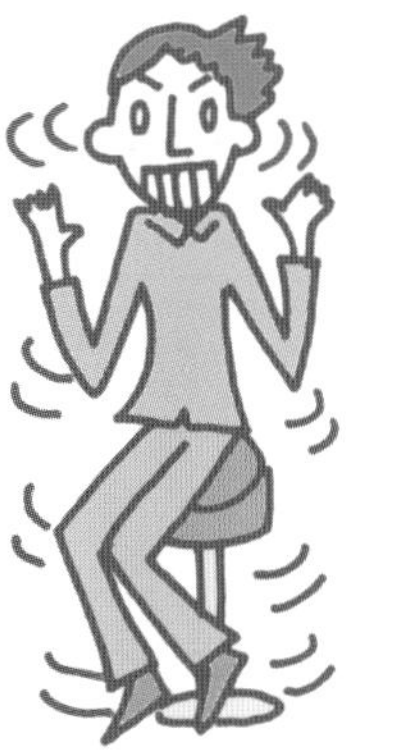

みずから症状を起こし恐怖への抵抗力をつける

　内部感覚エクスポージャーでは、薬からの離脱症状や、薬をやめることであらわれる不安症状なども、エクスポージャー（曝露《ばくろ》）の一つと考えます。そのため、薬を計画的に減らしていって中止し、離脱状態のピークで治療プログラムに入ることがあります。症状の悪化もありますので、医師の指示を守ることが大切です。

　治療プログラムでは、まずパニック障害への理解を深め、自分の発作を客観的に見るための学習をしてから、発作を経験するメニューに入ります。

　発作をみずから起こす方法は、イスの上で体を回転させる、過呼吸をしたり息を止める、コーヒー（カフェイン）を飲む、息切れするほど激しい運動をする、おなかが苦しくなるまで食べる、などを専門家の指導のもとで実施します。

　いずれも交感神経が興奮する方法で、患者さんにはパニック発作が起こったときと同じ身体感覚が起こります。

　その後は、対処法を練習します。自律訓練法や筋弛緩法（186ページ参照）などのリラクゼーションで、発作による不快感を軽くします。

　通常は、1回2～3時間のセッションを2～3回くり返してコースは終わりますが、身につけたエクスポージャー法は、自宅でもくり返し練習するようにします。

　こうして恐怖への抵抗力をつけておくと、はじめての場所やはじめての経験で恐怖の感覚が呼びさまされたときも、あわてず対処できるようになります。

自律訓練法…心身をリラックスさせる

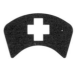

Point

- ▼不安や恐怖による心身の緊張をときほぐす効果がある
- ▼精神がおだやかになっているときの脳波（α波）がふえる
- ▼心身を安定させ、認知行動療法の効果を上げる

緊張をほぐしストレスへの抵抗力をつける

不安や恐怖は心も体も緊張状態にし、その緊張が神経を過敏にして、さらに発作を起こしやすくします。

パニック障害の患者さんにとって、緊張をときほぐすリラックス法を身につけることには大きな意味があります。

自律訓練法は、これだけで症状を改善することはできません。ただし、**心と体の緊張をやわらげて心身を安定させることができるので、うつ病や不安症への効果が高く**、多くの医療機関が取り入れています。

パニック障害では、曝露療法の前に行うことがすすめられています。自律訓練法で緊張をやわらげておくと、不安や恐怖におちいりそうなときにも落ち着いて対処できます。

自律訓練法の基本は、体の力を抜いて筋肉をゆるめることです。そうすることで全身の毛細血管が拡張して、血液の循環がよくなり、心身の緊張がほぐれてきます。また、呼吸法の調節もポイントです。深く、静かに、ゆっくりと腹式《ふくしき》呼吸を行うことで、精神が安定しているときの脳波であるα《アルファ》波がふえます。

最初は、正しいやり方を専門家に指導してもらいましょう。慣れてくれば、自分でセルフコントロールができるようになります。

自律訓練法の効果

- ●疲労回復
- ●抗ストレス効果
- ●コントロール力アップ
- ●集中力アップ
- ●苦痛の緩和《かんわ》作用
- ●精神力アップ

■ 自律訓練法でリラックス

●はじめる前に、ベルトや腕時計など、体を締めつけるものをはずします。
●行うのは静かな部屋で、あおむけに寝るか、イスにゆったりすわります。
●目は軽く閉じ、呼吸は腹式呼吸をします。
●まず、「気持ちがとても落ち着いている」と暗示をかけます（基礎公式）。
●次に、以下の「６つの公式」と呼ばれる「暗示」をとなえていきます。

1
「右手が重い」。次に左手、右足、左足が重いとつづけていく

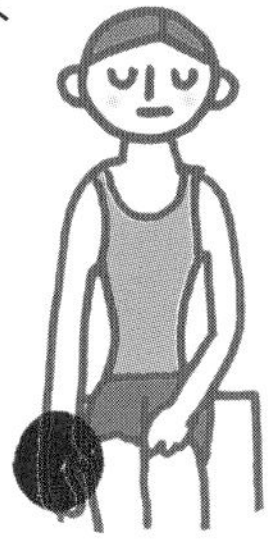

2
「右手が温かい」。次に左手、右足、左足が温かいとつづけていく

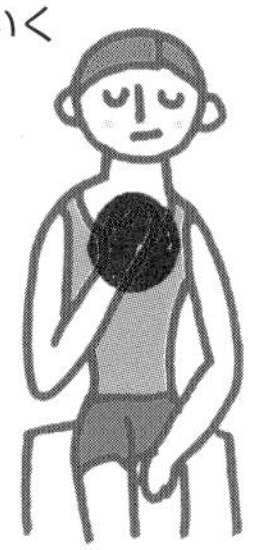

3
「心臓が静かに鼓動している」

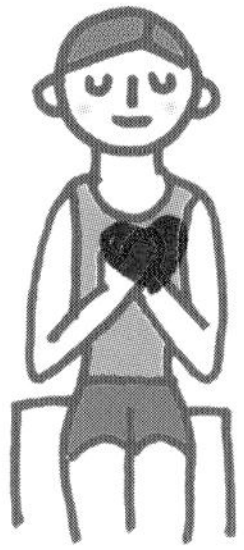

4
「楽に呼吸している」

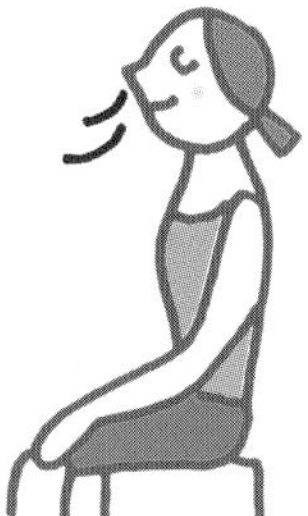

5
「おなかが温かい」

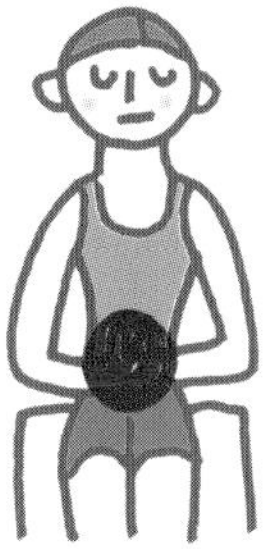

6
「ひたいが心地よく涼しい」

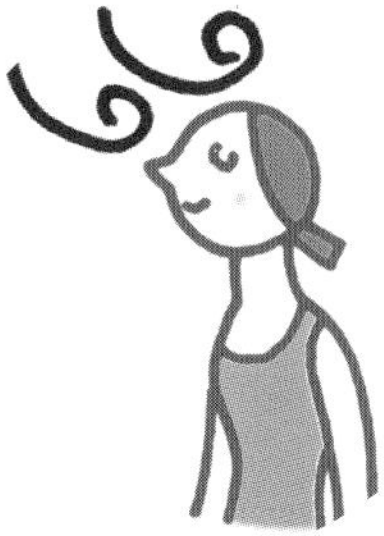

●６つの公式は、最初は２番目くらいまででも十分効果があります。
●練習後は、活動レベルを戻すため、以下の「消去動作」を行います。
・５～６回、両手を握ったり開いたりする。
・２～３回、両ひじを曲げたりのばしたりする。
・大きく背のびをし、目を開ける。
（消去動作をしないで、いきなり立ち上がったりすると、ふらついたり転倒することがありますので、必ず行ってください）

神経質な人に向く「森田療法」

「あるがまま」に受け入れる

森田療法は、パニック障害（当時は神経症という名前）を病んだ経験を持つ精神科医・森田正馬《まさたけ》が、みずからの経験をもとに1919年（大正8）に創始した精神療法です。

森田療法では、心の病は心身が悪循環におちいっている状態ととらえます。その点は、認知行動療法と共通しています。

ただし、認知行動療法では、不安や恐怖は誤った思い込みであるとして、「認知の再構成」で修正することに重点を置きますが、森田療法では、不安や恐怖を、それ自体は自然なものとして「あるがまま」に受け入れるように促していきます。

不安や恐怖を、「あってはいけないもの」として排除しようとすると、かえってそれにとらわれ、悪循環におちいるからです。

また、不安や恐怖は、「よりよく生きたい」という意欲と表裏一体のもので、その意欲があるからこそ悩みや不安が生じると考えます。治療では、この「生への欲望」を、前向きに行動するための力にして、不安にとらわれる気持ちから脱していくことをめざします。

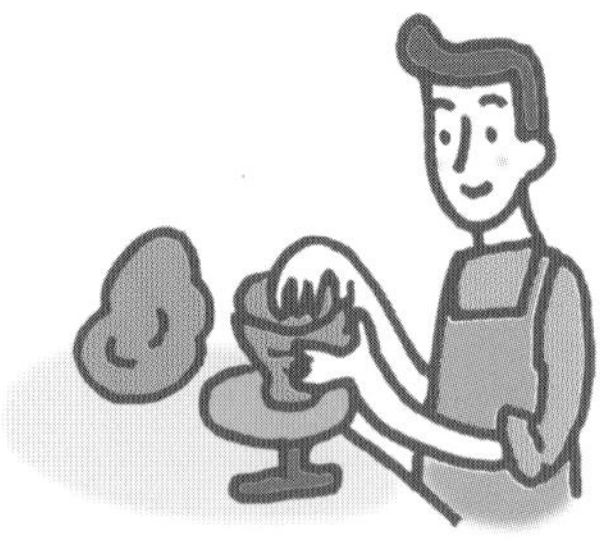

森田療法の軽作業期

入院と外来、どちらでも可能

森田療法は、もともと神経症を対象にはじまった精神療法ですので、特に神経質な人に向いています。

入院治療では、安静に過ごす「臥《が》褥《じょく》期」と、「軽作業期」「作業期」「社会復帰期」という流れで治療が行われます。入院中のさまざまな体験を通して、不安や悩みを受け入れながら、症状への「とらわれ」から離脱し、本来のよりよく生きようとする健康な欲求を取り戻していきます。

森田療法は、約3カ月程度の入院治療が原則ですが、最近では、入院が1カ月程度のものもあり、外来治療も行われています。また、社会復帰のためのサポートも行っています。

第4章

回復に近づくための日常生活のケア

規則正しい生活リズムが回復への早道

Point

▼不規則な睡眠や食事は、体内時計のリズムを乱す
▼体内時計が乱れると、自律神経やホルモン分泌も不調になる
▼体内時計のリズムをととのえるには、朝の光と朝食がポイント

不規則な生活は体内時計のリズムを乱す

パニック障害の人は、病気のせいもあって生活が不規則になりがちです。

たとえば、発作への不安や心理的なストレスでなかなか眠れない、眠りが足りないので朝起きられない、だんだん昼夜逆転の生活になる、不安のために3度の食事以外にも絶えず食べつづける、といった生活になりがちです。

回復のためには、まず、こういった生活リズムを改める必要があります。

生活リズムは、「体内時計」（左ページ参照）によって調整・維持されていますが、不規則な生活をつづけていると、この体内時計のリズムが乱れてきます。

体内時計には、日々の営みをコントロールするだけでなく、自律神経やホルモン分泌などをコントロールする働きもあります。そのため、体内時計のリズムが乱れると、自律神経やホルモン分泌も変調をきたしてしまいます。そうなると、自律神経は緊張状態がつづき、発作が起こりやすくなります。

また、「自律神経が調節している内臓の働きが悪くなる」「血圧が不安定になる」「疲れやすくなる」「抗ストレス作用のあるホルモンの分泌が少なくなってストレスに弱くなる」など、心身に大きな影響が出てきます。

パニック障害を改善するためには、まず生活のリズムを正し、体内時計のリズムをととのえることが重要です。そのためには、〝意識して〟生活をかえていく努力が必要です。

2つの体内時計とメラトニンが1日のリズムを刻む

私たちが、毎日同じような時間に眠くなったり目が覚めたり、朝昼晩同じころにおなかがすいたりするのは、体内時計とメラトニンというホルモンに従って体の機能が働いているおかげです。

●脳にある主時計

左右の目からのびた視《し》神経が、視《し》床《しょう》下《か》部《ぶ》で交差しているあたりのすぐ上に「視交《しこう》叉上核《さじょうかく》」があります。これが体内時計の主《しゅ》時計です。

直径わずか１ミリの超小型で高性能のこの主時計は、朝、目から入る太陽の光を感知すると、松《しょう》果《か》体《たい》へ信号を送ります。この信号が１日のスタートボタンになります。

●松果体がメラトニンを分泌

主時計から信号が送られてくると、松果体は時計ホルモンと呼ばれる「メラトニン」を分泌します。この分泌によって主時計はリセットされ、１日のリズムがはじまります。

メラトニンは、血流に乗って体のすみずみまで「時間の情報」を運びます。

メラトニンがもっとも多く分泌されるのは、太陽光の信号が届いてから14時間ぐらいあと、つまり夜です。メラトニンには、「心拍《しんぱく》数を減少させる」「血管をリラックスさせる」「体温を下げる」「消化管の活動を下げる」といった働きもあり、自然な睡眠を促します。

●体中にある末梢時計

もう一つの体内時計である末梢《まつしょう》時計は、全身の細胞にあります。末梢時計は、食事による「血糖値の上昇」がリセットの信号となります。ですから、食事が規則的になると、末梢時計のリズムもととのってきます。

主時計と末梢時計は、互いに同調することで、１日のリズムを規則正しく刻んでいます。

体内時計のある場所

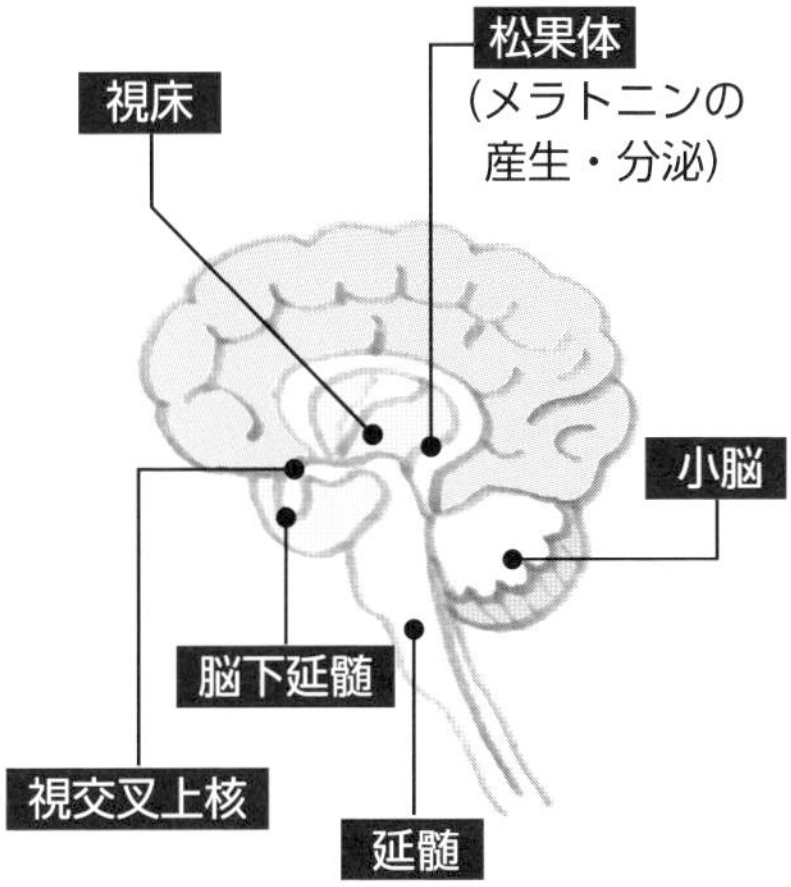

体内時計のリズムをととのえるには、まず生活を規則正しくすることが大切です。特に、目覚めたあとに浴びる朝の光と朝食は、体内時計をリセットするポイントです。この２つを毎日一定の時間に行うことが、生活全体の改善のためには重要です。

3　昼間は外へ出て体を動かす

広場恐怖症があると、つい家に引きこもることが多くなり、行動が制限されます。それでは生活にメリハリがなくなります。体内時計は、温度や湿度、人との触れ合い、遊び、仕事など、さまざまな社会的・環境的因子によっても微調整されていますが、こもりきりの生活では、そういった因子が不足します。

運動も不足します。体を動かすことは、末梢時計の調整をするためにも必要です。また、運動をしていると、脳が活性化されますので、回復のためにもプラスです（運動の効果については94ページで詳しく述べます）。

さらに、昼の明るい外光に触れながら体を動かすと、メラトニンの生成が活発になります。そうしてつくられたメラトニンが、夜、寝るころに分泌されるわけです。昼に運動をすると、寝つきもよくなります。遅くとも12時までには床につくようにすると、翌日の目覚めもよく、よいリズムができます。

4　毎日の生活行動を記録する

起床や就寝、食事、家事、仕事、運動、入浴など、何時に何をしたか、自分の１日の行動を記録してみましょう。自分の生活を時間を追ってながめてみると、過眠や食事の乱れなど、生活リズムのどこが問題なのかが見えてきます。記録することを習慣づければ、リズムが乱れかけたときにもチェックできます。

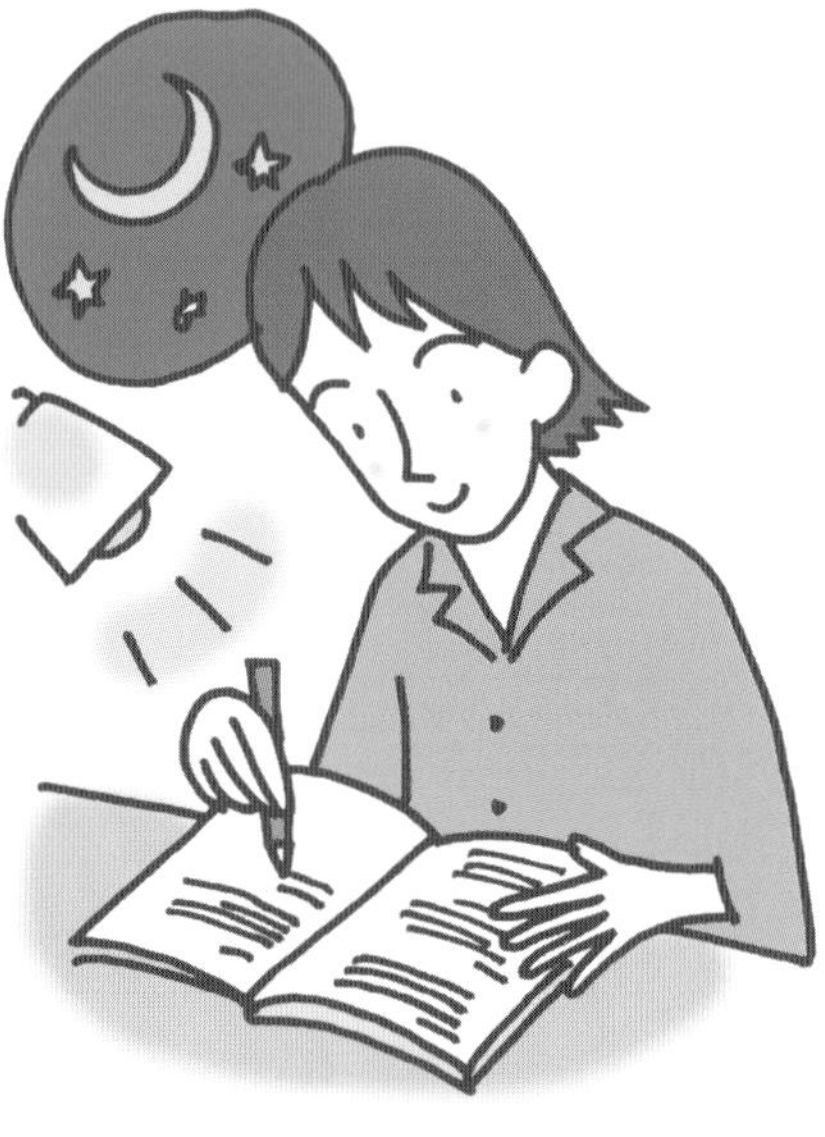

生活リズムは、できるだけ毎日同じにすると、体内時計が安定し、自律神経やホルモン分泌の安定にもつながります。ですから、休日の「寝だめ」はおすすめできません。リズムがくずれてしまうからです。味気がないと思うかもしれませんが、心身の健康には、毎日「判で押したような生活」が望ましいのです。

体内時計のリズムを取り戻す４つのコツ

1　早起きし、朝日を浴びてリセットする

昼と夜が逆転した生活になるのは、“睡眠ホルモン”であるメラトニンの分泌も関係しています。パニック障害では、本来なら夜中にあるはずのメラトニン分泌のピークが朝方にずれ、さらに健康な人よりも分泌量が多くなっていることがわかっています。そのため、朝になってもいつまでも眠く、覚醒できないのです。

これをかえるには、夜早く寝る以上に、「早く起きる」ことが重要です。そして、朝の光を十分に浴びることが大切です。メラトニンの分泌は、脳へ光が届けられることで抑制され、体内時計がリセットされて、１日のスタートが切れるからです。

最初はつらくても、一定の時間に起床して朝日を浴びることを習慣づけるうちに、メラトニン分泌も夜中に移行して、熟睡できるようになります。よい睡眠がとれるようになれば、自律神経である交感神経の緊張がとかれ、副交感神経が優位になります。そのため血流が活発になって、気持ちがリラックスし、不安・抑うつ症状の改善にもつながります。

2　食事は規則正しく。特に朝食が重要です

食事をすると血糖値が上がりますが、この血糖値上昇の信号が、末梢時計を調整します。ですから、不規則な食事をしていると、末梢時計のリズムも乱れます。逆に、３度の食事を同じ時間にとるようにすると、腹時計によって１日のリズムをととのえることができます。

特に重要なのは、朝食です。いくら早起きをして朝の光を浴びても、朝食を抜くと末梢時計はリセットされないため、２種類の体内時計がバラバラに働き、リズムがととのいません。

朝食には、米飯やパンなどの炭水化物をとるようにします。炭水化物は、リセット効果の高い栄養素です。一方、夕食は、魚や肉などのたんぱく質が豊富な食事にします。たんぱく質はメラトニンの分泌を促してくれます。

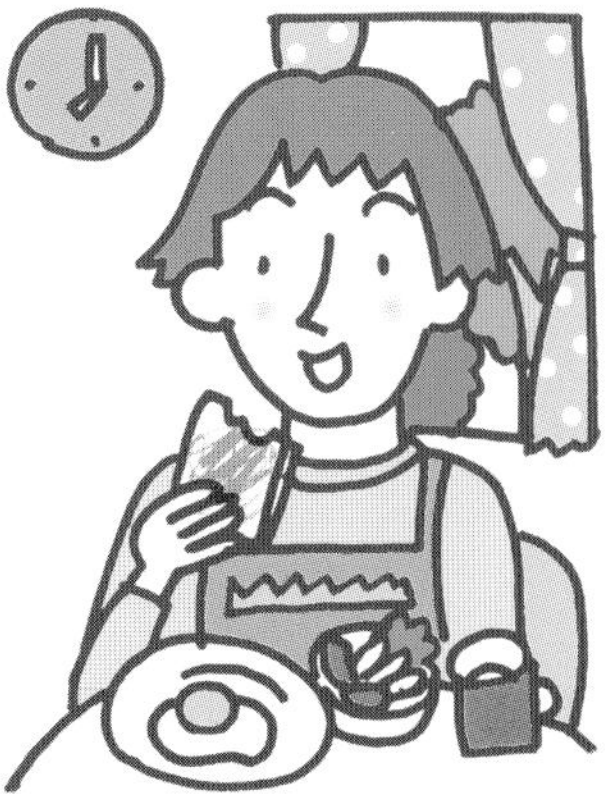

運動には薬と同じような効果がある

Point
- ▼運動はセロトニンをふやし、抗うつ薬と同じような効果が期待できる
- ▼有酸素運動は疲労物質の乳酸の代謝を促すので、疲れにくくなる
- ▼運動をすると、脳に新しい神経細胞が生まれ、脳が活性化される

運動をしている人のほうが回復が早い

パニック障害の人は、どうしても運動を避ける傾向があります。

パニック発作で激しい動悸を経験しているため、運動をしたら、また動悸が起こり、息が詰まるような恐怖におそわれるのではないかと心配する人もいるようです。

また、広場恐怖症があると、どうしても行動範囲が狭くなり、体を動かす機会が減ります。運動不足のために体力が落ち、ますます動くのがおっくうになるという悪循環におちいります。しかし、いくつかの研究でも明らかになっていますが、運動をしている人はしていない人より確実に回復が早いのです。

米国の調査研究では、1日45分のウオーキングを週3回、6カ月つづけたところ、抗うつ薬のSSRIを飲んだときと同じような効果（脳の変化）が見られたといいます。

別の研究でも、パニック障害の患者さんを、薬だけで治療をしているグループと、薬といっしょにウオーキングなどの有酸素《ゆうさんそ》運動を取り入れているグループとくらべた場合、**運動をしている人のほうが治りが早く、完全に治る確率も高かった**と報告されています。

動くのがこわいから動かない、といった状態では、体力が落ち、心身のバランスをくずして、ますます回復からは遠のいてしまいます。これをかえるには、まずできることからはじめてみることです。景色を楽しみながらの散歩などでもよいでしょう。体を動かして体調がよくなれば、心にもよい影響をあたえ、再発の予防にもなります。

■なぜ運動は心の病気に効くのか

●セロトニンをふやす

セロトニンは、脳内にあって精神面に大きな影響をあたえる神経伝達物質です。ノルアドレナリン（神経を興奮させる）やドーパミン（運動機能に影響をあたえ、快感や多幸《たこう》感にもかかわる）などの神経伝達物質が暴走するのを抑え、心を安定させる作用があります。抗うつ薬のＳＳＲＩは、このセロトニンをふやすように働く薬ですが、運動によってもセロトニンをふやすことができます。運動には、薬と同じような効果があるといわれるゆえんです。

●乳酸の代謝をよくする

乳酸《にゅうさん》は、激しい運動や労働をすると筋肉にたまる疲労物質です。また乳酸は、運動不足でもたまります。乳酸は、パニック発作を起こしやすくする物質でもあり、パニック障害の人にとってはやっかいなものです。

この乳酸への対策になるのが、有酸素運動（酸素を体内に取り入れながら行う運動）です。有酸素運動は、乳酸をエネルギーとして使いますので、代謝がよくなり、疲労回復につながります。

●脳を活性化する

うつ状態がつづくと、脳の海馬《かいば》（情動や記憶にかかわる部位）の神経細胞が減少しますが、運動をすると、この海馬に新しい神経細胞が生まれることがわかっています。運動で筋肉を使うと、脳由来《ゆらい》栄養因子(BDNF) が脳内に入って脳細胞を活性化させ、新しい細胞を生み出すためです。つまり、運動によって、脳の活性化が期待できるのです。

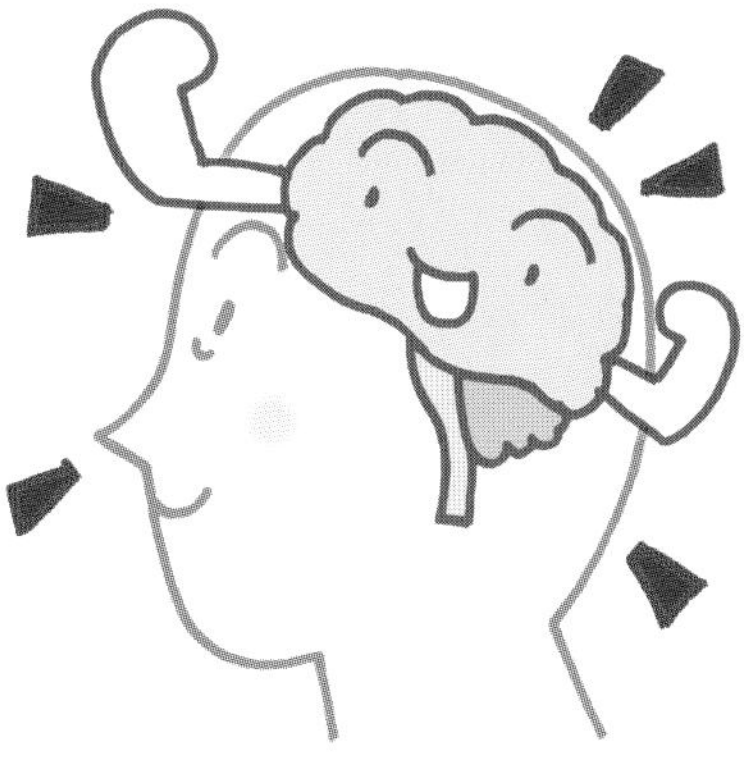

●毎日つづける工夫

運動は、日常生活の中に習慣として組み入れるとつづけやすいものです。朝食の前に散歩をする（ただし、ひどい空腹時は避けます）、土曜日の午後は水泳をする、というように決めておくのです。

実行した運動は、92ページで取り上げた「毎日の生活行動の記録」にいっしょに書き込むようにすると、成果が見えて励みになります。

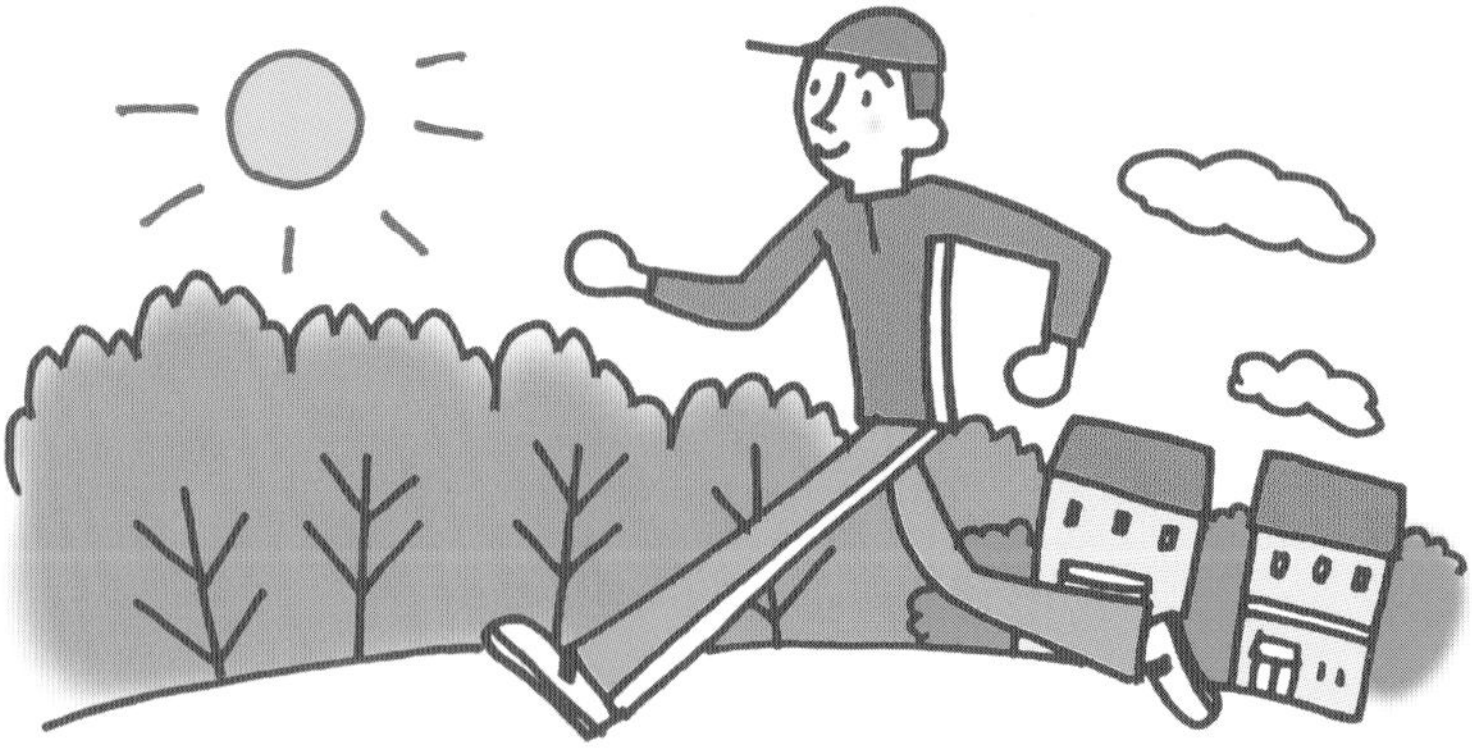

家事にも運動効果がある

運動がよいといっても、毎日つづけるとなると大変です。しかし、毎日やっていることで、思いのほか体を動かせるものがあります。それが家事です。家事の中でも、掃除は、体のさまざまな部位を使うので、かなりの運動量になります。

まず、自分の部屋の片づけからはじめてみましょう。散らかっていた部屋がスッキリ片づいて居心地がよくなると、気持ちもすがすがしくなります。

掃除をするときは、汗をかくくらいの作業を意識して行うとよいでしょう。掃除機をかけるだけでなく、床ふきもすると、運動量が上がり、足腰も鍛えられます。また、高いところを背伸びしてふけば、ストレッチ効果もあります。

運動をするときのポイント

運動の効果については、94ページでも述べましたが、もう一つ特筆すべきは「心理面での効果」です。運動をしているときは、体を動かすことに神経が集中し、不安や恐怖、発作のことなども忘れ、無心になれます。激しい運動をがんばってやるよりは、少しずつでも「つづける」ことが大切です。できることからはじめてみましょう。

●適しているのは有酸素運動

運動には、呼吸をしながら（酸素をたくさん体内に取り入れながら）行う「有酸素運動」と、呼吸を止めて行う「無酸素運動」があります。

短距離走や筋肉トレーニングなどの激しい無酸素運動は、瞬間的に強い負荷が体にかかり、疲労物質である乳酸をためます。

一方、適度な有酸素運動は、乳酸の代謝を促します。ウオーキングや軽いジョギング、水泳、サイクリング、ラジオ体操などを、自分のペースでつづけていくのがよいでしょう。できれば、週２回は行いたいものです。

注意点としては、ウオーキングの場合、20分以上つづけて歩くことがポイントです。20分を超えたあたりから脂肪の燃焼がはじまり、筋力も強化されていきます。それ以下では、基礎代謝があまり上がりません。

なお、エアロビクスのような有酸素運動でも、運動強度が上がると無酸素運動になります。運動は、無理をせず、適度なものを継続して行うことが大切です。

●笑顔でいられる程度の強度

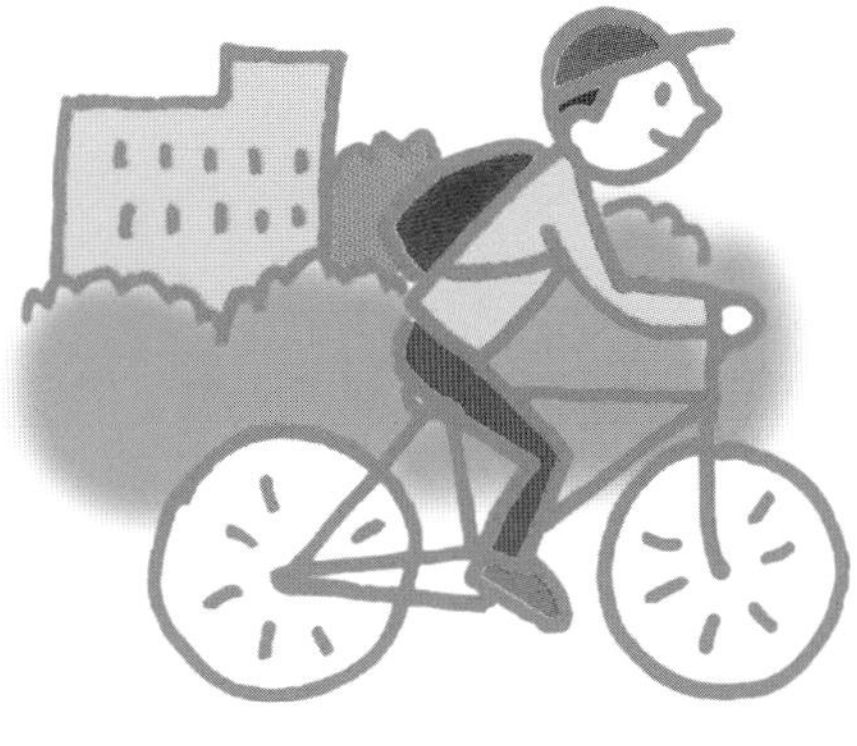

運動の強度としては、終わったあとにゼイゼイと息を切らすようなものではなく、軽くハァハァと息がはずむ程度、「ふつうに呼吸ができる」「苦しくない」「笑顔でいられる」「汗が心地よく感じる」といった程度を目安にするといいでしょう。

運動をした翌日まで疲労を残さないことも大切です。自分の体力に合った軽いものでも、十分効果は上がります。パニック障害の人の運動は、「がんばる」のではなく「つづける」ことを目標にしてください。

不安からくる食事の乱れを改善する

Point

▼いつも何かを口にしていないと落ち着かない不安感が過食をまねく
▼パニック障害にうつ病を併発すると、甘いものを過剰に食べるようになる
▼朝昼晩の食事時間を決めることが、食生活の乱れを改善するポイント

規則正しい食生活は生活全般をととのえる

食事は生活の核となる大切なものです。食事が不規則になってくると、「体内時計」のリズムが乱れ、生活全般が乱れてきます。

朝昼晩決まった時間に、規則正しく適量の食事をとることは、健康づくりの基本です。できるだけ添加物の入っていない新鮮な食品であれば申し分ありません。パニック障害では、過敏性腸症候群のような腸の病気を併発したり、下痢や便秘など腸のトラブルを起こしやすいため、塩分や糖分、脂肪などをとりすぎないようにして、バランスのとれた食事内容にすることも大切です。

しかし、食べるという行為は心理的なものと深くかかわっていますので、**心のトラブルが異常な食行動になってあらわれることがあり、注意が必要です。**パニック障害の人は、不安のために「いつも何かを口にしていないと落ち着かない」といった心理から、1日中だらだらと食べつづけてしまうことがあります。

特に、パニック障害にうつ病（**パニック性不安うつ病**）を併発すると、チョコレートなどの甘いお菓子や菓子パンを「むちゃ食い」といえるほどのペースで食べつづけるケースがまま見られます。

糖分には不安や抑うつ感をやわらげる作用があるといわれます。甘いものを食べるとインスリンが分泌され、それによって脳内のセロトニンが増加して、抗うつ薬を飲んだのと同じような効果があると考えられています。そのため、パニック障害の患者さんはつい甘いものを求めてしまう傾向があります。

■問題となる食行動をチェック

CheckPoint《チェックポイント》1

週に３日以上、度を越して食べていませんか？

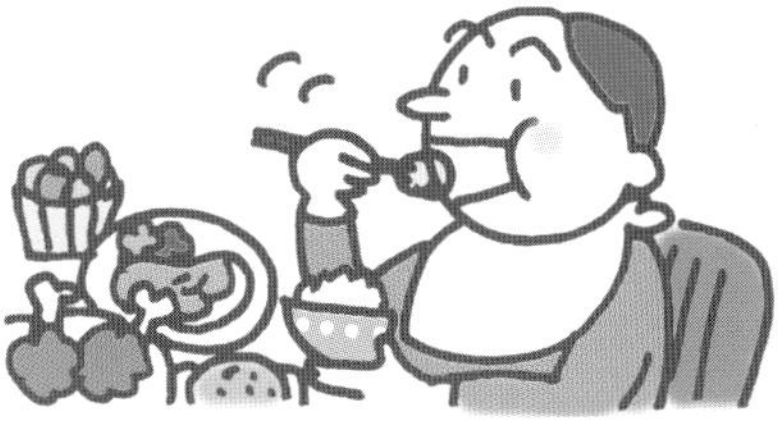

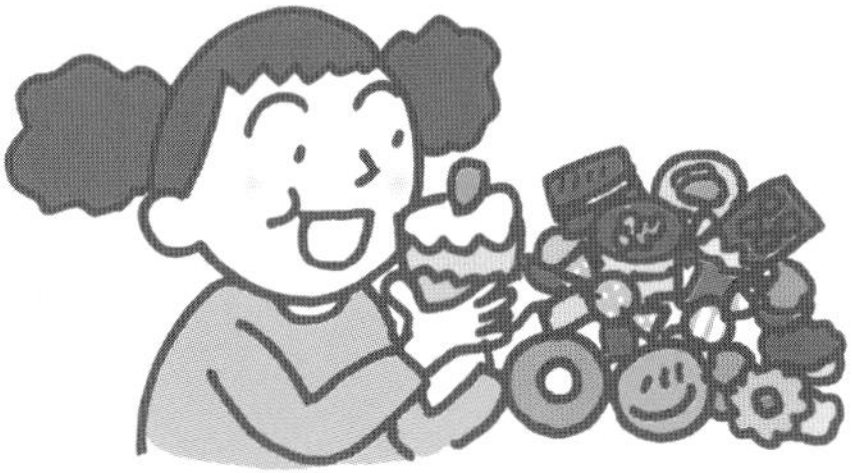

CheckPoint《チェックポイント》2

チョコレートなどの甘いお菓子を、たえず食べつづけることはありませんか？

CheckPoint《チェックポイント》3

この３カ月間に、健康時の体重の５％以上（例：体重 50 キロでは 2.5 キロ以上）ふえていませんか？

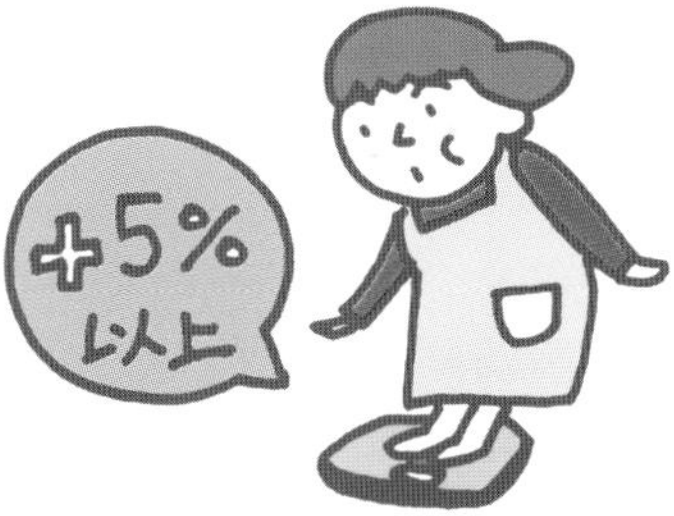

しかし、**甘いものを食べて気分がよくなるのは一時的で、食べすぎると体重増加をまねくだけでなく、体重増加によって自己嫌悪におちいり、また気分が落ち込むという悪循環となります。**不安感を「食べつづけること」でまぎらせようとしても、根本的な解決にはなりません。過食を放置しておくと、心の病気をさらに悪化させることにもなりますので、注意が必要です。

不安からくるとめどない食欲を克服することは、容易ではありませんが、食生活を見直す手がかりとして、問題となる食行動を上にあげてみました。

次ページでは、改善するための対処法をいくつか紹介していますので、できることからはじめてみましょう。食生活がととのってくると、生活全般がととのい、それが心にもよい影響をあたえます。

の対処法

食事のメニューづくりやダイエット計画など、できることから実行しましょう。具体的には、以下のようなポイントを参考にしてください。

●朝食で１日のリズムをつくる

体内時計のリズムは、食事によって刻まれますので、たえず何かを食べているとリズムが乱れます。特に朝食は、体内時計をリセットする働きがあるので、決まった時間にきちんと食べることが大切です。朝食では、糖分が多く含まれるごはんやパンなどの炭水化物をしっかりとりましょう。

●バランスよく食べる

食事では栄養のバランスも大切です。いろいろな食品を食卓にのせ、栄養のかたよりがないようにしましょう。その意味では、多種類の食品を少しずつまんべんなくとることができる「和食」はおすすめです。

●買いだめをしない

特に甘いお菓子などは、買いだめをしないようにします。手元になければ、無制限に食べるということもありません。

●自分で料理をしてみる

食生活のリズムがととのってきたら、食事を自分でつくってみましょう。献立を考える、食材を買う、材料を洗ったり切ったりする、下ごしらえをする、味つけをする……というように、料理は考えることと手先を動かすことが一体化した作業で、脳のさまざまな領域をバランスよく使います。それが脳の活性化にもつながります。

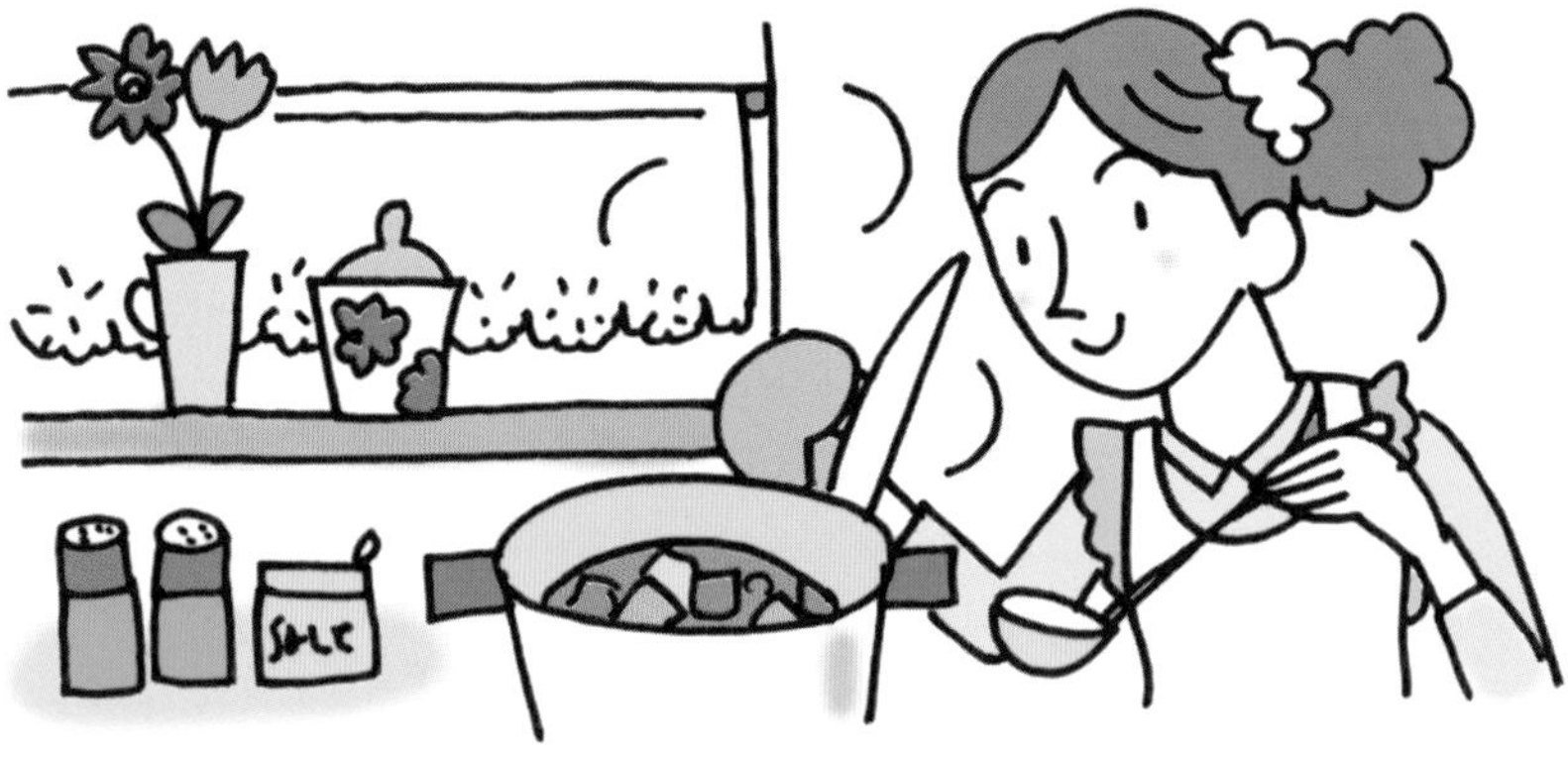

過食や体重増加を改善し、食生活をととのえるため

●目標体重を設定する

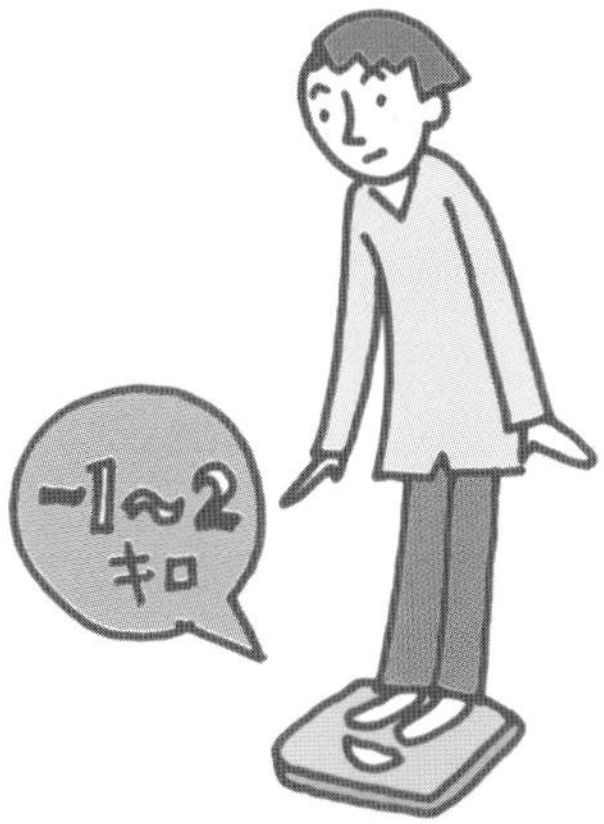

体重管理の指標としてよく使われる計算法がＢＭＩ（肥満指数。ボディ・マス・インデックス）です。ＢＭＩで割り出した数値が「22」ならば適正（標準）、「25」以上なら肥満とされます。肥満の範囲に入っている人は、最終的には22を目標にしましょう。ただし、減量は、急に大幅に減らすのではなく、月に１～２キロずつ長期的に減らしていくのが自然に近い形で、リバウンドも少ないとされています。ダイエットは、「減らした体重を維持する」ことが重要です。食事をコントロールすることを習慣にし、身につけましょう。

●BMIの求め方　体重(kg)÷[身長(m)×身長(m)]

●体重をはかる

毎日はかると、体重の増減に一喜一憂して、強迫的になる心配があります。体重は、週１回、決まった曜日・時間、同じ服装ではかるようにしましょう。

●記録する

食事の内容、時間、運動量などを毎日記録しておきましょう。自分の食行動の特徴や問題点が見えてきますので、問題になる食行動があれば、かえるように努力します。

●食事の時間を決める

食欲がないのに無意識のうちに食べてしまい、体重がふえる場合があります。このような人は、食べる時間が決まっていないことが多く、そのためだらだらといつも何かを口にしているということになりがちです。朝昼晩の食事の時間を決めておくことで、こういった食行動は改善できます。決めた時間以外は、ものを食べないようにすることが大切です。

アルコール・タバコ・コーヒーのリスク

Point
▼アルコールは一時的に不安や恐怖をやわらげるが、依存性が高い
▼タバコにも抗不安作用があるが、パニック障害の発症率を高め予後を悪くする
▼コーヒーは、不安を誘発したり症状を悪化させるリスクがある

依存性のある嗜好品には注意が必要

パニック障害の患者さんが日ごろ口にするさまざまな**嗜好品の中には、病気を誘発したり、症状を悪化させる物質が含まれているものがある**ので、注意が必要です。

●アルコール

アルコールには、一時的に不安感をやわらげる作用があるため、パニック障害の患者さんは大量飲酒に走りがちです。しかし、アルコールの抗不安作用は、次に述べるニコチンなどと同じように効果は短く、そのあとには「リバウンド」があり、逆に不安感はいっそう増します。お酒を飲んだあとに、パニック発作を起こしたり、症状を悪化させることが多いのはそのためです。

■リスク

●依存症になる…抗不安作用は長くつづかないため、しだいに朝から飲みつづけるようになります。また、耐性《たいせい》ができやすいため、量をふやさないと効果がつづきません。こうし

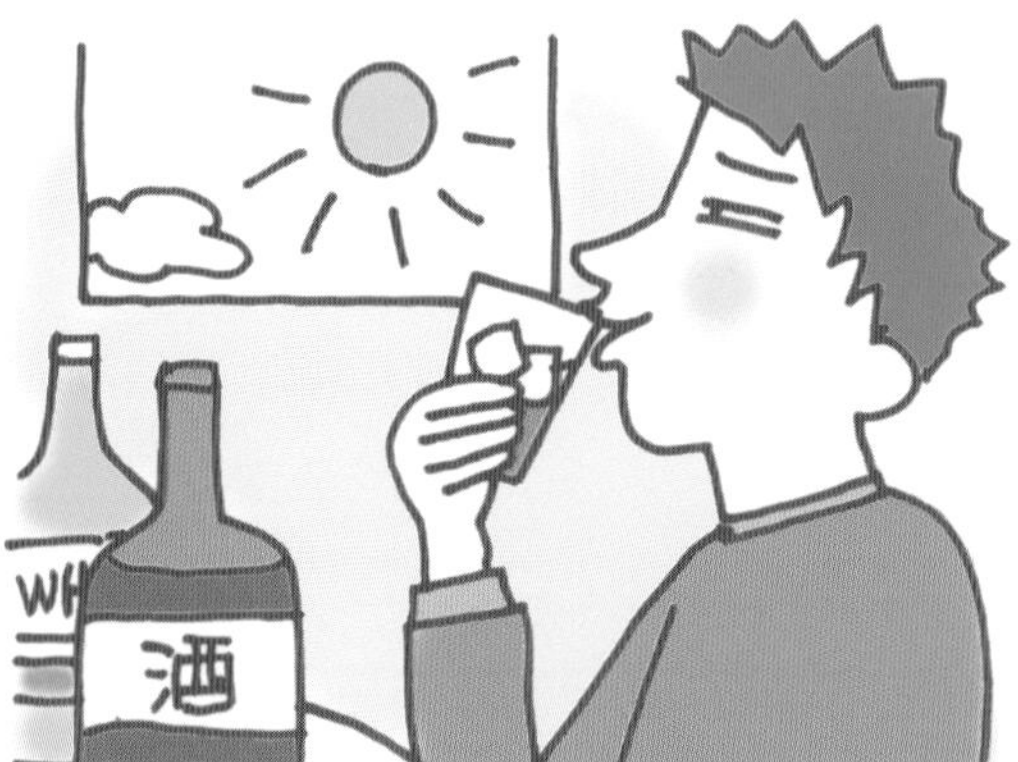

て、坂をころげ落ちるようにアルコール依存が進みます。

特に女性は、女性ホルモンがアルコールの分解を阻害して、少量でも血中濃度が高くなります。そのために女性は、男性の2倍、アルコール依存症になりやすいといわれます。

●症状が悪化する…大量の飲酒は、パニック発作を引き起こしたり、症状を悪化させます。

●薬の効果に悪影響をあたえる…大量の飲酒は、薬を代謝する体内酵素の作用を弱め、その結果、薬の効果を強めてしまうことがあります。強い眠気やふらつきがあらわれ、自動車事故などの危険性が高まります。

また逆に、大量に飲酒すると、ＳＳＲＩなどの抗うつ薬の効きを悪くしてしまうこともあります。

■対処

●禁酒する…症状を悪化させ、薬物治療にも悪い影響をあたえるので、治療中は節酒ではなく、禁酒しましょう。

●医師を受診する…女性はアルコール依存をかくす傾向があるので、周囲が気づいたときは重症になっているケースが少なくありません。早く気づいて、受診へと導くことが大切です。

●タバコ

タバコのニコチンにも抗不安作用があるため、パニック障害の患者さんの喫煙率は非常に高いといわれます。しかし、ニコチンの作用時間はアルコール同様短く、すぐリバウンドがきます。不安感はいっそう強くなり、症状が悪化します。タバコは百害あって一利なしです。

■リスク

●発症の引き金になる…パニック障害の患者さんには「ヘビースモーカー」が多いことが知られています。ヘビースモーカーは、喫煙しない人にくらべ、パニック障害の発症率が非常に高く、また広場恐怖症の併発率も高くなるという報告があります。

●生活の障害度が大きい…喫煙者は非喫煙者にくらべ、生活の障害度が

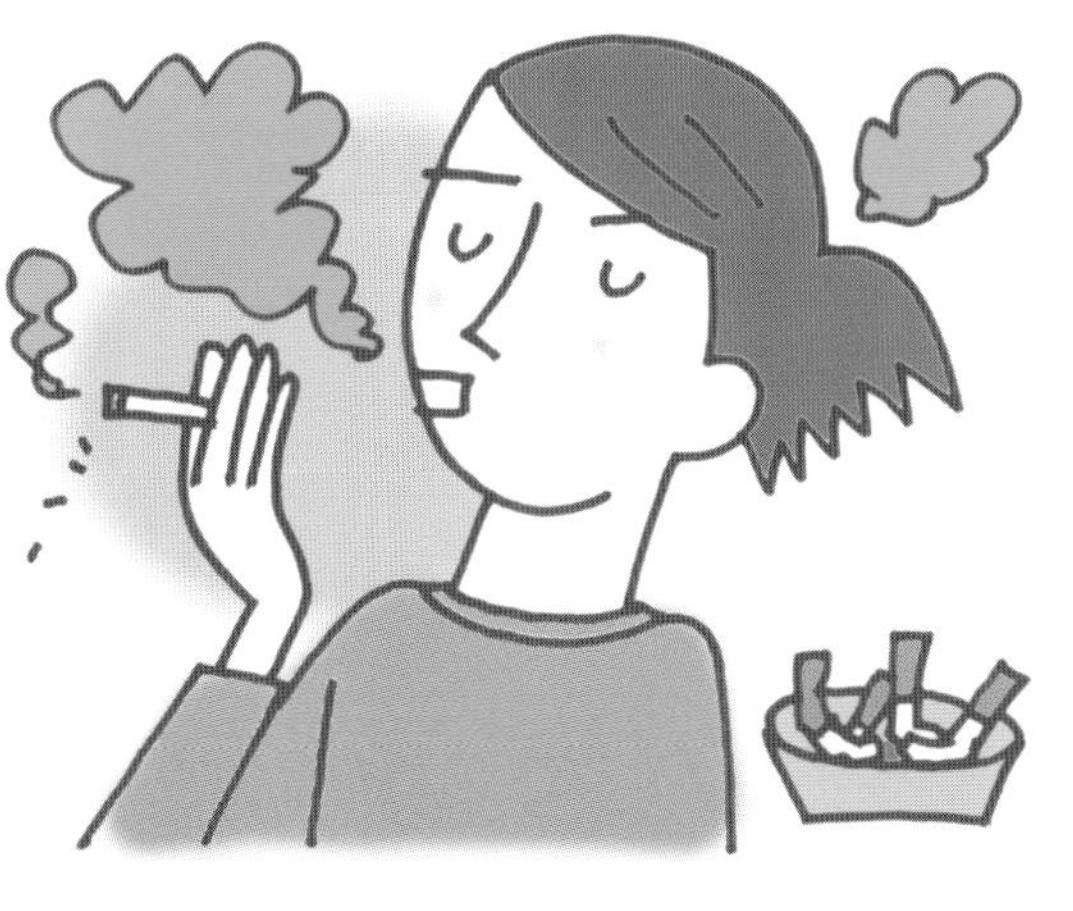

大きく、また抑うつ症状も重いことが明らかになっています。

●予後が悪くなる…喫煙すると、病気の予後《よご》が悪くなることがわかっています。

■対処

●禁煙する…パニック障害の人は禁煙すべきですが、むずかしい面もあります。急激に禁煙すると、うつ病を誘発したり、悪化させる心配があるからです。禁煙する場合には、医療機関の「禁煙外来」を受診して指導を受けることをおすすめします。禁煙用のニコチンパッチやニコチンガムは、薬局でも買えますが、必ず医師に相談してから利用するようにしましょう。

●コーヒー

コーヒーに含まれるカフェインには、気分を高揚させる作用があるため、うつ病やうつ状態の人にはコーヒーを多飲する人が少なくありません。

ところが、パニック障害の患者さんでコーヒーを好んで飲む人はそれほど多くありません。それは、パニック障害の患者さんは、コーヒーを飲むとパニック発作を起こしたり不安になることがあり、カフェインには非常に敏感だからです。

■リスク

●不安を誘発する…米国の研究によると、パニック障害の患者さんの約7割が、コーヒー1日5杯でパニック発作、または類似した不安症状を引き起こすと報告されています。

●症状を悪化させる…パニック障害の人が大量のカフェインを摂取すると、恐怖感、吐き気、ふるえなどの症状があらわれるといわれます。コーヒーで症状が悪化する人も少なくありません。

■対処

●飲むのをやめる…コーヒーを飲んでドキドキしたり、不安になったりしたことがある人は、コーヒーをやめたほうがよいでしょう。コーヒーだけでなく、紅茶などカフェインを含む飲料はなるべく飲まないことをおすすめします。

●カフェインレスの飲料にする…どうしても飲みたい場合は、カフェインを含まない「デカフェ」を飲みましょう。

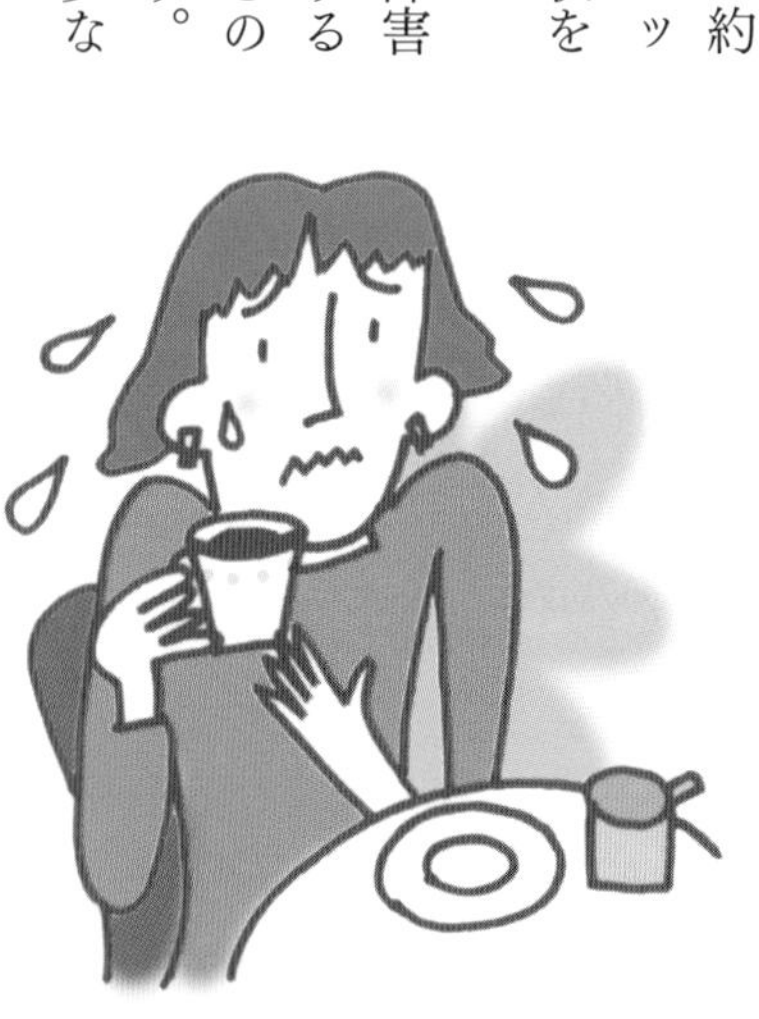

紅茶や緑茶のカフェイン含有量は？

おすすめは番茶や麦茶

コーヒーはカフェインを多く含むため、控えたほうがよいのですが、それでは緑茶や紅茶ならだいじょうぶなのでしょうか。

食品安全委員会が調べた、飲料に含まれるカフェイン量を下にあげました。これを見ると、紅茶やせん茶は、コーヒーよりはカフェイン量が少ないのですが、それでも相当量含まれていることがわかります。

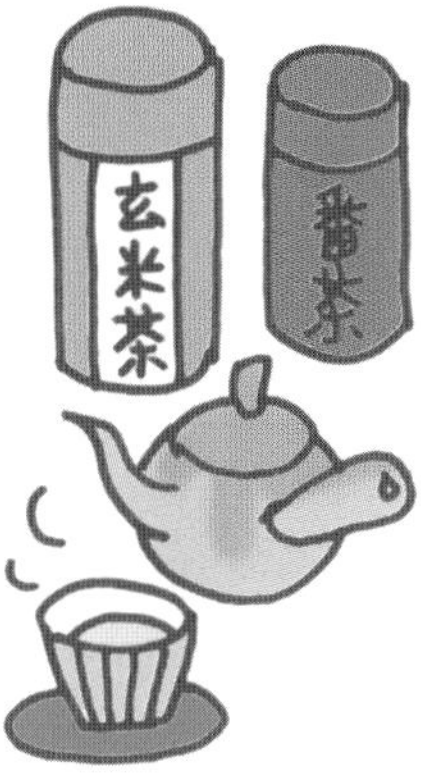

パニック障害の人には、紅茶・せん茶を1日に何杯も飲むのはおすすめできません。表にはありませんが、ほうじ茶にもせん茶と同量のカフェインが含まれていますので、控えたほうがよいでしょう。

お茶を飲みたい場合は、番茶、玄米茶などは、せん茶よりカフェインが少なく、また麦茶にはまったく含まれていませんので、日常的に飲むには、これらのほうがよいでしょう。

なお、お茶類のカフェインということでは、特に注意したいのが玉露《ぎょくろ》です。玉露には、コーヒーよりもはるかに多いカフェインが含まれているからです。一般の家庭で、玉露を日常的に飲むことは少ないと思いますが、お茶席などで飲むのは遠慮したほうがよさそうです。

■飲みものに含まれるカフェイン

（食品安全委員会調べ）

食品	カフェイン含有量	浸出方法
コーヒー	60mg／100ml	コーヒー粉末10g／熱湯150ml
インスタントコーヒー	57mg／100ml	インスタントコーヒー2g／熱湯140ml
紅茶	30mg／100ml	茶葉5g／熱湯360ml、1.5～4分
せん茶	20mg／100ml	茶葉10g／90℃の湯430ml、1分

リスクを避け、ストレスをためない

Point

- ▼過労や睡眠不足、カゼなどは、発作や症状悪化のリスクになる
- ▼気づかないままため込んでしまうストレスもある
- ▼何をするにも度を越さないように、節制を心がける

過労、睡眠不足、カゼは症状悪化の三大リスク

パニック障害は、**無理のきかない病気です**。療養生活では、何をするにも度を越さないように控えめにします。

パニック障害は心の病気ですが、体力も落ちるため、節制を心がけることが大切です。

たとえば、健康な人だったらふつうにこなせる程度の作業でも疲れが蓄積したり、ちょっとした環境の変化でカゼをひいたりします。

過労やカゼは、パニック発作を誘発するリスクになります。カゼをきっかけにして、かくれていた残遺《ざんい》症状があらわれることもあります。

睡眠不足も、症状を悪化させる誘因になります。ところが、パニック障害の人は、楽しいことや好きなことをしていると時間を忘れて没頭してしまう傾向があります。趣味などを楽しむのは、ストレス解消になってよいことなのですが、熱中するあまり、夜更かしをして睡眠不足になってしまっては逆効果です。

「過労」「睡眠不足」「カゼ」は、病気を悪化させる三大リスクと考え、できるだけこうしたリスクを避ける生活を心がけることが大切です。

身近にあるストレス因子に要注意

ストレスは、パニック障害の発症に大きくかかわるだけでなく、発作の引き金になったり、症状を悪化させる誘因ともなります。

ストレスは上手に発散させて、なるべくためないほうがよいのですが、パニック障害の人はどうしてもストレスに弱い傾向があります。

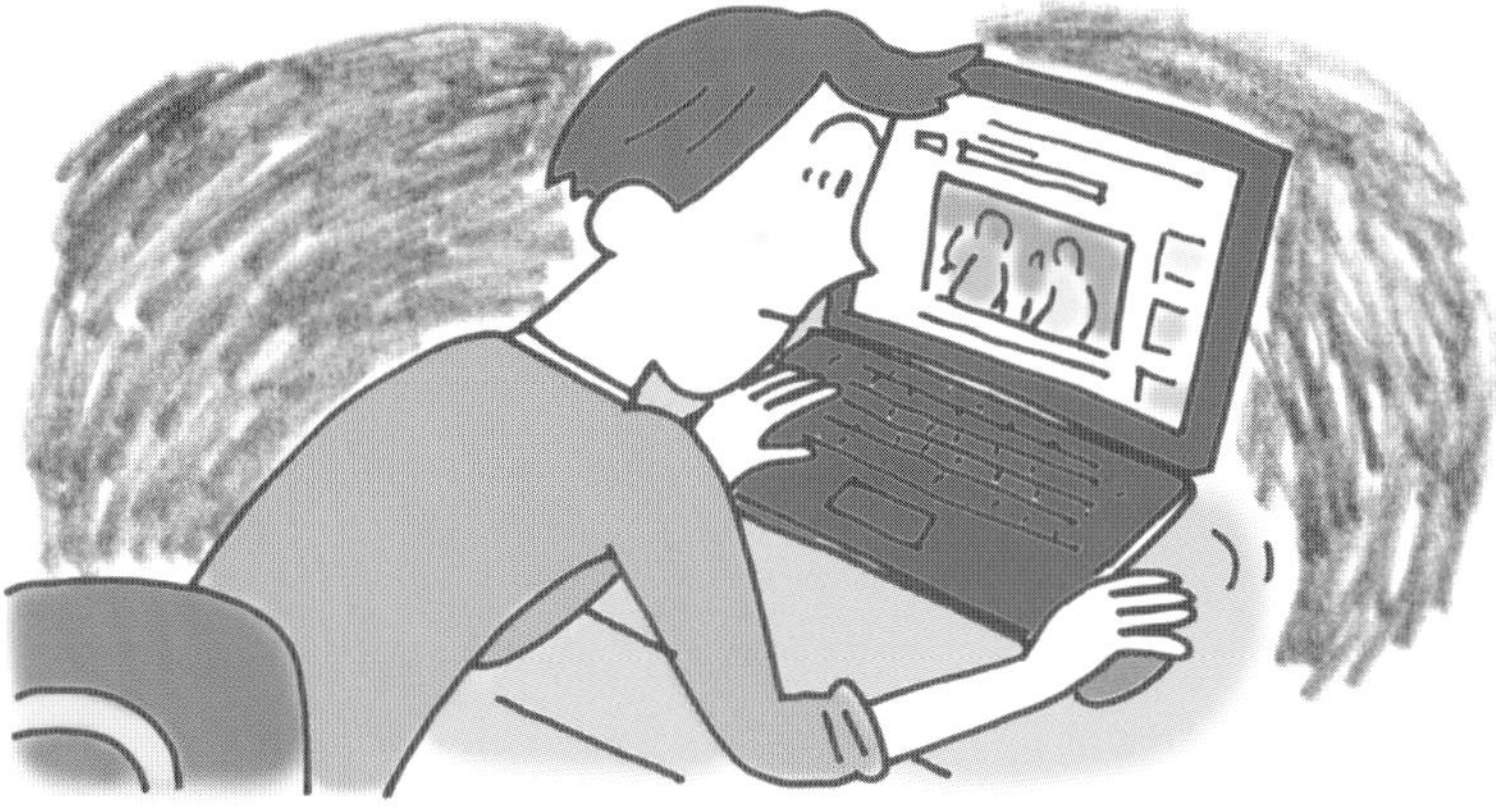

それに、現代生活は、健康な人でもストレスを感じるようなモノがまわりにあふれていますので、注意が必要です。

●パソコン

企業でも家庭でも、いまや必須の機器となったパソコンですが、健康面から見るといろいろと問題もあります。パソコン作業は、肩、腰、目を疲労させ、それがストレスになります。連続して使う時間は、できれば1時間以内にとどめ、合間に休憩を入れるよう心がけましょう。

●ネットでのやりとり

メールやツイッター、掲示板の書き込みなど、相手と直接会わなくてもコミュニケーションができるネットの世界は、便利で、ついのめり込みがちになります。

しかし、ネットでのやりとりは、ともすると言葉だけがエスカレートして誤解をまねき、人間関係のトラブルが生じやすく、心の病気を持つ人にとっては大きなストレスとなる危険性があります。日ごろから、人間どうしが直接触れ合う機会をつくることも大切です。

●ゲーム

ゲームにのめり込んでいる間は、現実の不安を忘れられますが、ゲームは本当の意味での不安解消にはなりません。夢中になって長時間つづけて生活のリズムをくずしてしまうと、ストレスも強まります。くれぐれもゲーム依存にならないように注意が必要です。

●蛍光灯の光

パニック障害の患者さんは、蛍光灯の下にいると、不安感が増強することがあります。蛍光灯の光のちらつき（フリッカー効果）が原因と考えられています。少し明るさを落としたり、白熱電球かLED電球にかえるとよいでしょう。

ストレスがたまると、自律神経やホルモンの働きにも影響が出て、心身の調子をくずす原因となります。以下に紹介するのは、いずれもストレスをやわらげる効果があるリラックス法です。つづけて行うと、自律神経も安定してきます。

● ヨガ

▶心身をリラックスさせ体調をととのえる

ヨガにはさまざまな効果がありますが、ヨガの適度なストレッチは疲労回復にも役立ちます。また、呼吸をととのえることで、情緒不安定な気持ちをしずめるなど、リラックス効果も期待できます。

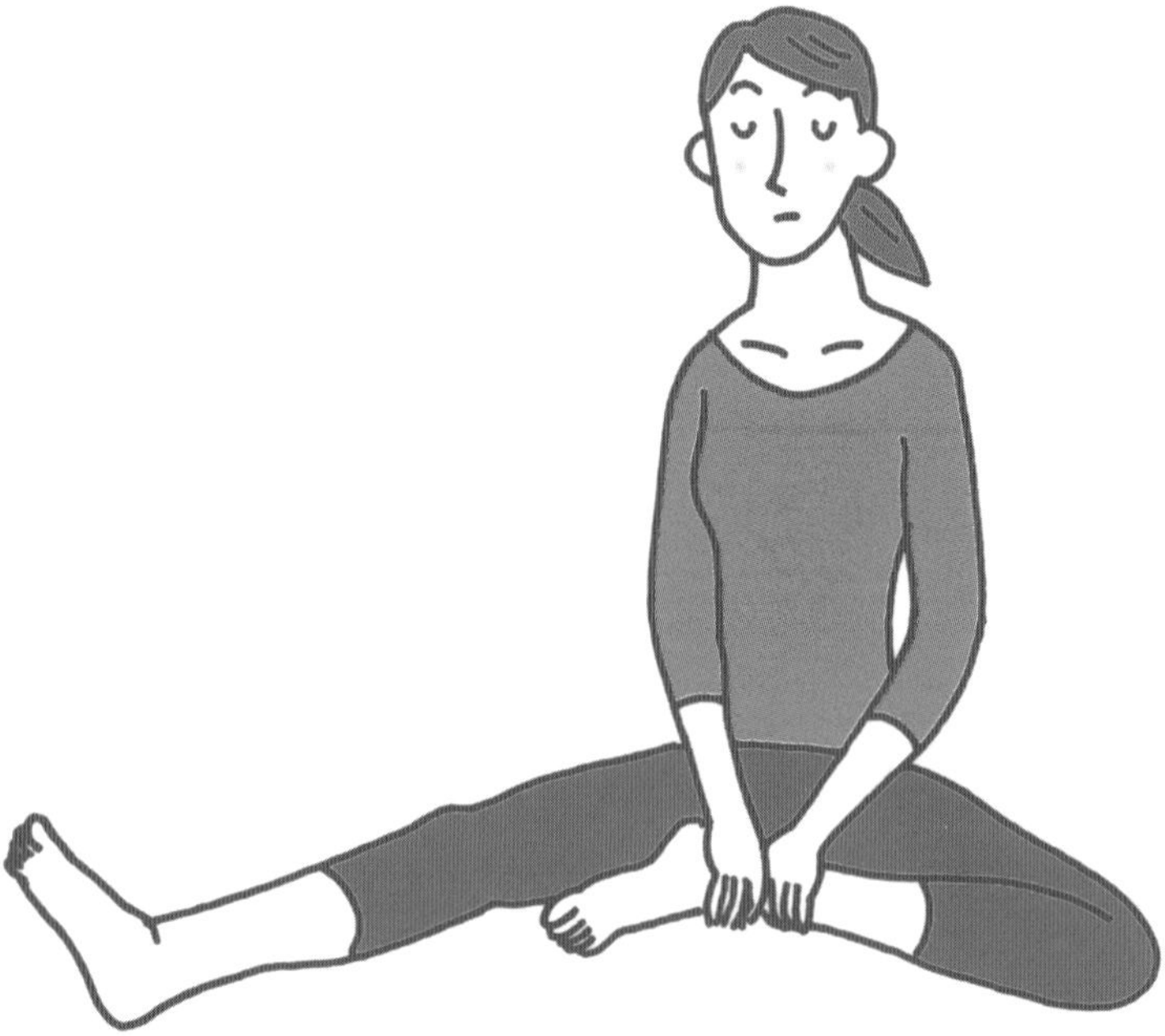

イライラを解消するポーズ

●基本姿勢：安座ですわり、肩の力を抜いて背すじをのばし、両手はひざの上に置いて、親指と人さし指で円をつくります。

●この基本姿勢で、ゆっくり腹式呼吸をすると、心身が安らかになります。

●ほかにも、イライラを解消するポーズなど、さまざまなポーズがあります。

●ヨガには、いろいろな流派があり、各地のヨガ教室で指導が受けられます。教室を選ぶときは、新聞、雑誌、インターネットなどのほか、口コミ情報も参考にしましょう。

自分に合ったリラックス法でストレスをやわらげる —

● 自律神経をととのえる

体の機能は、自分の意思にかかわらず、自律神経が調節していますが、ただ一つ自分の意思通りになるのが「呼吸」です。この呼吸で自律神経をコントロールし、リラックス効果を上げるのが腹式呼吸です。腹式呼吸をすると、リラックスの脳波であるα《アルファ》波がふえ、心の安定、脳の活性化などさまざまな効果があるといわれています。

基本は、おなかで息をすることを意識しながら、深い呼吸をすること。呼吸が深くなるほど、自律神経がととのってきます。

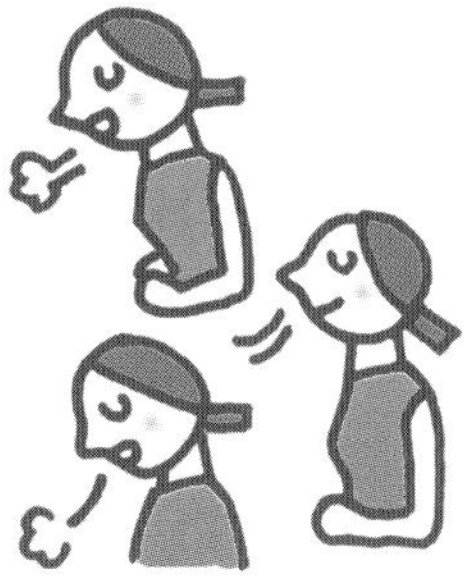

▶腹式呼吸の方法

1　肺をからっぽにするイメージで､ゆっくり「フーッ」っと息を吐き出します。

2　すべて吐き切ったら、2～3秒息を止め、そのあとゆっくり鼻から息を吸います。

3　肺のすみずみまで空気がいきわたったら、2～3秒息を止め､再び口から吐き出します（これをくり返しながら、深く眠っているときのように楽に息をすると、全身がリラックスします)。

●おなかに手をあてて行うと、呼吸の感じが伝わりやすくなります。

●息をすべて吐き切ることがコツです。

● 入浴

▶夜にぬるめのお湯につかる

入浴は、だれでも簡単にできて効果の高いリラックス法です。特に夜の入浴は、１日の疲れを取り、体を温めて、眠りにつきやすくします。また、肩まですっぽり入る全身浴は、肺や心臓が圧迫され、体に負担がかかりますので、半身浴《はんしんよく》がおすすめです。

半身浴の入り方

●お湯の量は、みぞおちから下だけつかるぐらいにします。上半身が寒ければ、肩から乾いたタオルをかけます。

●お湯の温度は、38 度前後のぬるめのお湯にします。ぬるめのお湯は、副交感神経の働きを高め、心の緊張をほぐしてくれます。

●時間は 20 ～ 30 分かけて、ゆっくり入ります。血圧の高い人は 15 分程度にします。

朝はシャワーで

シャワーは、朝浴びるのがよいでしょう。ウオーキングなど軽い運動のあとにも向いています。温水シャワーのあと、冷水シャワーを浴びると、自律神経が鍛えられます。

マインドフルネス瞑想の効果

Point
- ▼東洋の仏教（禅）の思想と西洋の心理学を統合した精神療法
- ▼曝露療法に近い療法で、認知行動療法に匹敵する効果がある
- ▼瞑想するのは10分間ほど。毎日つづけることで脳が活性化する

「あるがまま」を受け入れ瞑想する精神療法

マインドフルネス瞑想《めいそう》は、**東洋の仏教（禅）の思想と西洋の心理学を統合して開発された精神療法**です。

マインドフルネスとは「気づく」という意味で、気づく対象は「自分の感情や意識」です。感情に気づくことで、その感情から距離を置くことができます。そして、「いま自分が生きているこの瞬間の現実」を見つめます。

その現実を、「正しい・正しくない」「すべき・すべきでない」「よい・悪い」といった評価をせず、「あるがまま」に感じ、受け入れます。

マインドフルネス瞑想は、このような考え方を基本に、腹式呼吸《ふくしき》（109ページ参照）をしながら瞑想を行います。瞑想は、すわって行うだけでなく、歩く、食事をする、横たわるなど、日常の動作をしながら行う方法もあります（具体的な方法は113ページ参照）。

瞑想をするのに長い時間は必要なく、1回10～15分でよいのですが、毎日つづけることが大切です。習慣にすると、集中力が高まる、ストレスが減るなど、さまざまな効果があります。

認知行動療法に匹敵する効果がある

自分の思考や感情に巻き込まれずに、それを外から客観的に観察していこうというマインドフルネス瞑想は、曝露《ばくろ》療法に考え方が近い療法です。

実際、マインドフルネス瞑想は、**パニック障害やうつ病の症状改善に効果が認められ**、治療に取り入れて

■ マインドフルネス瞑想を行う前と行ったあとの比較

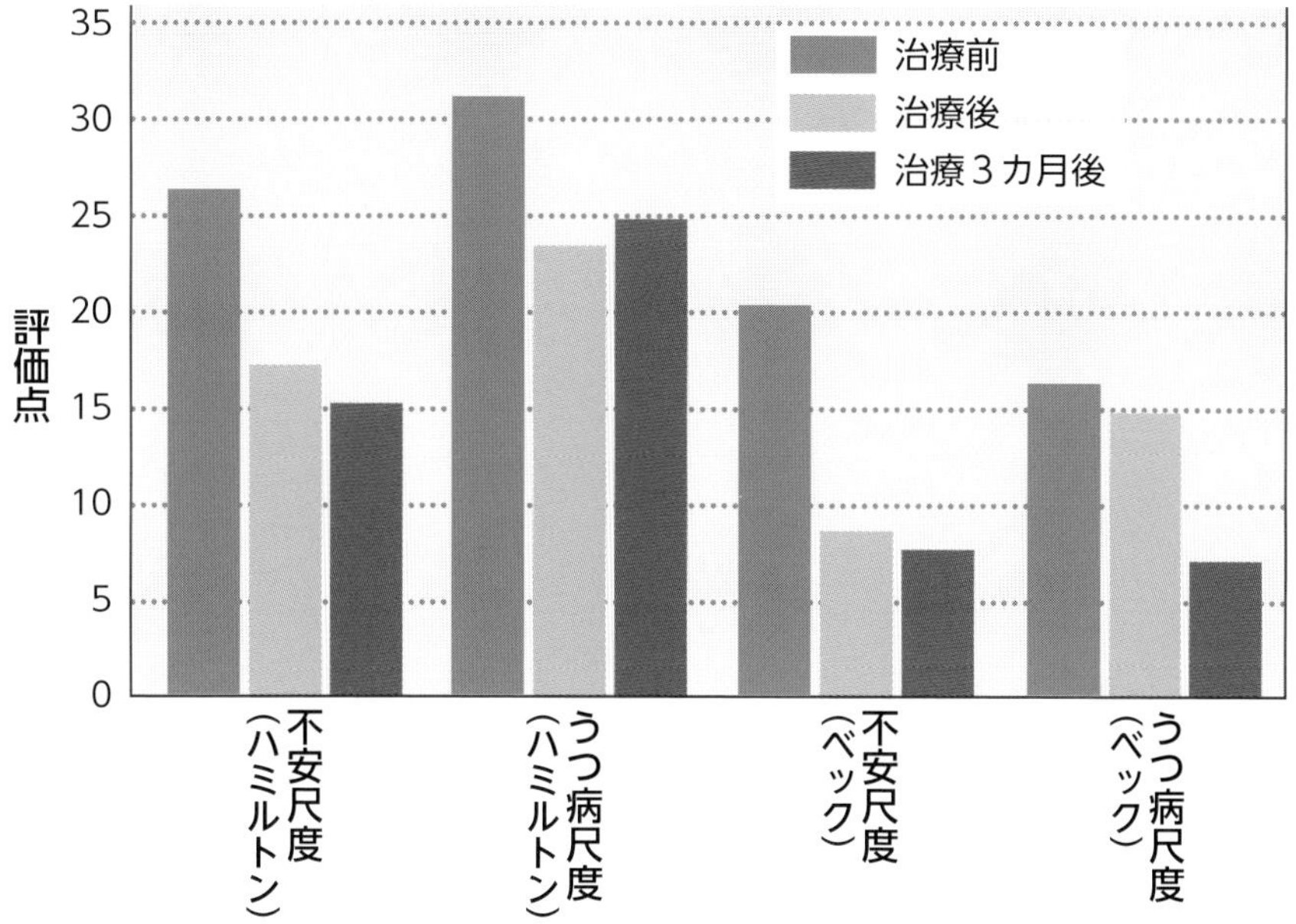

※ＤＳＭ-Ⅲ-Ｒに基づく調査
※「ハミルトン」と「ベック」は、どちらも不安やうつ病の程度を調べるための尺度
※グラフは、マインドフルネス瞑想の考え方を取り入れたストレス緩和・リラックス集団療法の治療効果を調べたもの。治療対象は、「広場恐怖症をともなうパニック障害患者」「広場恐怖症をともなわないパニック障害患者」「全般不安症（全般性不安障害）患者」。治療前とくらべ、治療後は明らかに状態が改善し、治療効果は３カ月後まで持続している。この治療成績は、認知行動療法での治療に匹敵する。
（貝谷久宣・熊野宏昭編『マインドフルネス・瞑想・坐禅の脳科学と精神療法』新興医学出版社　より）

いる医療機関では、**認知行動療法に匹敵する効果**が出ていると報告されています（上のグラフ参照）。

　海外でも、マインドフルネス瞑想の有効性についての研究が盛んに行われています。米国のマサチューセッツ総合病院とドイツのギーセン大学の研究者たちは、マインドフルネス瞑想の被験者たちの脳を分析し、「脳に構造的な変化が起こり、幸福感を感じるなどポジティブな効果があらわれている」と報告しています。

　瞑想をすると、前頭葉《ぜんとうよう》の血流が活発になり、長年瞑想をつづけることで、大脳皮質の体積が増加することもわかっています。瞑想には脳のトレーニング効果もあり、脳の老化を防ぐことができます。

　こうした効果に注目し、海外では、インテルのように社員教育にマインドフルネス瞑想を取り入れている企業も出てきています。

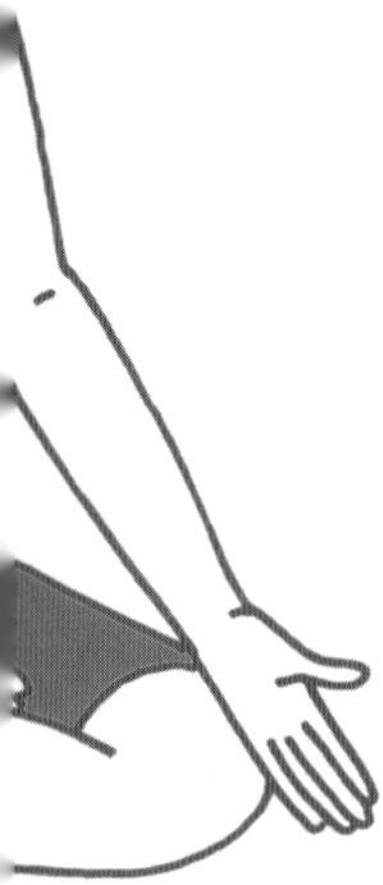

腹式呼吸が重要

- マインドフルネス瞑想では、呼吸が非常に重要です。パニック発作の対処法（115 ページ）のように腹式呼吸を行います。息をすべて「吐き切る」ことがポイントです。
- マインドフルネス瞑想では、呼吸を、東洋医学でいう「丹《たん》田《でん》（おへその下）」で呼吸すると考えます。ここに意識を集中すると、自然に腹式呼吸になります。
- 呼吸を調整することで感情がコントロールでき、マインドフルネス瞑想を行うときに大切な「自分の感情から距離を置く」ことができます。
- 呼吸はゆったりと、「呼吸のことは呼吸にまかせていく」という感覚で行います。
- 呼吸をしながら、おなかや胸のあたりの動きに気持ちを向け、「ふくらむ、ふくらむ」「ちぢむ、ちぢむ」と、体が動く感覚をそのまま感じるようにします。

瞑想のポイント

- 心の中にわき上がる思いなどに対して、「よい・悪いの判断（ラベリング）」をしない
- わき上がる思いから「逃げよう」としない
- 感じた感覚は、「心を開いて受け止める」
- 不安な思いは、「自分そのものだと考えず」、自分を信じる
- 不安な思いに対して、「どうにかしようと考えない」
- 不安な思いも、「あるがままに受け止める」
- 自分の思いや慣習に「とらわれない、固執しない」

マインドフルネス瞑想は家庭でできるリラクゼーション法

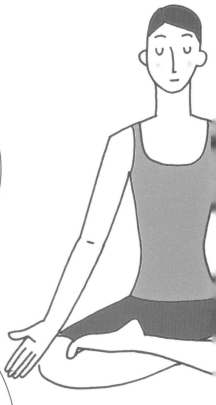

●体の力を抜く

瞑想に入る前に、まず体の力を抜きます。背筋をのばして、イスに腰かけるか、畳か床にすわります。目は軽く閉じるか、うすく開きます（半《はん》眼《がん》）。

●静かな環境で

自分が落ち着けると感じる場所で行います。慣れるまでは、自分の部屋がよいでしょう。周囲に人がいないほうが集中できます。

慣れてきたら、歩きながら行う「瞑想歩行」という方法もあります。「足の裏」に意識を集中し、足が地面に接したり離れたりする様を観察していきます。

●朝晩10分ずつ

瞑想する時間は、1回10～15分。朝晩できれば理想的です。毎日つづけることが大切です。

知っておきたいパニック発作の対処法

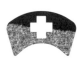

Point

▼発作が起こったときにとる姿勢や呼吸法を知っておくとよい
▼発作の受け止め方や対応のポイントも知っておきたい
▼家族にできること、発作がおさまってから患者自身ができること

対処法を知っているとあわてずに対応できる

パニック発作は、パニック障害の中心症状です。それまで何でもなかった人に、いきなり発作があらわれます。文字通り、パニックにおちいったようになる激しい症状で、慣れないうちは、このまま死んでしまうのかと恐怖にかられますが、だいじょうぶです。

こわくてたまらないときは、「こんなことでは死なない」「もうすぐ終わる」と自分にいい聞かせましょう。

発作への対応ポイント

●こわがらない
パニック発作は「不安」が源になって起こりますので、こわいという気持ちが強いほど、発作は激しくなります。重大な体の病気ではない、こわがることは何もないと考えましょう。

●抵抗しないで受け入れる
発作はいずれ自然におさまります。大騒ぎしたり無理に抵抗せず、症状を受け入れる気持ちでいたほうが、楽にやり過ごせます。

発作で知っておきたいこと

●パニック発作で死ぬことはありません。
●発作は10分以内にピークとなり、30分前後でおさまります。
●あわてたり、こわがると、症状はかえって激しくなります。
●発作は、薬によってコントロールできます。軽症の場合は、薬を飲みはじめて1週間以内におさまります。
●重症の場合は、完全に発作がおさまるまでに2～3カ月かかることがあります。

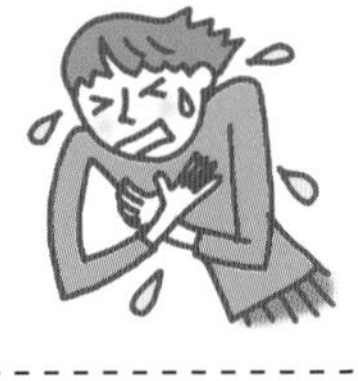

■パニック発作が起きたときの対処法

●楽な姿勢をとる

発作が起こったら、腹ばいになり、ひじを曲げた両腕の中に頭を入れます。あるいは、イスにすわって前にかがみ、頭をひざの間に入るくらいまで下げます。この姿勢によって、胸で行っていた呼吸が、自然に次の腹式呼吸になります。

●腹式呼吸をする

過呼吸になったら、以下の点に注意して呼吸すると呼吸困難感が改善し、呼吸のリズムがととのいます。

- 「吸う：吐く」が1：2になるくらいの割合で呼吸する（吐くことを意識して呼吸する）。
- 1回の呼吸で10秒くらいかけてゆっくり吐く（息を吐く前に1～2秒息を止めるとなおよい）。

●神経が安らぐツボを押す

発作が軽ければ、「神門《しんもん》」というツボを押すのも効果があります。「すぐよくなる」と唱えながら、押さえてみましょう（下図参照）。神経が休まり、気分が落ち着いてきます。

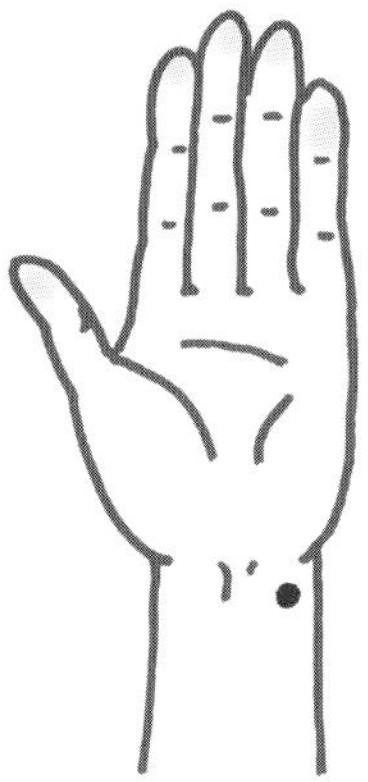

神門の位置
手のひらを上にして手首を曲げると、手首にしわができます。そのしわを小指のほうになぞっていくと、小さな骨にあたる前にくぼみがありますが、くぼみの中ほどに神門のツボがあります。

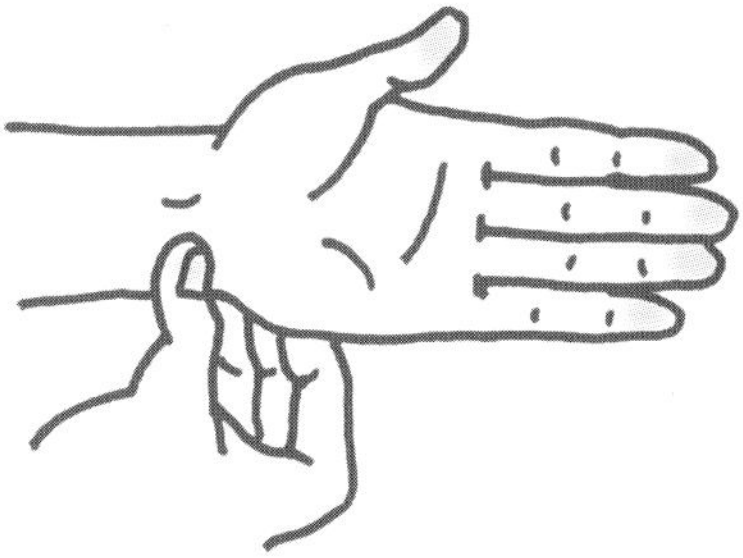

指圧の仕方
ツボに親指の腹をあて、手首の中心に向かって約3秒間押します。これを5～10回くり返します。左右同様に。

● 不安を解消するツボ療法

パニック発作が起こっているときに効果があるツボは「神門」ですが、ほかにもパニック障害に効くツボがあります。発作がおさまっているときに押すと、心を安定させる効果が期待できます。

特に効果が高いのは、手の甲にある「合谷《ごうこく》」と「内関《ないかん》」です。

押し方
2つのツボはどちらも、親指の腹をあて、息を吐きながらゆっくり、約3秒ほど押します。ただ押すだけではなく、円を描くように押し回してもよいでしょう（左右同様に）。

押す力
「ちょっと痛いが、気持ちがよい」くらいが目安です。

指圧の回数
1つのツボに対して5～10回ですが、内関には15～20回と、少し多めのほうがよいでしょう。

●合谷の指圧

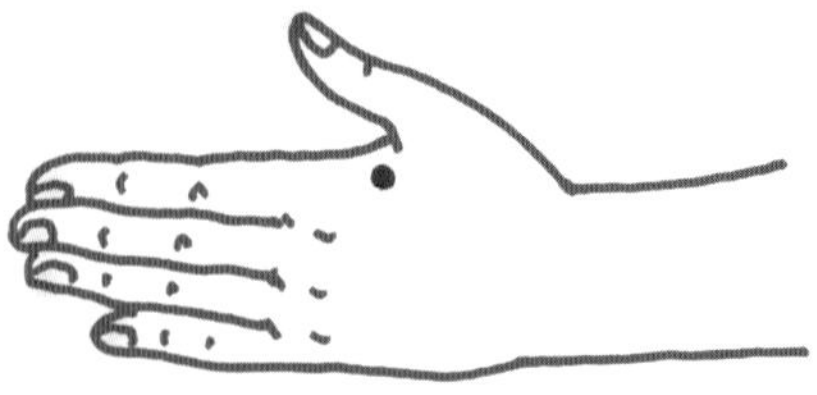

ツボの位置
手の甲側で、親指と人さし指の間のつけ根の間。

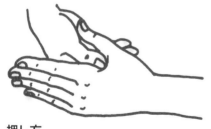

押し方
親指を人さし指ではさむようにして、親指の腹でツボを押します。

●内関の指圧

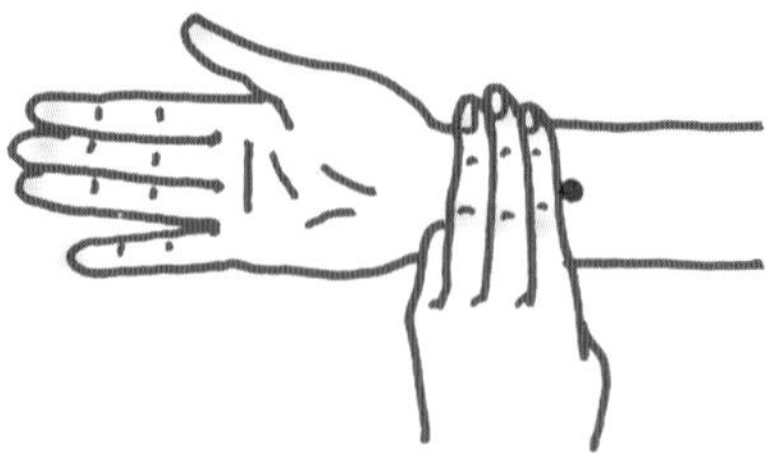

ツボの位置
腕の内側で、手首中央からひじ方向に指3本分のところ。

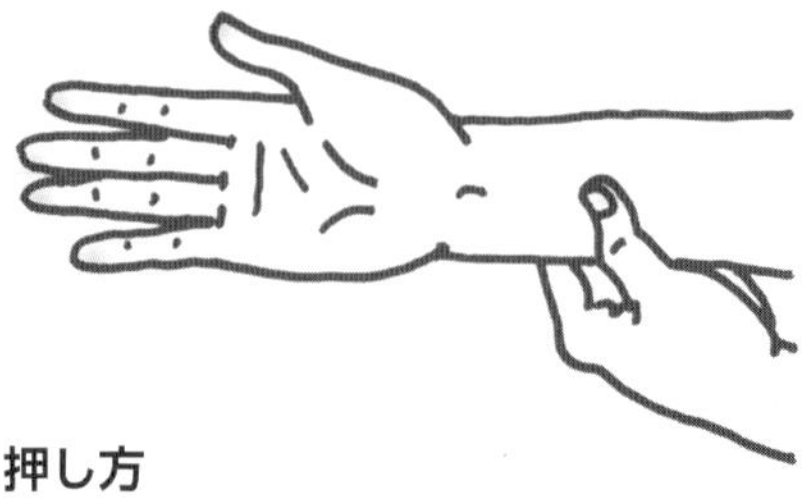

押し方
人さし指から小指までの4本の指で腕の外側を支えながら、親指の腹でツボを押します。

そのほかの対処法（パニック発作）

●発作が落ち着いたら、記録をつける

パニック発作がおさまったら、忘れないうちに（その日のうちに）、患者さん自身で発作の様子を書きとめておきましょう。発作中のことなので、詳しくは覚えていないかもしれませんが、わかる範囲でOKです。専用のノートをつくっておき、外来の際に医師へ報告すれば、診察にも役立ちます。

書きとめる内容

●発作が起こった場所
●発作が起こった日時
●発作であらわれた症状、症状があらわれた順番、症状がつづいた時間
●発作の最中や前後に思い浮かんだこと

●家族は患者さんを「安心させてあげる」

発作が起きても、まわりの家族はできるだけあせらないことが大切です。患者さんといっしょにあわてたり騒いだりすると、患者さんを追いつめてしまいます。家族が落ち着いて対応すれば、患者さんも落ち着きを取り戻せます。発作中、患者さんには楽な姿勢をとってもらい、家族は「だいじょうぶだから」と声をかけてあげましょう。「だいじょうぶ？」と質問の形にするのは、かえって不安をあおり、逆効果です。静かに背中をさすったり、手をにぎってあげるのもよいでしょう。いっしょに腹式呼吸をしてあげると、患者さんも気持ちが楽になります。

発作中の家族の役割は、患者さんを安心させてあげることなのです。

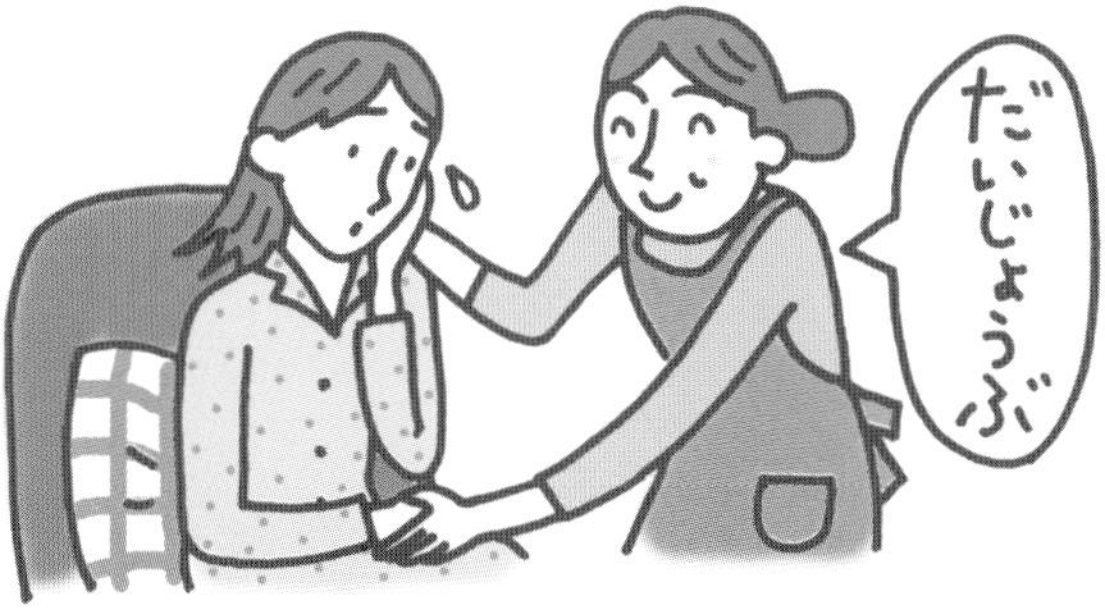

こんなとき、どうしたら?

Point

- ▼発作が起こる不安にそなえ、あらかじめ頓服を飲んでおく
- ▼発作への対処としては、腹式呼吸も有効
- ▼かかりつけの歯科医などには、病気だと伝えておく

行動が制限されても頓服を飲めば動ける

パニック障害の患者さんは、広場恐怖症のために行動が制限されることが多くなります。場合によっては、危険に巻き込まれる可能性もありますので、あらかじめ対処法を知っておきましょう。

●運転中に発作が起きたら

車を運転する患者さんの多くが、高速道路を苦手とします。発作が起きても簡単に抜け出せないと感じるからですが、そう思えば思うほど、不安が強まり、発作が起こりやすくなります。**こわいと思う恐怖心が、かえって発作を起こしてしまう**のです。

運転中に発作が起きそうになったら、まず車を安全な路肩に寄せ、ゆっくりと腹式呼吸をします。ほとんどの場合、発作はそれでおさまります。このような待ったなしのときこそ、腹式呼吸が大切です。

また、日ごろから、車には頓服《とんぷく》(抗不安薬のワイパックスなど)とペットボトルの水を用意しておくことも大切です。

●レジに並ぶときは

患者さんの中には、スーパーなどのレジに並ぶことをいやがる人がいます。しかし、話をよく聞いてみると、並ぶのがいやなのではなく、「待つ」ことが苦痛なのです。追いたてられるようで、不安感が増大するようです。

対処法としては、できるだけすいている列に並ぶ、並びながら別のことを考える、深呼吸をする、並ぶ前に頓服を飲んでおく、混んでいない小さな店を選ぶ、といった方法があります。

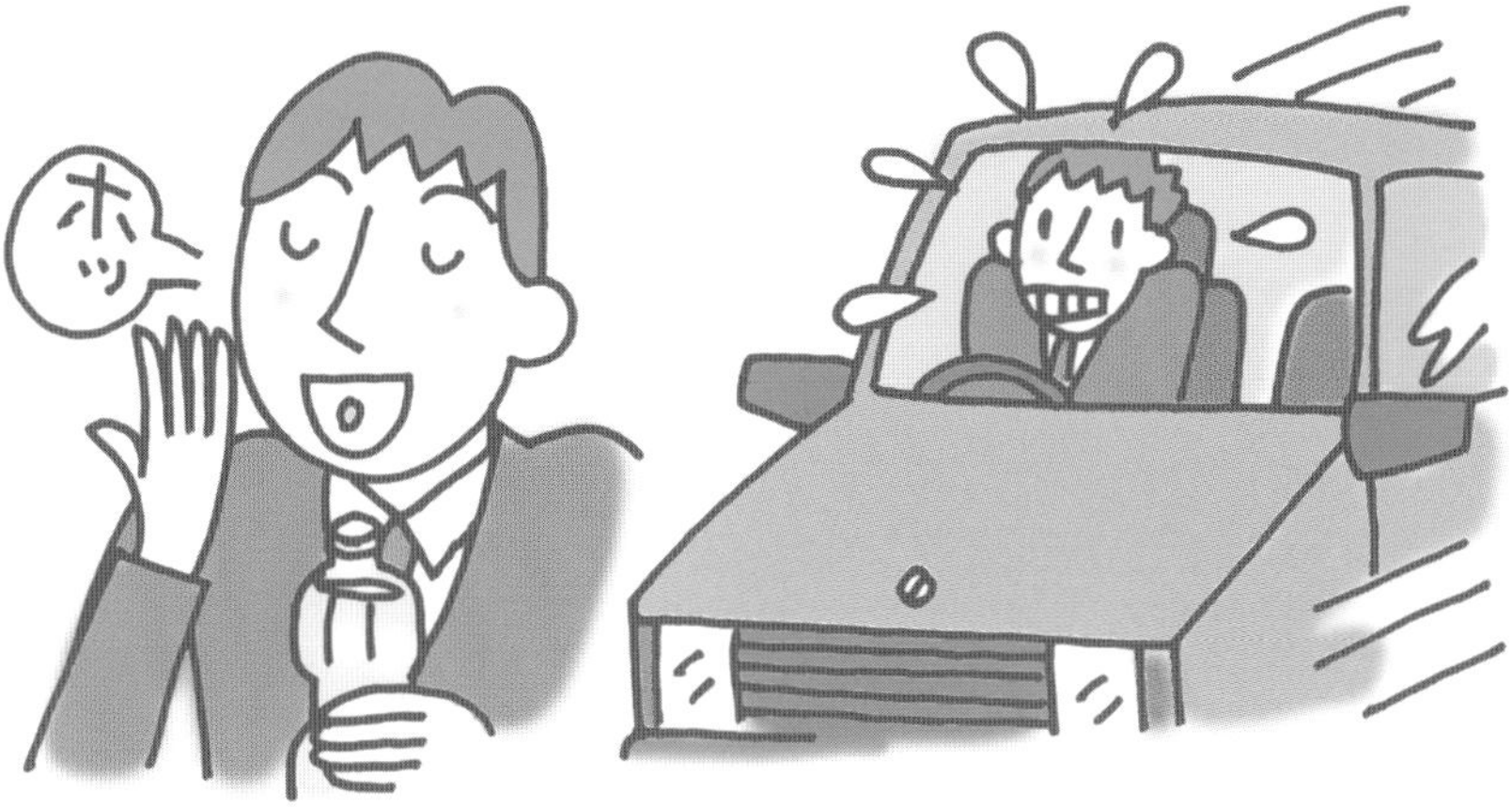

●電車に乗るときは

電車やバスなどに乗らなければならないとき、患者さんがとれる対処法は主に2つです。1つは、家族など同行者に付き添ってもらう方法。もう1つが、あらかじめ頓服を飲んでおく方法です。

ほかには、音楽を聴く、本を読む、ガムをかむ、など。いずれにしても、不安以外のことに気持ちを向けることがポイントです。

●歯科医院へ行くときは

歯科医院には、患者さんが恐怖を感じる要素がいくつもあります。治療中に息苦しくなる、イスにあおむけの体勢で拘束される、治療器具がこわい、歯を削られるのがこわいなど。

対処法としては、まず歯科医にパニック障害であると伝え、配慮をしてもらうことです。あおむけにすわらずに立ったまま、医師がのぞき込んで治療をしてもらったケースもあります。

患者さんどうしで情報交換し、理解のある歯科医院を紹介してもらうのもよいでしょう。

ただし、病気のことを知らせたくない患者さんは、治療の前に頓服を飲んで対処します。

●飛行機に乗るときは

広場恐怖症に関し、患者さんがもっとも恐怖する場所・状況を調べたところ、いちばん回答が多かったのは飛行機でした。

空の上なので、すぐに逃げられないことが最大の理由です。実際、患者さんに話を聞いても、「飛行機だけはダメ」という人が少なくありません。

対処法としては、搭乗前に頓服を飲むことですが、最悪のことを考えて、電車で行ける範囲であれば電車を使うことも考えましょう。

不安なとき「助け」になるもの

行動するための元気をつけてくれる

パニック障害の患者さんは、それぞれ自分なりの不安や恐怖への対処法を持っているようです。いくつかのタイプを見てみましょう。

●万が一にそなえる

電車などに乗ったときは、必ずドアの近くに立ち、席にはすわりません。いざというときにすぐ逃げられる態勢をとります。

また、外出のときは発作にそなえ、自分を「精神的・身体的に支えてくれるもの」を持ちます。杖《つえ》、傘、身分証明書……特に、頓服は行動療法を行うときには欠かせないものになります。

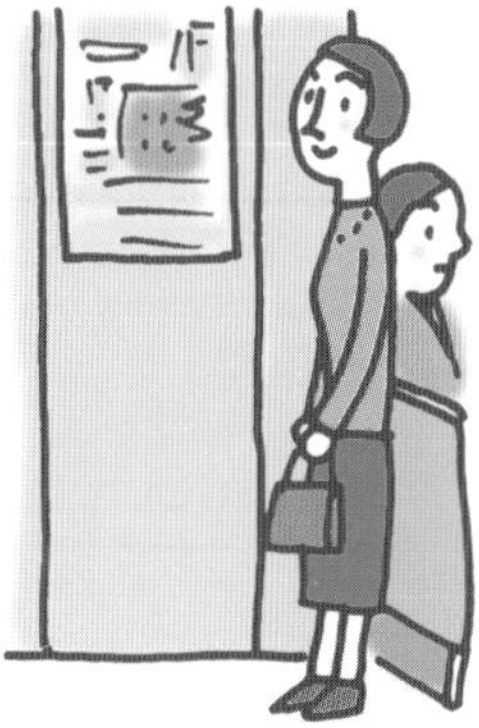

●周囲に気づかう

患者さんの中には、自分の不安が周囲に伝わることで、迷惑をかけたくない、恥をかきたくない、という思いから、サングラスをかけたり、日中ではなく夜に外出する人がいます。周囲の視線が気にならなくなり、気持ちが落ち着きます。

●気をまぎらす

自分がリラックスできることをしたり、気がまぎれるものを持ったりといった方法は、その人なりの工夫ができ、楽しみもプラスできます。

●ペットボトルや飴《あめ》を持つ（不安や恐怖を感じると、喉はからからになります。水分や糖分の補給は、ストレスをやわらげてくれます）。

●音楽を聴きながら行動する（好きな音楽に集中するので、不安がまぎれます）。

●好きな香りをしみ込ませたハンカチを持ち、不安なときにかぐ（香りには、心と体を緊張からといたり、癒《いや》す効果があります）。

●おまじない

●「だいじょうぶ」「きっと打ち勝てる」「こんなことでは死なない」「落ち着いて落ち着いて」……不安なときは、元気になれる言葉をとなえます。自分の名前を呼んでもよいでしょう。自分の客観的状況が見えてきます。

●家族の写真を持つ（いっしょに行動しないときのお守りがわりになります）。

これらの方法は、広い意味での精神療法といえます。うまく不安を解消して、行動力を少しずつ高めていきましょう。

第5章

家族や周囲の人は患者さんをどう支えるか

いっしょに治すという気持ちで支える

Point

▼パニック障害の治療には家族のサポートが重要になる
▼病気への知識と理解を持って患者さんと接することが大切
▼家族は患者さんを見守りながら、必要なときに手をさしのべる

療養生活には家族のサポートが不可欠

療養生活を送る上で、患者さんにとって家族のサポートは大変重要です。

まず、実生活の面です。患者さんは、発作が不安で行動が制約されたり、いままでできていたことができなくなったり、疲れやすくなったりして、生活が不自由になっています。**家族は、こういった不自由さに身近に接していますので、患者さんが何に苦労しているかをいちばんわかっています。**

たとえばある男性患者は、パニック障害になって以来、理容院に行けなくなってしまいました。発作がこわくて行けないのだとわかっていた母親が、回復するまでの3年間、その男性の髪を切ってあげました。

心の面でのケアは、さらに大切です。次は、ある若い女性患者のケースです。

その女性は、父親から「そんなに弱くてはダメだ。もっとしっかりしなさい」といわれつづけました。女性は、「私のような人間は、もう生きている価値がない」と絶望的になり、死にたいと考えるようになりました。しかし、そのことを医師には話せないでいました。薬を服用しているにもかかわらず、発作がよくならない女性の経過をおかしいと感じた医師は、何度か面談をくり返し、ようやく父親との関係がわかったのでした。

医師は、母親に父親と患者さんのパイプ役を頼みました。母親の説得で面談に来た父親に、医師は次のような説明をしました。

●パニック発作が起こるのは、パニ

ック障害という「病気」のためであり、人間性の弱さや強さとは関係がないこと。

●脳が敏感になっているので、患者さんが発作をおそれるのは当然であること。

●発作は薬によって、完全に止められること。

●発作がなくなれば、認知行動療法などで広場恐怖症も克服できるようになること。

●死を考えるほど追いつめられた患者さんの心を受け止め、薬物療法や精神療法の意味を理解して、治療がうまくいくように協力することが家族の役割であること。

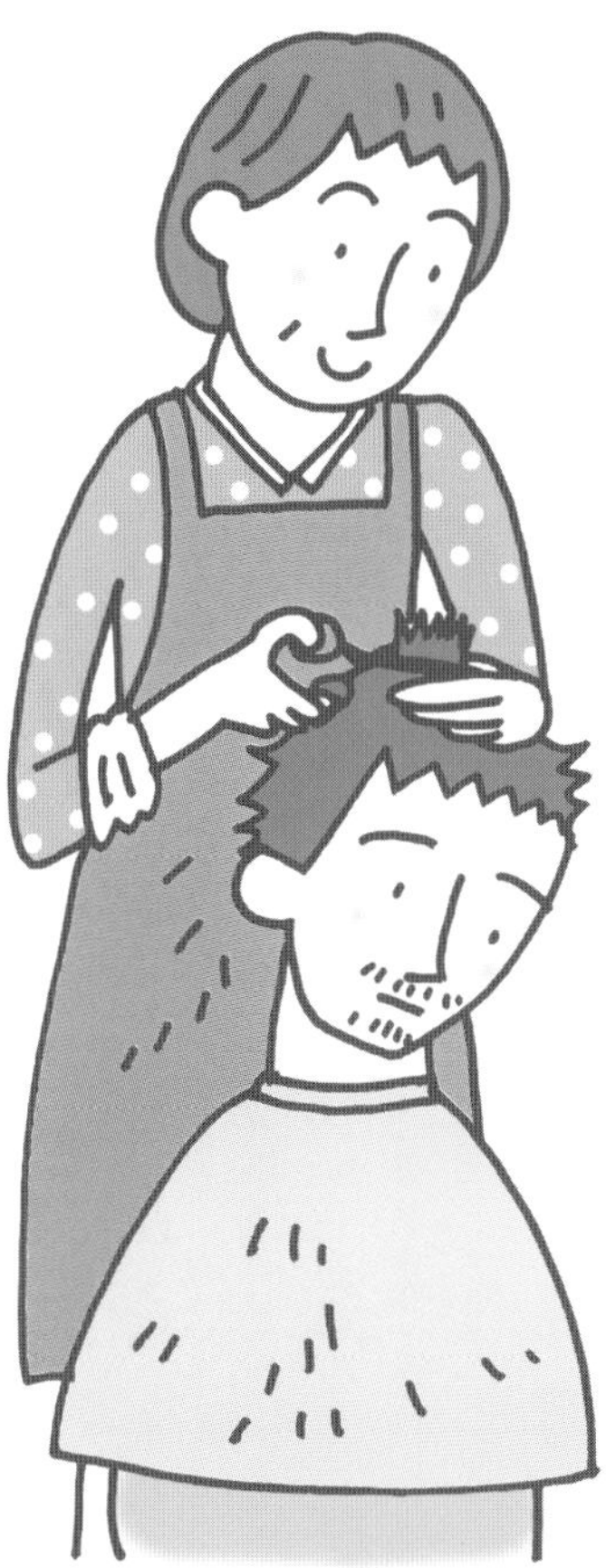

　医師の話を聞いて父親は、「病気のことがわかっていなかった自分が悪かった」と後悔し、パニック障害について勉強するようになりました。

パニック障害は、家族の対応によって経過が大きく変わってくる病気です。家族がパニック障害という病気をよく理解し、あたたかく接していると、患者さんも安心して治療に取り組めます。

　一方、家族に病気についての知識や理解がないと、患者さんの不安や恐怖がわからず、「しっかりしなさい」といった的はずれな言葉をかけてしまうことにもなります。それでは、患者さんは孤立感を深めるだけで、症状は決してよくなりません。

　くり返しますが、大切なことは、病気についての正しい知識と理解を持つことです。そして、患者さんの「治ろうとする力」を信じることです。「あせらないで。時間はかかっても、治療をすれば必ずよくなるから」と、患者さんをあたたかく見守る姿勢が必要です。

　見守るといっても、それは放置することではありません。必要なときにはすぐに手をさしのべられるように心がまえをしておくことも大切です。

患者さんへの対応で心がけたいこと

Point
▼患者さんには、安心感をあたえることを第一にする
▼発作のような激しい症状にもあわてず冷静に対応する
▼病状が変化しても一喜一憂せず、変わらない姿勢で接する

不安や恐怖をいだく患者の心を理解する

パニック障害の人の療養生活は、身近な存在である家族の対応によって大きく行方が左右されるといっても過言ではありません。とはいえ、過剰に神経質になる必要はありません。**病気を正しく理解した上で、世話を焼きすぎず、必要なときには手をさしのべる**という態度で接すればよいでしょう。

患者さんに接するときのヒントとして、背景にある患者さんの心を少し考えてみましょう。

一つは、パニック障害の人の**「感《かん》応《のう》性」の高さ**です。感応性というのは、相手の気分を敏感に察知して、その気分がまるで自分の気分のようになってしまうことです。ですから、パニック発作が起こって家族があわてふためいたりすると、患者さんも影響を受けてますます不安になります。

また、パニック障害の患者さんには、**発症する前から、対人恐怖的な心性を持つ人が多い**ようです。人からの評価を過度に気にし、マイナスの評価をおそれます。しかられると、自分が否定されたと思い、心の傷が深くなります。

そして、**パニック障害の患者さんは「こわがり」**でもあります。パニック発作は、健康な人には想像ができないほどの不安や恐怖におそわれるもので、死を覚悟するほど強烈です。一度こういった経験をすれば、臆病になるのも無理はありません。

患者さんには、それぞれ、その人なりの「発作が起こりそうな場面」があります。ふつうの人にとっては何でもない場面でも、本人は「もし

発作が起こったらどうしよう。いやきっと起こる」とこわがります。ある患者さんは、高層ビルの近くを歩けませんでした。ビルが倒れてくると思うだけで発作が起こる、というのです。こうした恐怖感に対して、励ますつもりで「何もこわいことはない」といっても、本人は「やっぱりわかってもらえない」と孤立感を強めるだけです。

それよりも、患者さんは「助けを求められない状況」をおそれているわけですから、「そばにいるからだいじょうぶ」といってあげることが大切です。

まわりの人は、患者さんの「こわがる」気持ちに理解を示しつつも、決してあわてず、落ち着いた対応をすることが大切です。パニック発作が起きたとき、周囲が大騒ぎすればするほど、患者さんの不安感や恐怖感は強まります。そうしたときは、むしろいつもとかわらない家族の冷静さが、患者さんの不安感や恐怖感を弱めてくれます。

次ページでは、具体的に、家族が心がけたい対応を「言葉」の面から考えてみます。

■ 家族が心がけたい、患者さんへの接し方

- 発作が起こっても「あわてず、騒がず、冷静に」。発作はいずれおさまるからと患者さんを落ち着かせる。
- 家族は、励まし役というより、患者さんの存在そのものを受け止める「受け皿」となる。
- 患者さんの病状は変化する。一喜一憂せず、「いつもと変わらない」接し方で。
- 患者さんの「よいところ」や「できていること」に目を向け、認める。
- 心身が不安定な患者さんには、「おおらか」に「ゆったり」と接する。

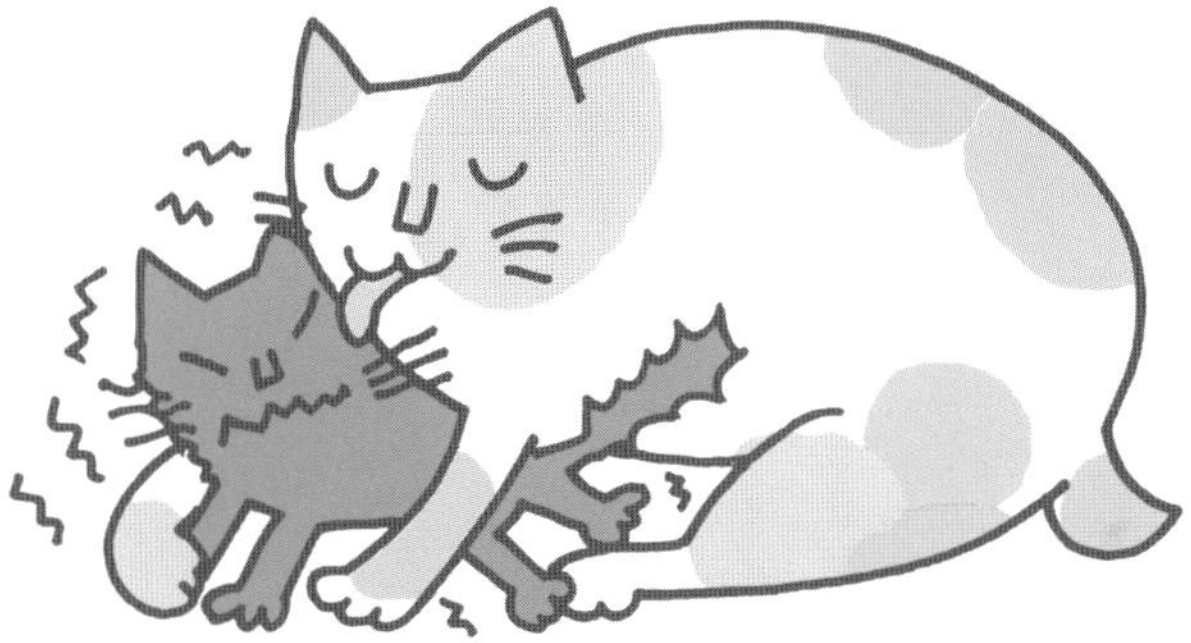

避けたい言葉

●「気の持ちよう」

パニック障害の不安や恐怖は、脳の機能障害によるもので、どんなに気持ちを強く持ってもコントロールできるものではありません。しかし、発病の当初は、家族もよく理解していないため、元気づけたり励ますつもりで、つい「気の持ちようだから」「しっかりして」といってしまうことがあるかもしれません。いった家族は忘れていても、いわれた患者さんは深く傷つきます。精神力で克服できるというニュアンスの言葉は使わないようにしましょう。

●「本当に病気なの？」

パニック障害という病気は誤解されがちです。恐怖や不安は、健康な人でもふつうに持つ感情ですので、こわいと訴えても、「甘えている」ととられてしまうのです。誤解が高じると、「仮病」と思われることもあります。都合が悪いことから逃げるために「病気のふりをしている」といわれるわけですから、患者さんには大きな苦痛です。病気の苦しみと、家族からの誤解という二重の苦しみは、病気の悪化をまねきます。

●「なぜ？　どうして？」

パニック障害の発病のメカニズムは、脳の機能やストレスなどが関係することはわかっていても、全貌はまだ明確にはなっていません。それでも家族としては、患者さんのケアの先行きが見えないと、つい原因を探したくなります。しかし、「どうして、こんな病気になったの？」「なぜ、うちの子が？」とこぼすのは、患者さんを追いつめることになり、逆効果です。

●「育て方が悪かったのかしら？」

これは親（特に母親）に多いのですが、「自分の育て方が悪かったから病気になった」などと罪悪感をいだくのも、患者さんには悪い影響をあたえます。それでなくても患者さんは、家族に迷惑をかけていると思っています。自分のために親が苦しんでいるのを見るのは、患者さんにとっても大きな苦痛となります。

●「女々《めめ》しい」

パニック障害は、女性の病気と思われがちです。医学的な根拠は何もないにもかかわらず、不安や恐怖は女性に多く、男性には少ないという先入観にとらわれている人が少なくありません。ときには、からかい半分にパニック障害は「女々しい病気」と口にしたりします。そうなると男性患者は、不安を訴えることさえがまんしてしまいます。家族（中でも父親や兄弟）にまで「女々しい」といわれるのは屈辱だからですが、無理に感情を押し殺しても、別の苦しみを生むだけです。

患者さんにはどんな言葉をかけたらよいか

望ましい言葉

●「そばにいるから」

強い不安や恐怖にかられているとき、患者さんが求めているのは「安心」です。忙しいからと適当にあしらわず、短くてもよいので、患者さんの話に耳を傾けるようにしましょう。家事などの作業に戻るときは、「そばにいるから」と声をかけましょう。どんなときも支えになる、味方になるという「安心感」が伝えられます。

●「よくなっている」

パニック障害は慢性の病気です。なかなかよくならなくても、あせりは禁物です。だれよりも回復を望んでいるのは、本人です。まわりがあせるほど、患者さんは追いつめられ、回復が遅れます。家族は、気長に病気とつきあっていく心がまえが必要です。患者さんの様子にいつも気を配り、よい兆《きざ》しを見つけたら「よくなっているね」と伝えましょう。患者さんにとっては何よりの励みになります。

●「できたね」

パニック障害になると、いろいろなことが困難になります。特に、広場恐怖症があると、外出もむずかしくなります。行動療法は効果のある治療法ですが、それに取り組む患者さんにとっては、最初は足がすくむ思いです。それでも一歩踏み出すことができたら、家族は「できたね」といっしょに喜びましょう。次の一歩がつづけられます。

●「ありがとう」

患者さんは、家族の助けを借りなければならない生活を、自分でも情けなく感じています。掃除などの家事は、患者さんにまかせてみるのもよいでしょう。家事は、96ページでも述べましたが、運動効果もあります。きれいになったら、必ず「ありがとう」と伝えましょう。患者さんにとっては、自分の存在が家族に迷惑をかけているだけではないと思え、喜びになります。

●「だいじょうぶ」

患者さんに対しては、家族は過度に神経質にならず、自然に接することが大切です。はれものにさわるように気をつかうと、「自分の病気はそんなに重いのか」と逆に不安に思います。ただ、どんなに自然に接していても、患者さんが不安になるようなことは起こります。こわがっている患者さんには、「こわがらなくてもよい」という否定的な言葉より、「だいじょうぶだから」というポジティブな言葉を使いましょう。

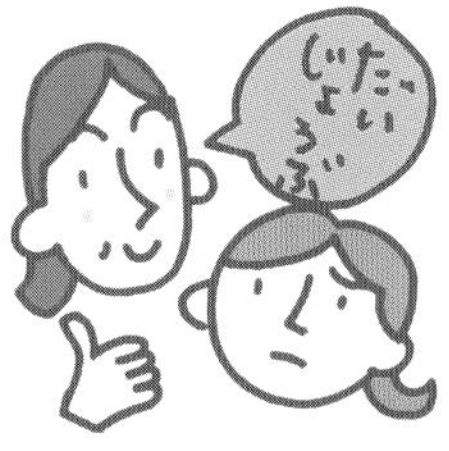

治療に適した家庭環境をととのえる

Point
- ストレスの少ないおだやかな家庭環境をつくるのは、家族の役割
- 療養の基本となる服薬と通院がスムーズにできるように協力する
- 規則正しい生活リズムをととのえることは、回復に不可欠

患者さんの療養生活に家族が協力できること

いっしょに暮らす家族だからできること、それは生活の改善です。患者さんの生活が治療に適したものになっているかどうかを見直し、環境をととのえることは、病気の回復につながります。

●治療への協力

まず考えたいのは、治療への協力です。**療養生活で重要なのは、服薬と通院の管理**です。どちらも患者さんが自分で管理できればよいのですが、むずかしい場合もあります。患者さんの様子に気を配り、とどこおっている場合は協力してあげることが必要です。

●生活のリズムをととのえる

毎日の生活リズムを規則正しいものにすることも、療養生活には欠かせません。特に、**起きる時間と寝る時間、そして食事の時間がポイント**です。患者さんといっしょに1日のスケジュールを決め、それが守れるように協力しましょう。

また、生活のリズムを維持するために、日中はだらだら過ごさせないようにしましょう。ゲームやインターネットなどに夢中になっていないか、昼寝などしていないかなどに気を配ることも大切です。

●ストレス対策

ストレスへの対策も重要です。中でも家族関係です。精神医学では、**家族は患者さんにとってもっとも重要な「環境」**と考えます。

わかりやすくいうと、家族とともに過ごす「生活環境」（「家族生活環境」といいます）が非常に重要なのです。

家庭の中に、一人でも病気を理解

■治療に適した生活環境とは

- ●患者さんが「病気を持った人」として受け入れられている。
- ●症状が出ても、それは病気のためと認識されている。
- ●患者さんとは、あたたかな、適度な距離が保たれている。
- ●患者さんの努力が十分に認められ、よい方向に向けば評価される。
- ●たまにいい合うことはあっても修復でき、おだやかな家族関係が築かれている。

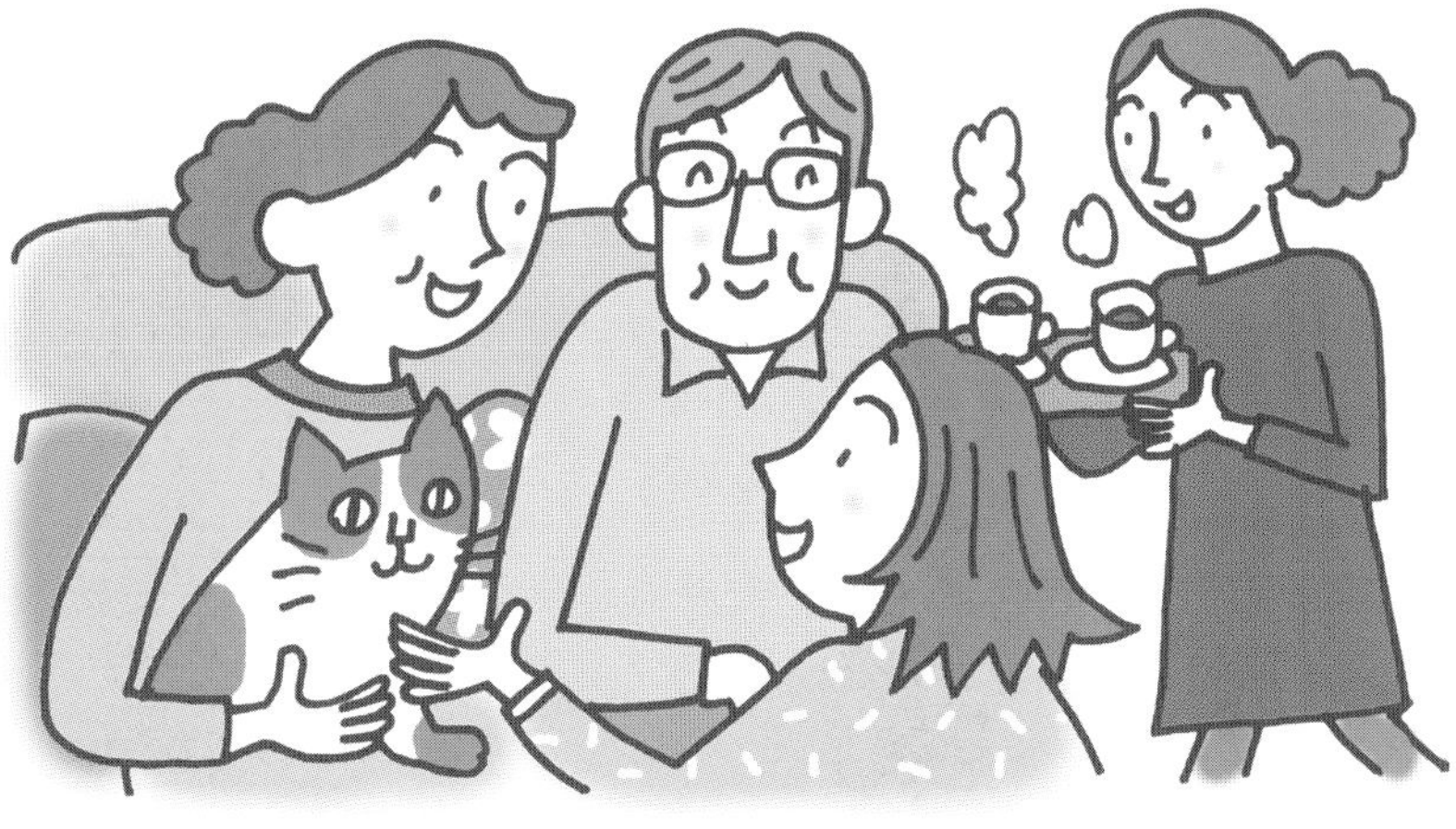

できない家族がいると、患者さんにとっては大きなストレスとなり、治療の上でもマイナスです。

家族の理解を促すためには、調整役が必要です。この役割は母親が担うことが多いのですが、ただし、一人で背負う必要はありません。医師や臨床心理士などのスタッフとも相談しながら進めていきましょう。

●生活の変化に気を配る

外出の機会が減っている、昼夜逆転の生活になっている、過食になっている、といったことも、いっしょに暮らす家族ならすぐ気づきます。

また、症状の悪化や、逆によい方向への変化を見つけてあげられるのも家族ならではのことです。

そのような生活全般の変化に気を配り、必要な場合は声をかけて、回復につながるような環境をつくっていくことが大切です。

●食事を家族いっしょにとるようにすると、患者さんと家族を結ぶ“きずな”にもなります。病気のために孤立しがちな患者さんの心が、ともに食事をすることでほぐれて会話が生まれるなど、コミュニケーションの面でもよい影響が出てきます。

● 家族関係の調整

●心の病気がある人にとって、緊張した人間関係は大きなストレスになり、病気を悪化させる要因となります。おだやかで自然な家族関係を築くためにも、患者さんの病気への誤解がある場合は、あらかじめ家族どうしで解いておくことが大切です。

●家族が、患者さんのケアにかかりきりになることがあります。患者さんに兄弟姉妹がいる場合、どうしても負担が重くなりがちですが、こういうときこそ配慮が大切です。母親、あるいは父親が調整役になって、きめこまかく声をかけるようにしましょう。「つらい思いをさせているね」「協力してくれて助かっている。ありがとう」……感謝や愛情は、言葉にして伝えることが大切です。調整役に困ったら、医師や臨床心理士などのスタッフに相談しましょう。くれぐれも、一人でかかえ込まないことが大切です。

● 変化への対応

●パニック障害は慢性病であり、長い経過をたどります。患者さんの状態も変化していきます。身近にいる家族なら、本人も気づいていない変化にもいち早く気づくことができます。

●外に出かけることが減ってきて、家にこもるようになると、家族も気になりますが、無理に外へ連れ出すのは避けましょう。患者さん自身が外へ出たいと思えるようになるまで待ちます。そのときが来たら、散歩や買い物など、少しずつ外出の機会をつくってあげましょう。外に出れば、自然の移ろいを感じたり、家族以外の人と触れ合うこともできます。広場恐怖症を高度にしないためには、このような社会のリズムに触れることも大切です。

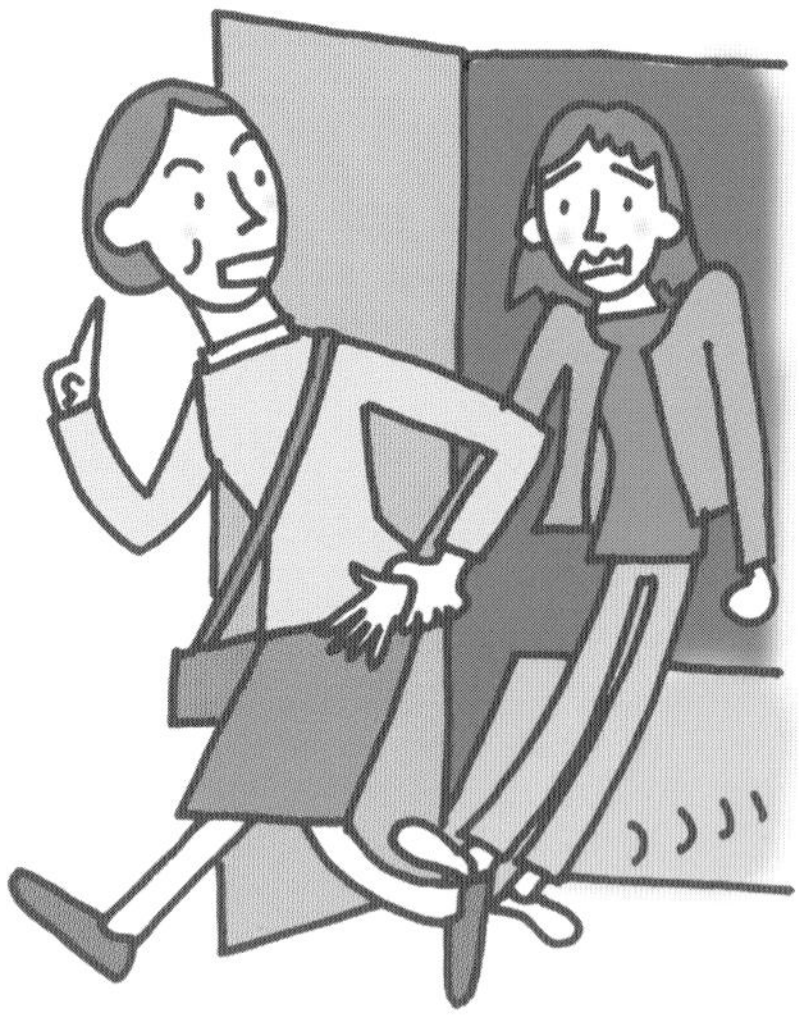

●症状が悪化しているようなら、できるだけ早く医師に相談しましょう。家族が気づくことで、早く対処ができます。

●よい方向への変化も、積極的に見つけましょう。パニック障害の経過には波があり、回復の兆候は患者さん自身にもわかりにくいものです。それでも、「前よりはよくなっている」と家族が伝えてあげれば、患者さんにとっては大きな励みになります。

療養生活は家族が協力してつくっていく

● 治療に協力する

●療養生活の基本は、「薬の服用」と「定期的な通院」です。これがスムーズにできているかどうか気を配ってください。

●薬は用法・用量を守る必要がありますが、患者さんによっては副作用を気にして、家族に黙って量を減らしたり、飲むのをやめたりする場合があります。「副作用でつらいことはない？」と家族のほうから声をかけて、状況を把握するようにしましょう。副作用について、患者さんが医師へ伝えにくいようなら、家族がかわって医師と話すことで、薬の処方をかえてもらえる場合があります。

●通院には、毎回は無理でも、可能な場合は同行しましょう。患者さんの様子を医師へ伝えることができます。また、患者さんといっしょに医師の説明を受けることで、病気への理解が深まります。気になることがあれば医師に相談して、アドバイスを受けることもできます。

●医師は家族に治療への参加を求めることがあります。患者さんが信頼している家族に補助してもらうことで、治療効果を高めることが期待できるからです。こういった場合は、ぜひ協力しましょう。家族にとっても、治療への理解が深まる機会です。

● 生活のリズムをつくる

●日々の営み、中でも食事と睡眠の時間を毎日一定にすると、生活のリズムがととのってきます。最初のうちは、１日のおおまかなスケジュールを決めるとよいでしょう。患者さんと相談しながら、起床、３度の食事、就眠、さらには家事や運動の時間も組み込んだものにします。

●患者さんがきちんとスケジュールを守れるように、家族も協力しましょう。特に重要なのは起床の時間。ここでくずれると、１日のリズムがはじまりません。患者さんと「起こし方」のルールを決めるのもよいことです。何時に、何回声をかけるか、患者さんの希望を聞き、無理のないものならその通りにします。ただし、起きてこなくてもしかったりしないこと。約束通り起きてきたら、「おはよう」と声をかけてあげましょう。

● 食事は家族いっしょに

●パニック障害の人がうつ病を併発すると、約 30％の人が「過食《かしょく》」におちいります。これは、いつも何か口にしていないと落ち着かないという不安感からくるもので、患者さん一人では克服がむずかしいものです。食事のメニューづくりや運動計画を立てることは、家族が協力できるところです。患者さんといっしょに工夫をして、食生活をととのえるようにしましょう。食べる時間と量は、できる限り毎日同じにするようにします。食事が規則的になると、自律神経もととのってきて、病気にもよい影響をあたえます。

●食事は、家族そろって食べるようにします。そうすることで、家族は患者さんの食事量や栄養の管理をフォローできますし、患者さんも、一人で好き勝手に食べるわけにはいかないので、家族にあわせて１日の食事のリズムができていきます。

うつ病の兆候を見過ごさない

Point
- ▼パニック障害が慢性期に入ると、うつ病があらわれやすくなる
- ▼併発するのは「パニック性不安うつ病」で、気分反応性などの症状がある
- ▼ストレス、過労、カゼが重なるとうつ病が出やすくなるので、注意が必要

発作がおさまるころうつ病があらわれる

パニック障害は、**うつ病を併発すると重症化しやすくなります。**家族は患者さんの様子に気を配り、うつ状態が疑われる場合には、早めに医師に相談することが大切です。

パニック障害で見られるうつ病は、程度が軽い場合は、気分の落ち込みよりもやる気のなさが目立ちます。ものごとへの関心が薄れ、無気力状態となります。放置すると、かなり長引きますので、早く対応することが大切です。

もう少し症状が重いのが、**非定型うつ病の特徴をそなえた「パニック性不安うつ病」**です。ふつうのうつ病（定型うつ病）とは症状がかなり異なるため（25ページ参照）、うつ病とは思わず見過ごしがちですので、次のようなポイントに気をつけて見てください。

●発作が軽くなっても安心しない

パニック性不安うつ病は、パニック障害が慢性期に入り、発作が軽くなったころにあらわれやすくなります。

本人も家族も、発作が起こらないので、パニック障害はよくなったと思い、「体が重い」「意欲がわかない」「いくら寝ても寝足りない」といった症状があっても、単なる不調と考えがちです。

しかし、ここでの治療が大切です。パニック性不安うつ病は治りにくく、一度症状が出ると、数年はよかったり悪かったりをくり返します。うつ病がよいときはパニック発作が、パニック発作がなくなるとうつ病が、というように、うつとパニック発作がシーソーのように交互にあらわれ

ます。

治療には、ＳＳＲＩをベースに、三環系抗うつ薬、気分安定薬（気分調整薬）、抗精神病薬などが使われます。

●特徴は気分反応性があること

パニック性不安うつ病の特徴的な症状に、「気分反応性」があります。気分反応性とは、まわりの状況に敏感に反応して、気分が大きく浮き沈みすることです。イヤなことや悪いことがあると、突然に気分が落ち込んで寝込んでしまうかと思うと、人にほめられたりうれしいことがあると、急に気分がよくなり、元気になります。

気分の浮き沈みが激しいので、自分勝手でわがままと思われがちですが、これはあくまでも病気から来ているものなので、「わがまま」「自己中心的」などと非難すると、感情を刺激するだけで、かえって逆効果です。

気分反応性への対処については、135・137ページでも触れます。

●ストレス、過労、カゼに注意

パニック性不安うつ病は、ストレスや疲れがたまったり、カゼをひくとあらわれやすくなります。

発症後は、ストレス、過労、カゼにはくれぐれも気をつけることが大切です。症状を悪化させ、病気を長引かせる大きなリスクになります。

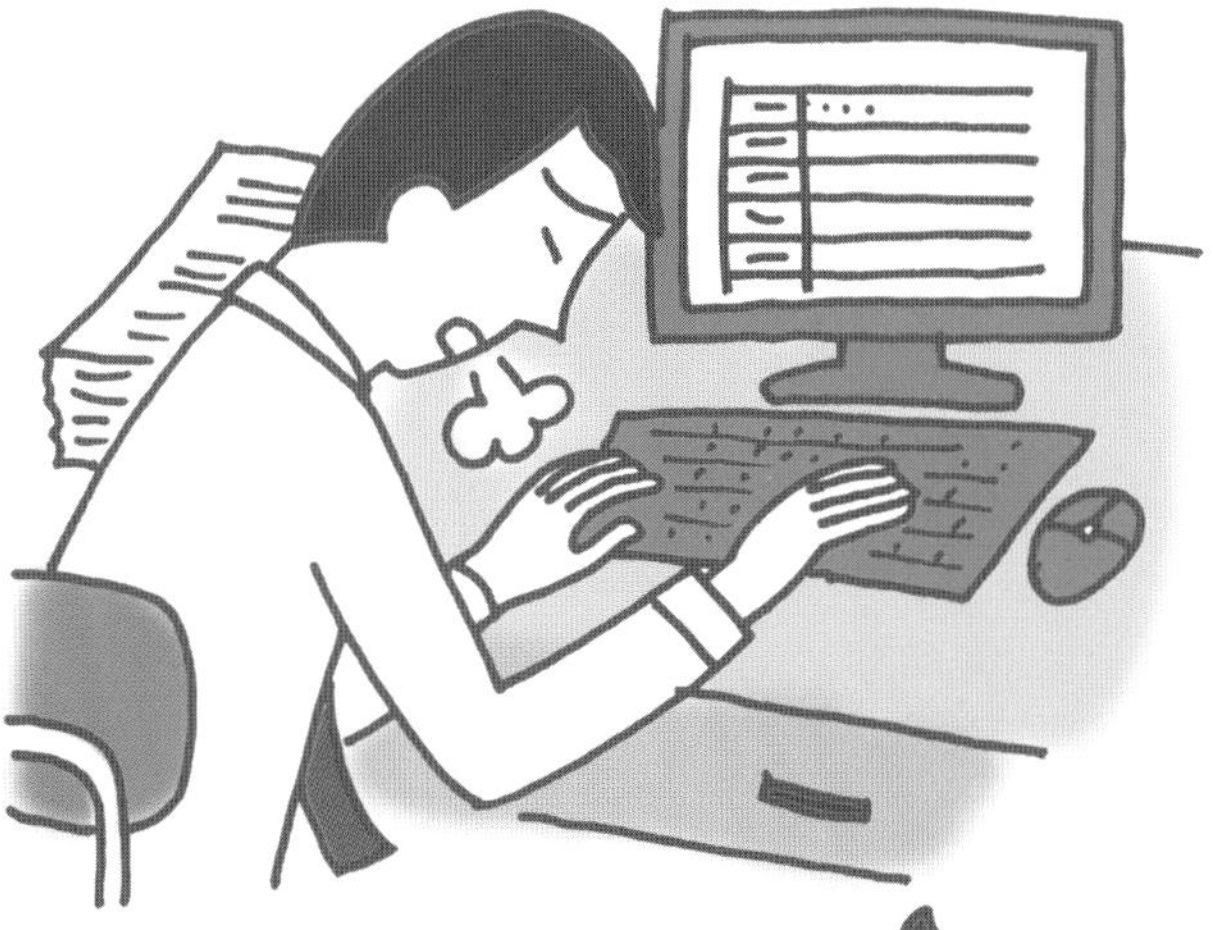

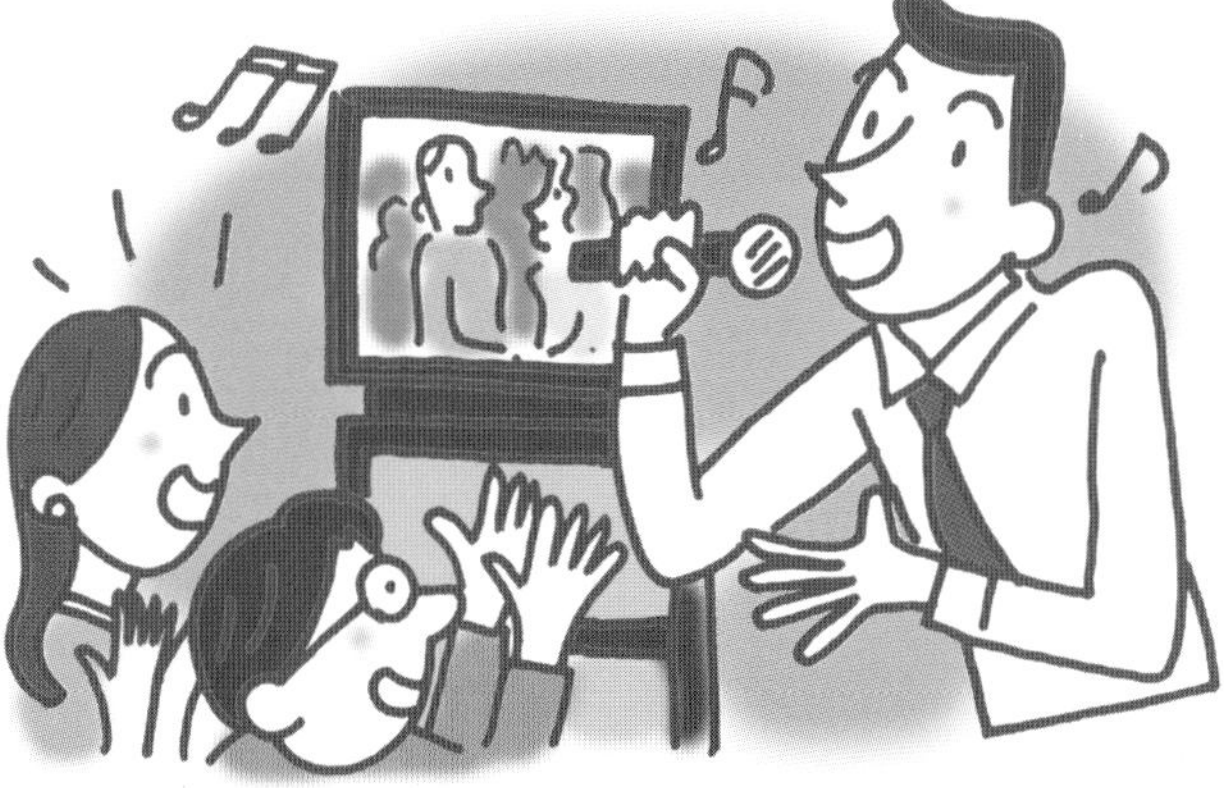

患者さんの行動で困ったときの対応

Point
- ▼患者さんが「困った行動」をしても、病気のせいだと理解する
- ▼患者さんの興奮に対し、いっしょになって興奮しない。落ち着くのを待つ
- ▼社会的に問題になる行動は、患者さんの気分が落ち着いたところでさとす

突然怒り出し、手がつけられない「怒り発作」

すべての患者さんにあらわれるわけではありませんが、パニック障害の特徴的な症状に**「怒り発作（アンガーアタック）」**があります。

この発作が起こると、患者さんは、突然、いわゆる「キレ」た状態になり、体をわなわなとふるわせて相手を非難したり、どなったりします。怒っているうちに怒りの感情がエスカレートして、自分でも止められなくなります。ときには暴力をふるったり、手当たりしだいにものをこわしたりします。

きっかけはささいなことが多く、ふつうなら理由にもならないことで怒り出します。たとえば、レストランで注文したものがなかなか来ないようなとき、突然に怒りが込み上げてきて、店長を呼びつけて激しくののしったり、どなったりします。

しかし、このような激しい怒り発作がおさまったあとは、本人も正気ではなかったと気づき、ひどい後悔と自己嫌悪におちいり、うつ状態になります。

パニック障害では、発作によって神経が興奮しやすくなり、ささいなことでも過剰な反応をしてしまいます（**気分反応性**）。

突然にやってくるパニック発作や、恐怖と不安をともなう激しい身体症状。このようなパニック発作を何度もくり返し、しだいに重症化していくと、不安感や恐怖感のために、「怒り」を爆発させてしまうと考えられるのです。

また、女性で、ある一定期間に強くこの症状が出る場合は月経前症候群（ＰＭＳ）の可能性があります。

「性格」のせいではなく「病気」のせいと理解する

パニック障害の人が、怒り発作のような「困った行動」をとったとしても、それは病気のせいであり、決してもともとそういう性格だったというわけではありません。

病気のために性格が変わるということで問題になるのは、パニック性不安うつ病の場合です。

パニック性不安うつ病の**「気分反応性」**については、133ページでも述べました。これはたとえば、数時間前までは元気いっぱいで楽しそうに笑っていた人が、急にひどく落ち込み、暗く沈んだ様子になるなど、周囲の人が困惑するほど気分の浮き沈みが極端になる症状です。

気分反応性は、あくまでも症状であり、決して性格的に自己中心的だったりわがままなわけではありません。そのことを理解しないで患者さんを責めると、患者さんは人格が非難されたと思い、激しく病的に反応します（**拒絶過敏性**）。

この**拒絶過敏性の対象は、多くは家族や友人、恋人、職場の同僚や上司**などです。本来なら味方であるはずの人たちとギクシャクするのですから、人間関係をそこね、ときには社会生活にも支障が出てきます。

パニック障害は、人格障害をもたらす病気のように見えますが、決してそうではありません。前にも述べましたが、過敏なのは、発作によって神経が興奮しやすくなっていて、ささいなことにも激しく反応してしまうためなのです。

パニック障害は、患者さんの心を傷つけ、その人が本来持っていた思考や行動のパターンを別のものへとかえてしまう場合があります。しかし、回復するにつれて、ほとんどの患者さんは、もともとの健康な心を取り戻します。家族はそのことを信じ、患者さんの一時的な感情に巻き込まれず、落ち着いて、冷静に対処することが大切です。

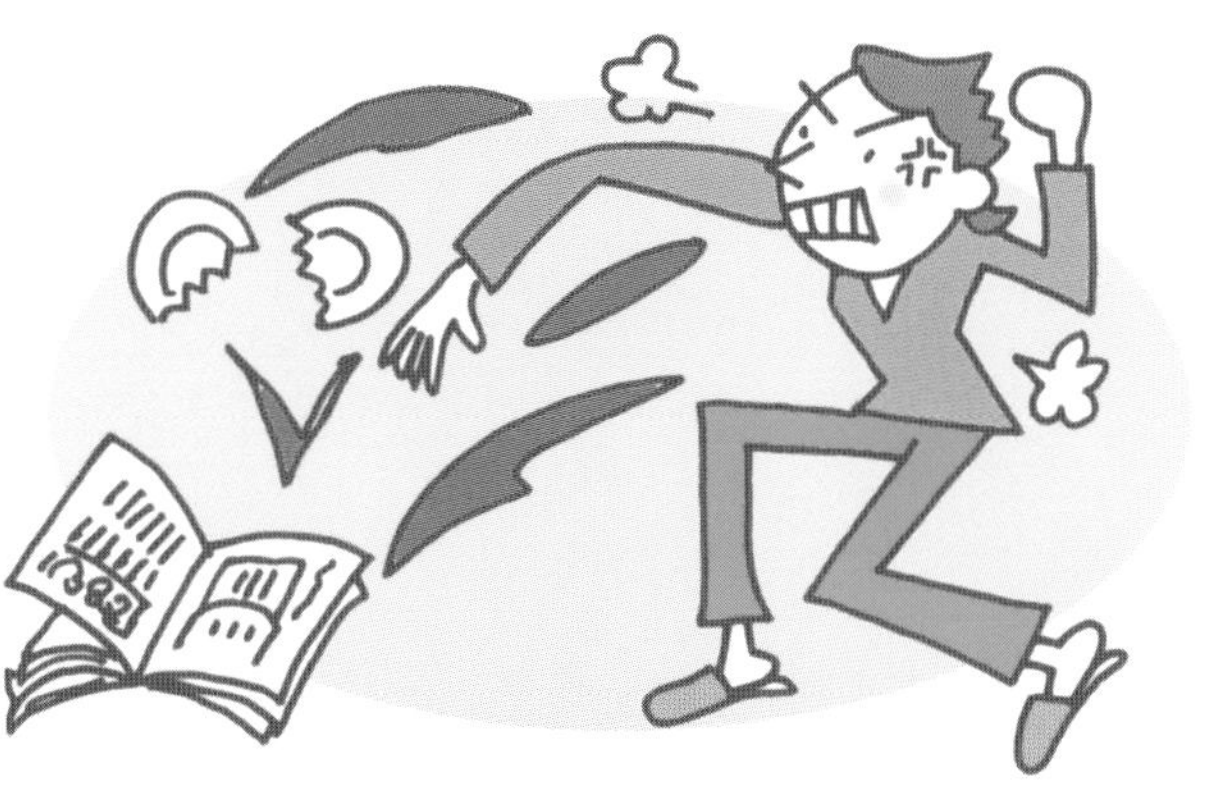

患者さんが突然キレたら

家族からすれば「そんなささいなことで」と思うようなことに、患者さんが並はずれて激しい反応をすることがあります。ある男性患者は、近所の赤ちゃんの泣き声を聞いて、「虐待されている」と思い込み、保健所に通報しました。パニック障害では、自他の区別が不明確になることがあり、他人のことでも「人のことだから」と割りきれないのです。このことを理解しない患者さんの家族は、「よその家のことなのに、差し出がましい」となじってしまいました。男性患者は、怒りが爆発して大声をあげ、家族もそれを受けていい返す……結局、大げんかとなり、男性患者は電話線を引きちぎって大暴れしました。

家族は、患者さんがどんなことで怒り発作を起こすのか学ぶ必要があります。わけもなく怒り出すこともありますが、そういう場合は、同じ土俵に立っていい返したりしてはいけません。そっと嵐が過ぎ去るのを待つのです。激情は、長くはつづきません。

患者さんは怒り発作がおさまると、「ばかなことをした」「申しわけないことをした」と激しい自己嫌悪におちいり、うつ状態になる人もいます。また、人によっては、自分の行動をまったく覚えていない場合もあります。

覚えていない患者さんには、「このようなことをした」と、批判を加えずに事実だけを知らせてあげるのがよいでしょう。すでに十分反省している人には、少し時間を置き、「心配したよ」といってあげるのもよいでしょう。ただし、過去の行動に触れることで新たな傷をつくると思われる場合は、そっとしておきます。

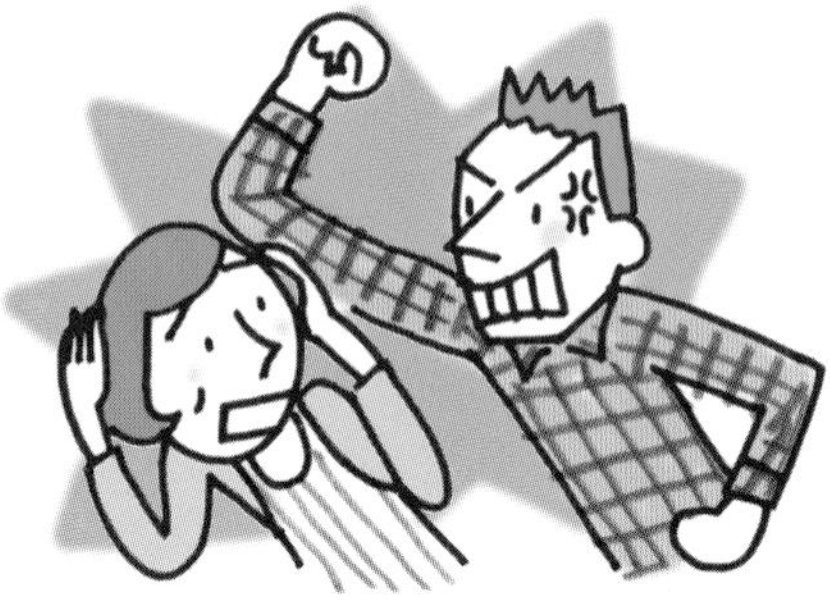

怒り発作への対処

●発作のときは、説得しても通じないことを知る
●相手が興奮しているときには、興奮で返さない
●しばらくしたらおさまるので、落ち着いて待つ
●暴力をふるいそうになったら、安全な場所へ逃げる
●怒り発作がつづくような場合は、医師に相談する

わがままで自己中心的な行動をしたら

気分反応性がある患者さんは、まわりの状況に反応して気分が激しく浮き沈みします。少しでもいやなことがあると、はたから見れば、ごくささいなことでも激しく反応して、気分がふさぎ、落ち込みます。一方、自分にとって楽しいこと、好ましいことがあると、うつ症状が急に軽くなったり、消えたりします。

さっきまで立ち上がるのもつらく横になっていた患者さんが、友人から電話がかかったとたんに嬉々として長話をしたり、好きなテレビ番組を楽しそうに見ていたりすると、周囲の人は、何と自分勝手でわがままだろうと思います。事情がよくわからないと、わざとやっているのかと誤解することもあるかもしれません。

こういった自己中心的な行動に対しては、「何をしているの」「具合が悪かったはずでしょう」などとしかるのは、かえって逆効果です。非難や叱責は、患者さんの感情をいたずらに刺激して、症状はますます悪化します。

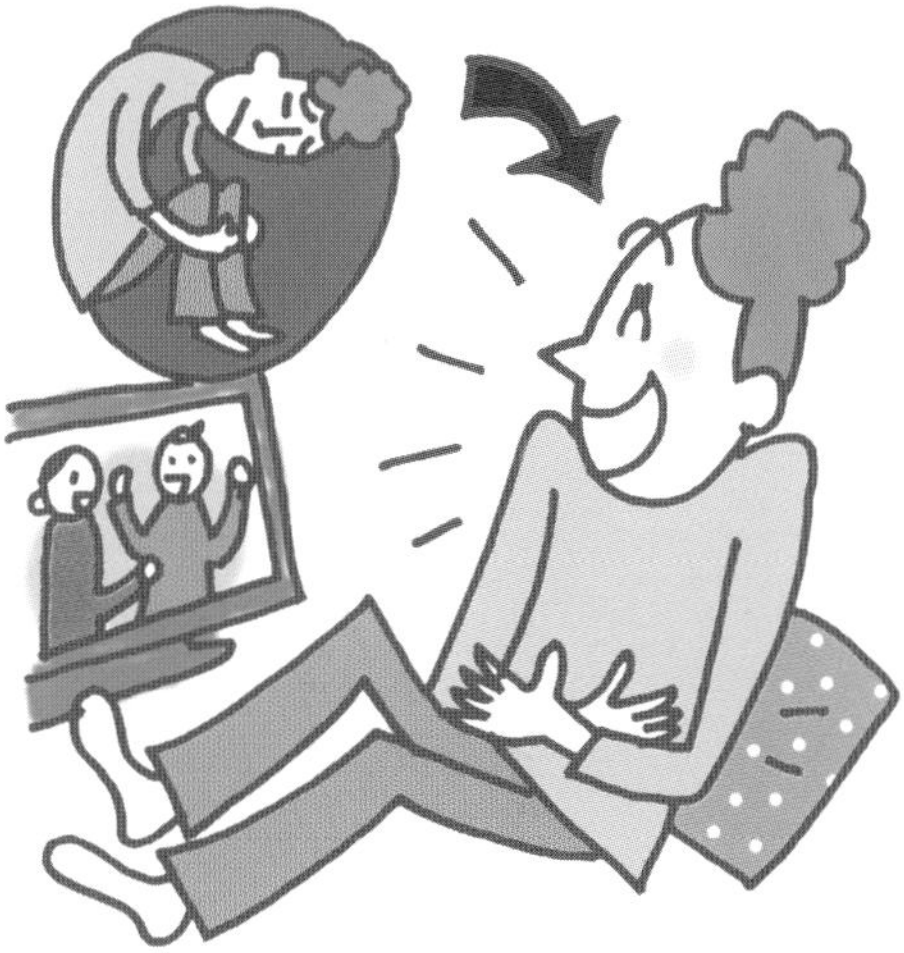

ただし、自己中心的な行動は、患者さん自身の社会生活にとって大きなマイナスとなります。そのことを教え、よい方向へと導くのは、家族の役割です。本人の気分が落ち着いているときを見はからい、「あなたの行動は、はたからはこのように見える」と客観的な視点からアドバイスをすることが重要です。

自己中心的な行動への対処

- 患者さんは病気のために感情が敏感になっていることを理解する
- わがままな行動に対して、非難したり叱責しても、症状を悪化させるだけと知る
- 激しい感情に対しては、理性や冷静さで対応する
- 社会生活を送る上でマイナスになる行動については、第三者の目で冷静にさとす

衝動的な行動をしたら

パニック障害の人は、長い間、不安や恐怖にさらされてきたことへの反動として、突拍子もない行動をすることがあります。それは、激しい精神的ストレスに対する、患者さんなりの「解消法」という面もあります。

ある男性患者は、突然大トカゲを飼いはじめました。これをきっかけに、彼は次々と爬《は》虫類《ちゅうるい》を購入。家の庭に動物舎までつくってしまいました。

買い物に走る患者さんもかなりいます。ものを買うことの快感、買ったものを手元に置いて所有物にする満足感、買い物へ出かけるときの気分転換など、買い物によって患者さんにはさまざまな高揚感が生まれ、それが不安解消になるのです。

ある女性患者は、ギャンブルに走って、家庭で一騒動になりました。その女性は行動療法で広場恐怖症を克服し、はじめて訪れた場所が競馬場でした。そこで競馬の楽しさにめざめ、半年で数百万円をすってしまったのです。

これらは不安状態への反動的な行動ですから、多くは一過性のものです。経済的な問題が生じた場合など、家族は対応に追われ大変ですが、やがておさまります。危険行為に注意しながら、冷静に見守っていく姿勢が求められます。

ただし、一つだけ注意しなければならないことがあります。衝動的な行動をする患者さんには、「双極《そうきょく》性障害（躁《そう》うつ病）」が併発している場合があるのです。双極性障害は、躁状態とうつ状態をくり返す病気ですが、躁状態のときに危険をかえりみない行動をすることがあります。米国の統計では、パニック障害にうつ病が併発すると、その４分の１は双極性障害の可能性があると報告されています。激しく動きまわる（過活《かかつ》動《どう》）、感情のアップダウンが激しい、といった症状が見られたら、医師に相談する必要があります。

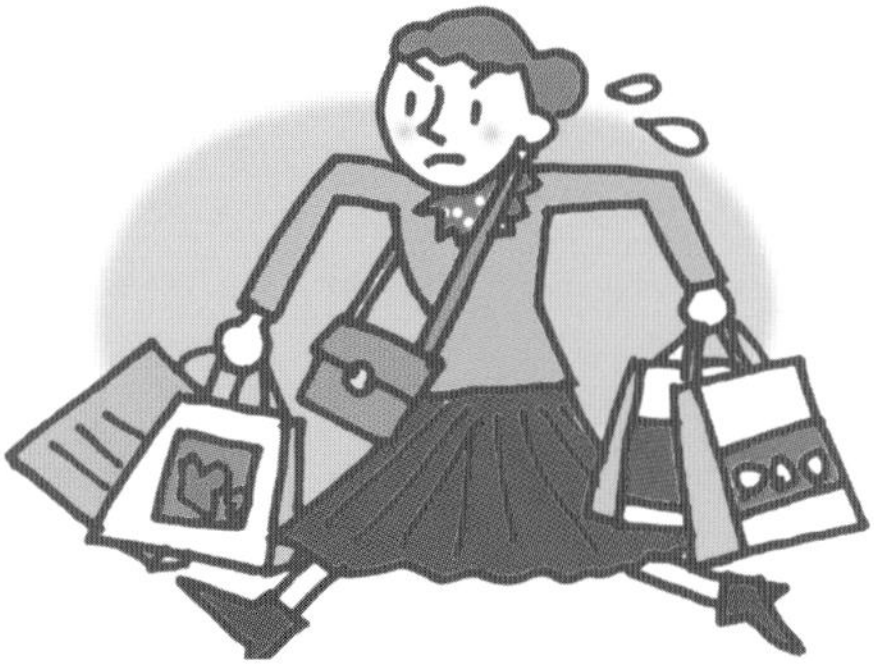

衝動的な行動への対処

- ●ほとんどは一過性のものなので、危険行為に注意をしながら見守る
- ●経済的なトラブルには、あらかじめ対処も必要。お金の管理は家族がする
- ●双極性障害を併発している可能性を感じたら、医師に相談する

■ パニック障害について相談できる窓口

家族は、患者さんへの対応やケアで困ったときは一人でかかえ込まず、担当の医師や臨床心理士などに相談しましょう。ほかにも、以下のような機関で相談できます。

●精神保健福祉センター

地域によって精神保健センターなど、呼称が少し違いますが、全都道府県にそれぞれ1カ所設置されている公的機関で（複数のところもある）、地域住民の精神医療情報を把握しています。心の病気の予防、医療機関の紹介ほか、さまざまな相談にのってくれます。精神科医、精神保健福祉士（精神科ソーシャルワーカー）、臨床心理士など、心の健康の専門家が対応します。電話相談や面接相談は無料（診察には費用がかかる場合も）。

●保健所

各地の保健所では、心の病気への取り組みも行っています。精神保健福祉センターが遠い場合は、保健所でも地域の精神医療情報を把握していますので、利用するとよいでしょう。電話相談を受け付けているところもあります。

●一般社団法人　日本臨床心理士会

臨床心理士の全国組織です。ホームページには各都道府県の臨床心理士の一覧、カウンセリング施設検索「臨床心理士に出会うには」などが掲載されています。臨床心理士に心理的な相談ができる無料電話相談も行っています。

☎03－3813－9990（祝日を除く）

午前9：00～12：00（金曜日）／夜間19：00～21：00（月曜日～金曜日）

●NPO法人　全国パニック障害患者の会

2001年にNPO法人に認可されたパニック障害の患者会です。会員は1000名以上おり、会員の症状にあわせてサポートするなど、きめこまかな活動をしています。相談窓口は設けていませんが、ホームページでは、患者さんに支持されている病院・クリニック、カウンセラー、理・美容院などを紹介していますので参考になります。

自傷行為への理解と対処法

Point

- ▼自傷行為をするに至った患者さんの心を理解してケアをする
- ▼患者さんは「助けて」のサインを出していると受け止める
- ▼自傷行為が自殺に発展しないように、患者さんの行動に気を配る

自傷行為は「助けて」というサイン

パニック障害は、ほかの精神疾患とくらべると、自殺をはかる人は少ないといわれています。

しかし、「自殺を考える率（生涯自殺企図《きと》率）」はうつ病とあまりかわりなく、さらに、**パニック障害にうつ病（パニック性不安うつ病）を併発すると、自殺企図率は3倍にもなります**（左ページのグラフ参照）。

ただし、自殺企図（自傷《じしょう》行為）と自殺は違います。パニック障害の場合は、実際に自殺をはかるというよりも、死にたいほどつらいという思いが一時的に強まって自傷行為をしてしまうと考えられるのです。

自傷行為は、自分で自分を傷つける行為です。日本ではリストカット（手首を切ること）が多いのですが、ほかにも、「皮膚に爪を立ててかきむしる」「腕を歯でかむ」「皮膚にタバコの火を押しつける」「壁に頭を打ちつける」「薬を大量に飲む」といった行為もあります。

パニック障害にうつ病を併発すると、なぜ自傷行為をする率が高くなるのでしょうか。これには、パニック性不安うつ病の「不安・抑《よく》うつ発作」が関係しています。

不安・抑うつ発作におそわれると、患者さんは、それまでの精神状態のスイッチが切りかわって、別の精神状態に入り、まるで別人のようになります。涙をぽろぽろと流したり、「だれも私のことを理解してくれない」「私は世界一不幸だ」と絶望したり、不安や焦燥感が強くなって、それをまぎらすためにさまざまな衝動的な行動をとります。その一つが自傷行為なのです。

■ パニック障害にうつ病を併発すると自殺願望が高くなる

自殺を考える割合（生涯自殺企図率）の違い

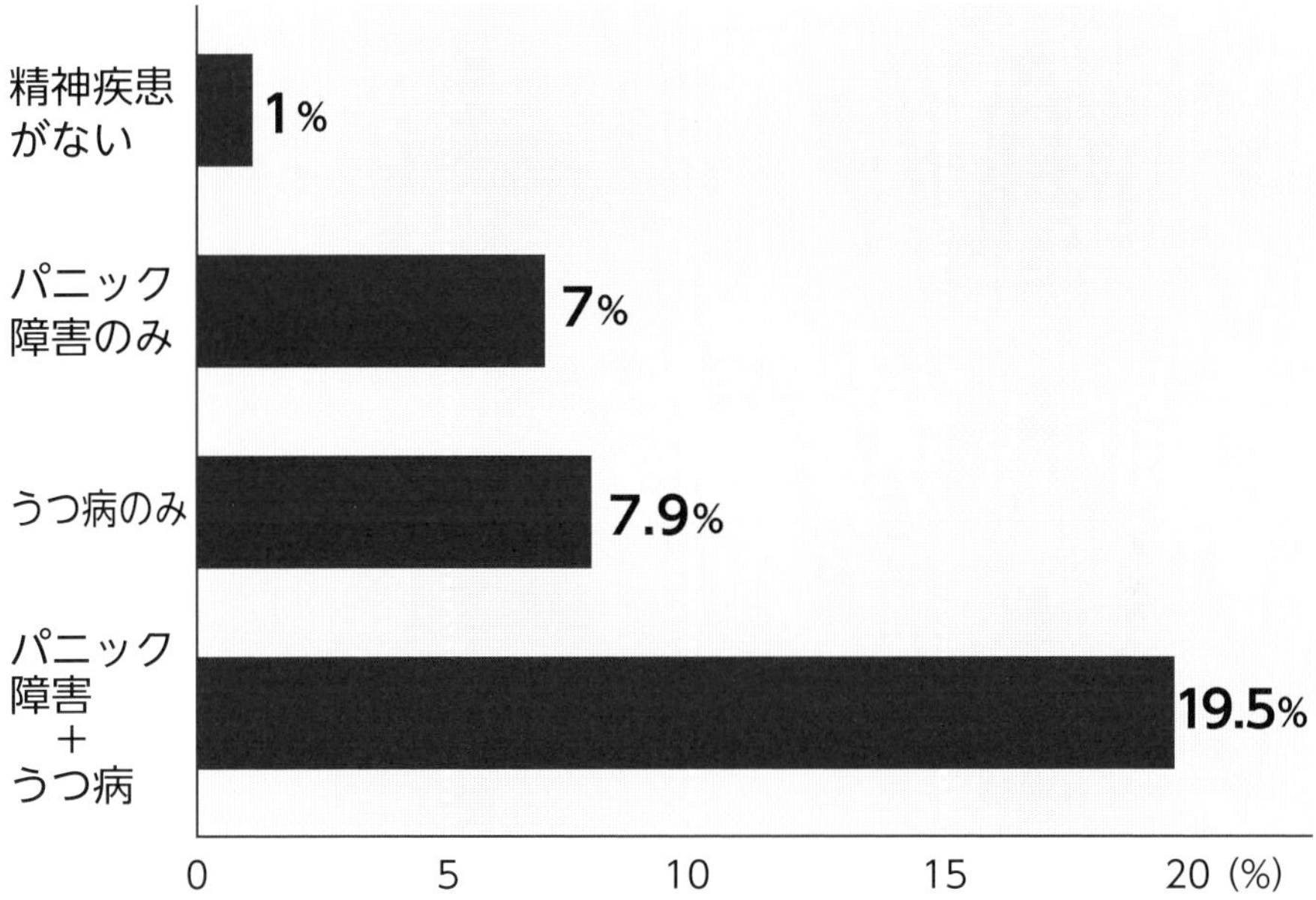

「生涯自殺企図率」とは一生の間に自殺をしようと考える割合のことで、精神疾患を持たない人はわずか1%ですが、精神疾患を持つと割合が上昇します。パニック障害だけの場合は7%、うつ病だけの場合は7.9%ですが、パニック障害にうつ病を併発すると19.5%と、3倍近くにふえます。

自傷行為は、実際に死ぬつもりで行うわけではないといわれます。しかし、自殺の危険性がまったくないわけではありません。**自傷行為をくり返す人は、そうでない人よりも自殺で亡くなる割合がずっと高い**という研究報告もあります。将来、実際に自殺に発展するケースがないとはいえないのです。

家族などまわりの人は、こうした自傷行為にショックを受け、あわてたり心配したりします。しかし、大切なことは、自傷行為をするに至った患者さんの気持ちを理解することです。「どうせ本気ではないのだから」「心配してもらいたいからだろう」などと安易に片づけることは、決してしてはいけません。

自傷行為は、患者さんからの「助けて」のサインと受け止め、患者さんの心のケアに気を配ることが必要です。

●自傷行為を防ぐ対処をする

1 注意したい時間帯

不安・抑うつ発作は、多くの場合、夕方から夜にかけて、特に自分の部屋にいるときに起こります。心の変化はわかりにくいのですが、目に見えてわかる変化としては、わけもなく涙をぽろぽろ流したりといった、急な気分変調です。落涙《らくるい》は女性に多いのですが、男性でも起こります。

2 言葉をかける

リストカットをした患者さんには、「どうしてそんなことをしたの」としかるのではなく、「それほどつらかったのね」という言葉をかけましょう。患者さんの苦しさのすべては理解できなくても、「わかろうとする」ことはできます。「つらかったのね」という言葉には、家族の思いがこもっており、それは患者さんにも必ず伝わります。それが、自傷行為を防ぐ抑止力にもなります。

3 衝動的な行動にも注意する

助けを求めるサインとしての自傷行為ではなく、怒り発作が激しくなって攻撃性が高まったとき、患者さんが衝動的に自殺してしまうことがありますので、注意が必要です。

4 医師に相談する

心配な場合は、医師に相談して、不安・抑うつ発作を改善する治療を受けます。薬は、パニック障害の薬（抗うつ薬と抗不安薬）をベースにして、眠気や倦怠《けんたい》感には三環系抗うつ薬、気分の変動には気分安定薬、興奮には鎮静作用のある抗精神病薬などを使います。また、認知行動療法も効果があります。特に、自責感の改善に有効です。

患者さんを助けるための理解と対処のポイント

●患者さんの心を理解する

1 苦しさから逃げたい

自傷行為は、患者さんが不安・抑うつ発作に耐えられず、その苦しみから逃れるためにとる行動です。この発作では、情動が激しく動きます。特に、「自分は不幸だ」「自分だけが取り残されてしまった」「こんな病気になって無念だ」「○○さんは何と恵まれているのだろう」……というように、自己憐憫《れんびん》、嫉《しっ》妬《と》、絶望、焦燥《しょうそう》など、マイナスの情動が次々とわき起こり、患者さんは押しつぶされそうになっています。

2 生きたいと思っている

自傷行為の中でも、リストカットは、自分に強い痛みをあたえ、生きていることを確かめる行為です。不安・抑うつ発作では、自責《じせき》感（自分の責任ではないのに責任を感じ、自分を責める）や、離人《りじん》症状（自分が自分でないような現実感を失う感覚）にも悩まされます。患者さんは、自分を傷つけることで、自分の「命」を感じ取っているのかもしれません。

3 わかってほしい

患者さんが自傷行為に走るのは、「死ぬほど苦しんでいる」ことをまわりに伝え、「わかってほしい」「助けてほしい」とサインを出すためです。

だからといって、「本気で死にたいと思っているわけではないのだから」と軽く考えてはいけません。理解されないことは、患者さんの孤立感を深め、自傷行為をくり返すことにつながります。自傷行為のたびに傷が深くなり、深刻な事態になることもあるのです。

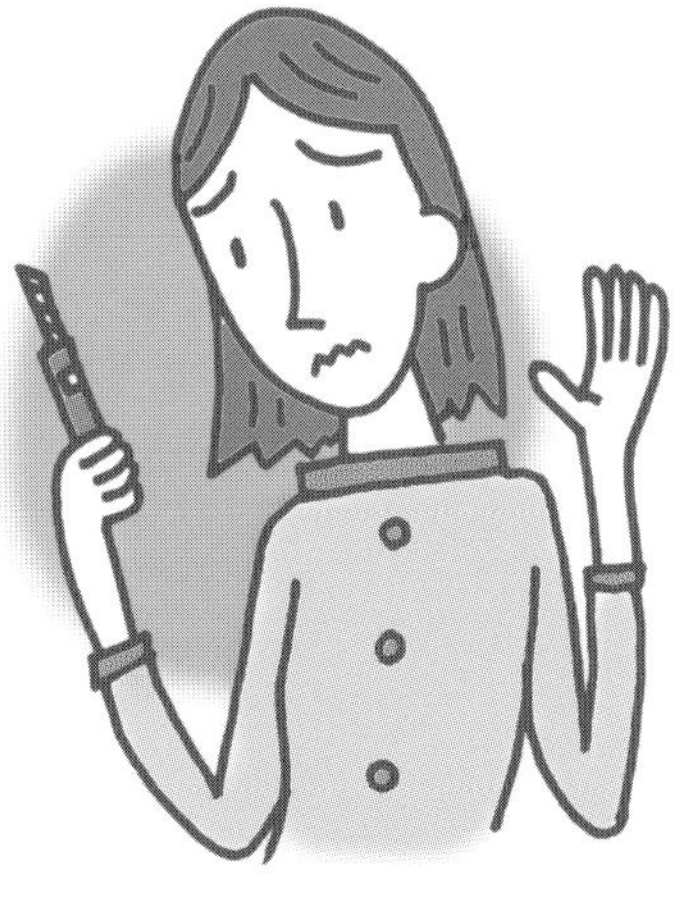

依存的な患者さんへの対処法

Point

- ▼できるだけ外出の機会をつくるため、最初は付き添う
- ▼自分だけで行動できるように導いてあげることも必要
- ▼助けてばかりいると、患者さんの自立の機会を奪うことにも

自分で行動できるように導くのも家族の役割

パニック障害の場合、「予期《よき》不安」があるため、70～80％の人は広場恐怖症になるといわれます。広場恐怖症は、「すぐに逃げられない」、または「助けを求められない」場所や状況に身を置くことに恐怖を感じる病気で、ひどくなると、家から一歩も外に出られなくなります。

パニック障害の人は、発作のおそろしさから身を守るために、家族や友人・知人などまわりの人に保護を求める気持ちが強くなります。これが習慣化すると、しだいに依存的になっていきます。

広場恐怖を持つ人は、常にだれかがそばにいないと不安で仕方がなくなります。一人では家にいられなくなり、外出するときは、家族など親しい人の付き添いが必要になってきます。このように、**広場恐怖症は、本人だけでなく、家族などまわりの人にとっても試練を強いられる病気**なのです。

広場恐怖があり、一人で外出できない患者さんには、はじめは家族が付き添う必要があります。家に引きこもったままでいるより、少しでも多く外出の機会をつくってあげることが、広場恐怖症の克服にも役立つからです。

しかし、広場恐怖症は、いつまでも家族などがつきっきりでカバーしていては、治療につながらないだけでなく、人生の大半を病気をかかえたままで過ごさなければなりません。

患者さんを助けてあげることは、実は「やさしさ」ではなく、**患者さんから自立の機会を奪ってしまうことにもなる**ということを知る必要が

■ パニック発作と不安の変化

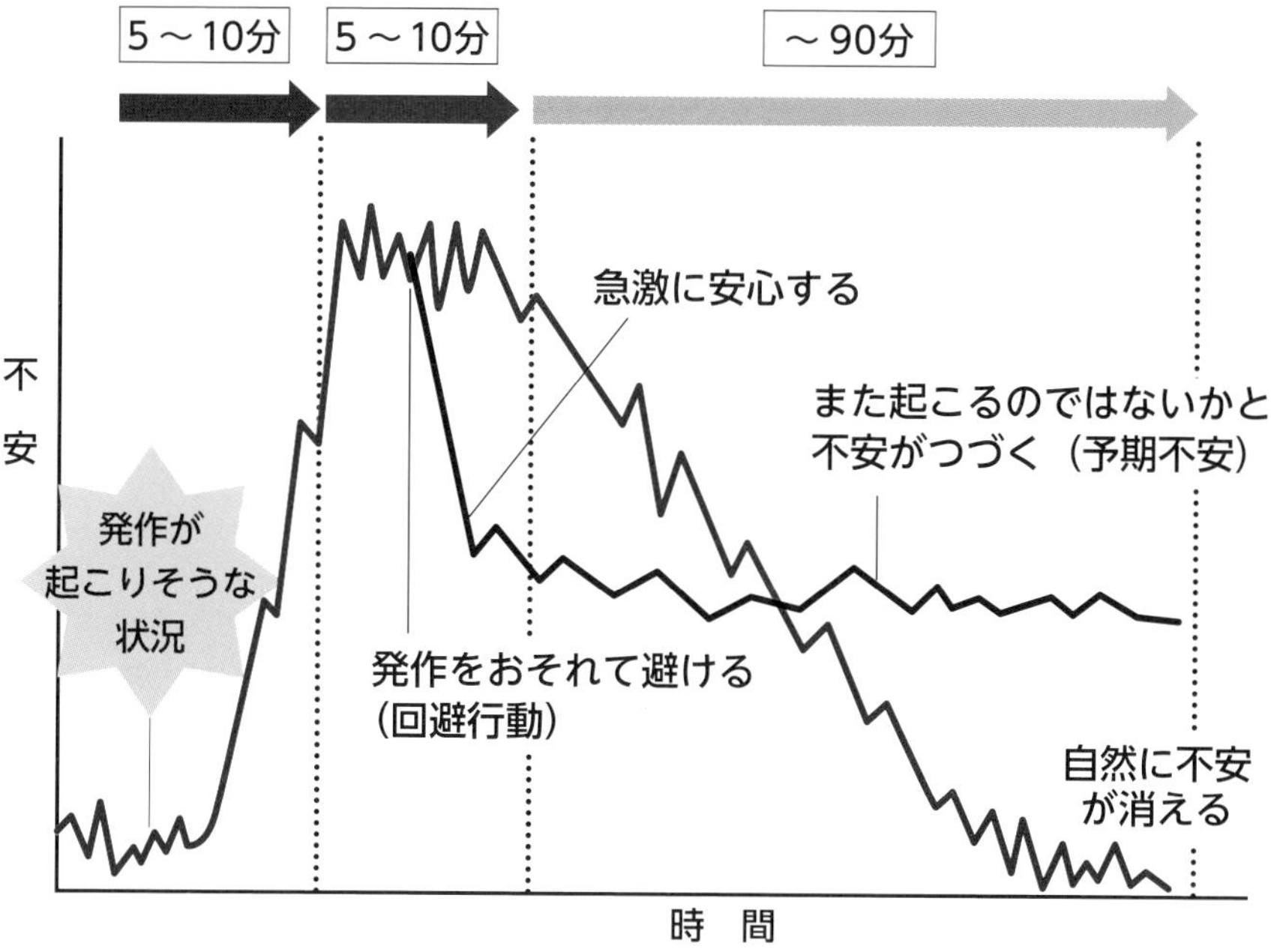

（坂野雄二）

- 発作が起こると不安は数分でピークになりますが、激しい不安はいつまでもつづきません。
- 時間の経過とともに、不安は少しずつ軽くなります。不安がつづくのは短い場合は5分、長くても90分程度です。
- 不安がおさまる前に逃げ出すと、一時的には軽くなりますが、結局不安は解消せず、それが予期不安となって、次の発作につながります。逆に、がまんをして不安が軽くなるのを身をもって経験すれば、その経験は積み重ねていくことができます。
- こうした不安の経過を理解していれば、曝露《ばくろ》療法にチャレンジしやすくなります。

あります。患者さんのつらい症状に理解を示しつつも、できるだけ一人で行動できるように導いてあげることも、家族の大切な役割なのです。

● いっしょに喜ぶ

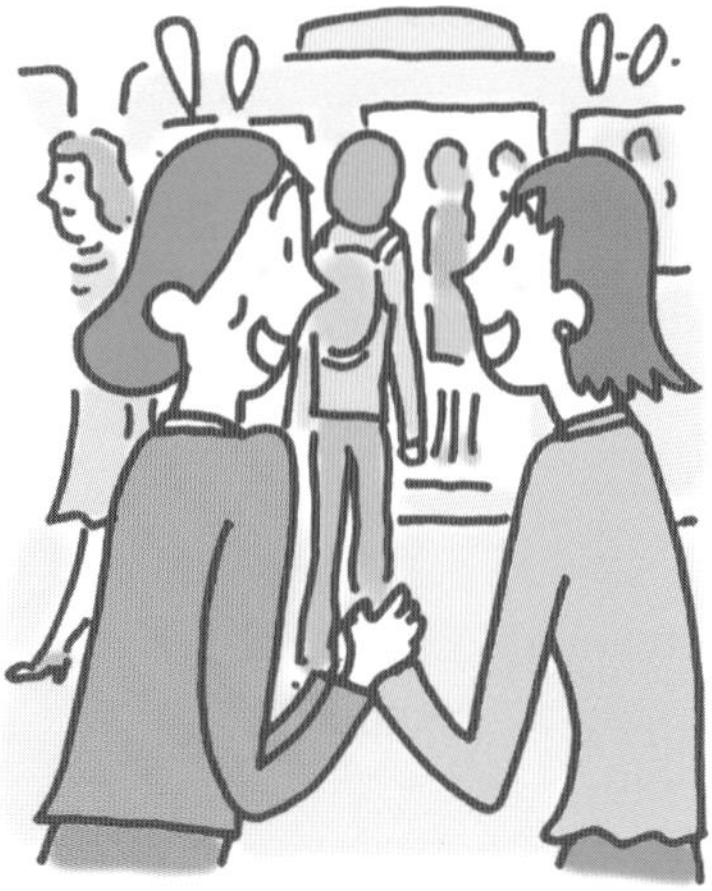

患者さんは「こわい」と思っている場所へ自分から向かっていくわけですから、いかに不安感や不快感を克服するかがポイントです。最初は苦痛でも、行動することで不安感や恐怖感が軽くなれば、曝露療法は一段階進みます。たとえば、「地下鉄に乗ると必ず発作が起こると思っていたのに、実際に乗ってみたら起こらなかった」という経験が大切なのです。家族は、患者さんができたことに拍手を送りましょう。喜びを家族と共有できれば、患者さんにとっても大きな励みになります。

● プラスの評価をする

認知行動療法は、不安のレベルが低い場面から行い、だんだんレベルを上げていきますが、上がっていかなくてもマイナスの評価をしないようにしましょう。認知行動療法で大切なのは「プラスの評価」です。たとえば、電車に乗れなかったら、「電車を見に駅まで行って帰ってくる」といった目標にかえます。それでも、行動しないよりはずっといいのです。家族は、患者さんがチャレンジしたことを評価しましょう。

● 経験は糧になると伝える

認知行動療法（曝露療法）は、一時的にあと戻りすることがあります。体調をくずしたり、生活のリズムが変わったりして、思うように行動できず、症状が再燃《さいねん》することもあります。それでも、それまで積み重ねてきた経験はムダにはなりません。必ず糧《かて》になっていると、患者さんに伝えましょう。そして、患者さんが自分の足で歩けるようになるまで見守ってあげましょう。

認知行動療法に取り組む患者さんを励まし、協力する――

● 治ってほしいという思いを伝える

家族がいつまでも甘やかしていては、なかなか患者さんは自分の足で歩こうとはしません。不安や恐怖への理解を示しながらも、断固とした態度が必要です。患者さんへ、「治ってほしい」「一人で行動できるようになってほしい」と伝えつづけましょう。

● 治療への「モチベーション」をつくる

広場恐怖症は、治療をすれば治すことができます。特に、認知行動療法が有効です。治療の効果を上げるためには、「早く治して、好きなことがしたい」というモチベーション（動機づけ）が必要です。たとえば、好きな芝居を電車に乗って観にいく、といったことでもよいでしょう。家族なら、患者さんの「やりたい」ことがわかりますから、その望みをかなえるためにも治療しましょうと説得します。

● 曝露療法に協力する

認知行動療法では、「曝露《ばくろ》療法（エクスポージャー）」が中心となります。これは、患者さんが「こわい」「苦手」と思っている場所に、少しずつ慣れていって、「だいじょうぶだった」という経験を積み重ねていく療法です。この療法では、難易度が低い順から行動目標を決めチャレンジしていきます。いつも付き添っていた家族なら、患者さんの行動範囲もわかりますから、目標づくりに協力できます。最初はいっしょに行動するのもよいでしょう。しだいに患者さんが一人で行動できるようにしていきます。

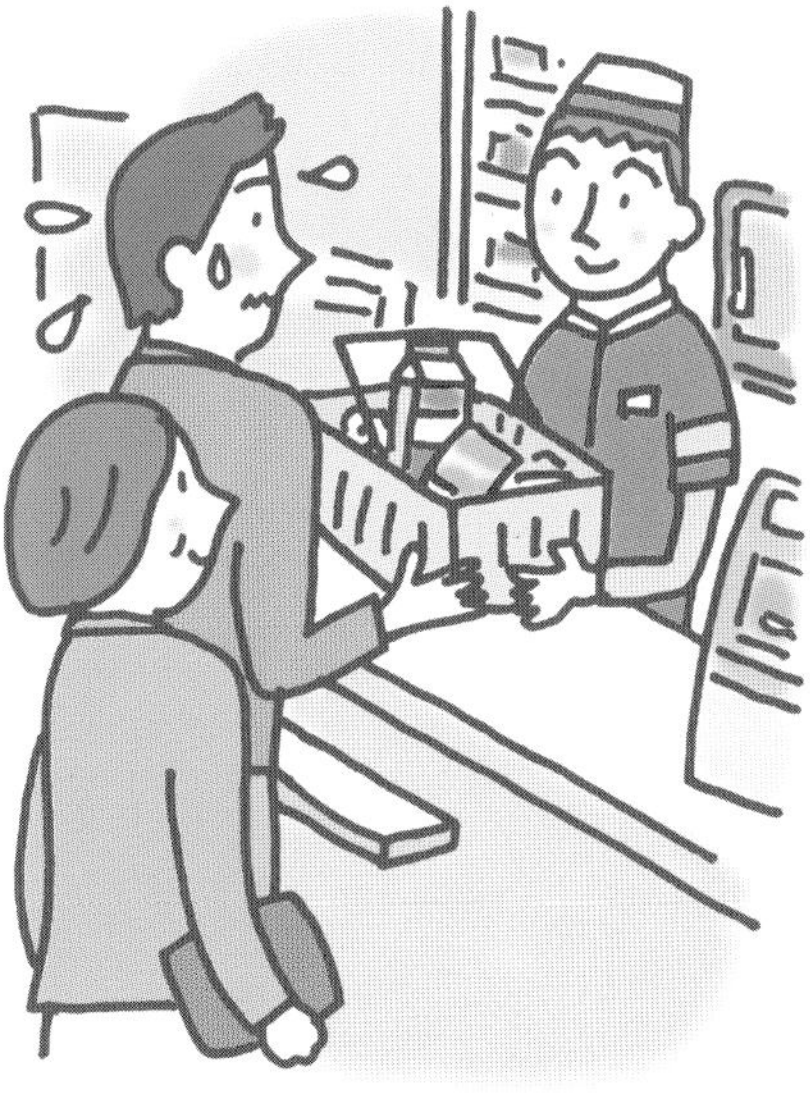

恋愛は、病気にどう影響するか

Point
- ▼感情が過敏になっている患者さんに、恋愛は大きな影響をあたえる
- ▼恋愛の複雑な人間関係は、患者さんにはストレスになりやすい
- ▼ときには病気の経過にもかかわるので、家族は注意深く見守る

傷つきやすい心には恋愛もストレスになる

精神医療の世界では、**恋愛や結婚は（関連して、出産・子育ても）、心の病気を持つ患者さんに大きな影響をあたえる**といわれています。

パニック障害を見ても、いくつか問題が生じる可能性がありますので、考えてみます。

一つは、パニック障害の人が持つ感応性《かんのう》の高さです。つまり、相手の人の気分に影響されやすいのです。ある患者さんは、電話の相手がパニック発作を起こしたため、それにつられて自分も発作を起こしてしまいました。そういったことが十分起こりうるのです。そのため、医師の中には、パニック障害の患者さんどうしの恋愛は、少なくとも病気が回復するまでは待ったほうがよいという考えを持つ人もいます。

また、パニック障害の人には、対人恐怖的な心の動きがあります。病気によって過敏になっている心は、人間関係に傷つきやすい傾向があるのです。特に、恋愛での複雑な駆け引きなどは、患者さんにとっては大きなストレスとなります。

さらに、パニック障害には、感情のアップダウンが激しい「気分反応性」という特徴もあります。恋愛で舞い上がった高揚感が強ければ強いほど、失恋の痛手は、はたで考えている以上に大きくなります。恋愛が順調にいっているときは、症状が消えてよくなったように見えても、失恋したとたんに発作がぶり返し、病状が以前より悪化してしまうというケースも少なくありません。

こうした、さまざまなリスク因子が、パニック障害の人の恋愛にはあ

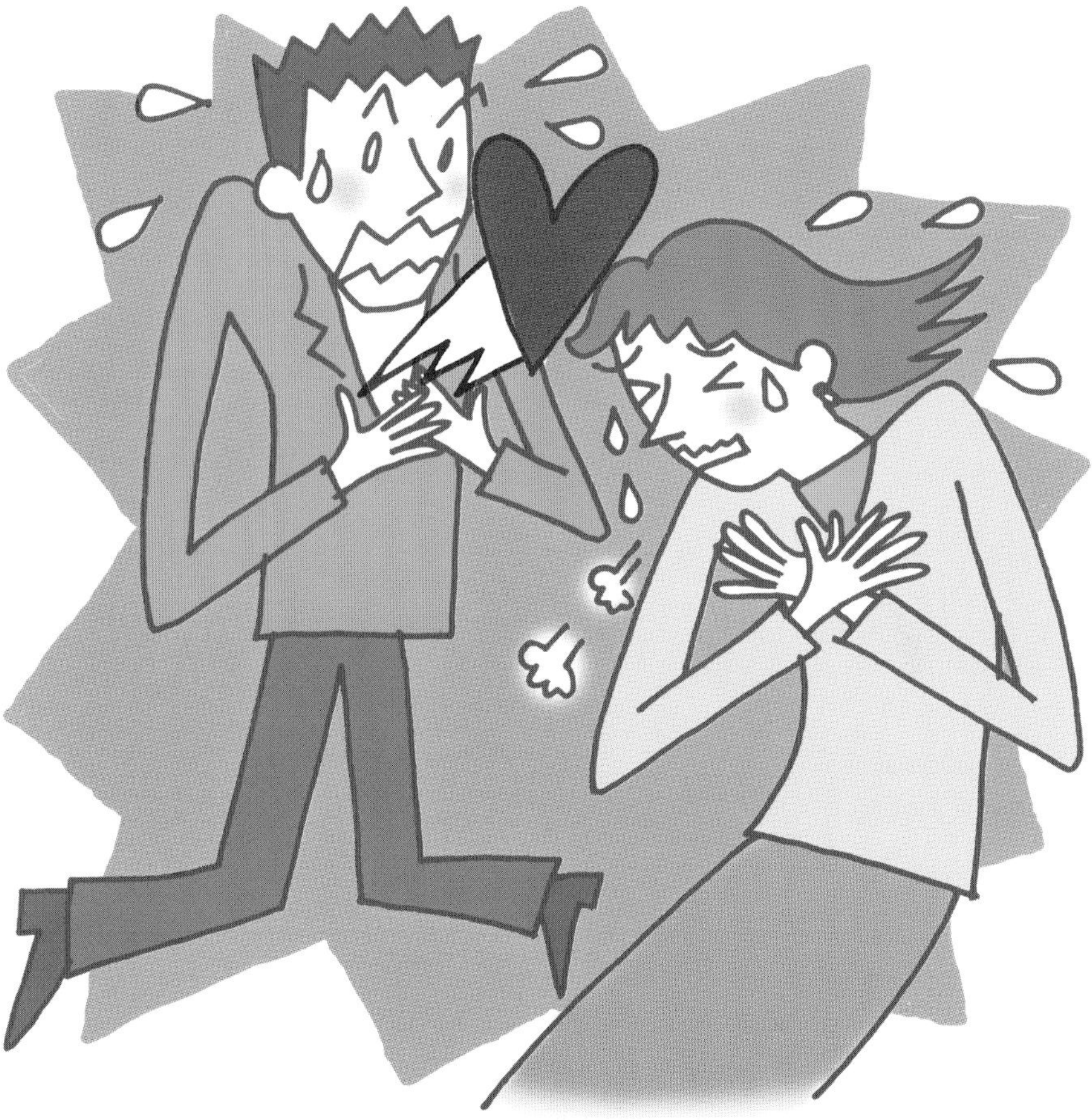

ります。ただし、リスクが大きいから、恋愛はいったんお休みにしたほうがよい、ということではありません。よいパートナーを得て、精神症状が改善する患者さんもたくさんいるからです。恋愛や結婚が病気におよぼす影響のことは、一概にはいえず、プラスにもマイナスにも働く、としかいえないのが実際です。

家族がコントロールできることではありませんし、患者さんにしても、家族が口を出すことではないという思いがあるかもしれません。

ただし、こういったさまざまなリスクがあることは、本人も家族も知っておいたほうがよいでしょう。

そして、**患者さんがダメージを受けたときに、家族もいっしょに落胆しないようにすることも大切**です。患者さんの症状が悪化する場合がありますので、家族は注意深く見守る必要があります。

インターネットにはまったら

Point
▼患者さんがネットにはまる根底には、何かをしていないと不安な気持ちがある
▼ネットショッピングにはまっていないか、預金口座などをチェックする
▼患者さんを仮想世界から現実の世界へと引き戻す工夫をする

ネットも、患者さんのストレスになりやすい

パニック障害の患者さんの中には、「はまりやすい」人がいます。度を越して熱中してしまうのです。

こういうタイプは、病気になる前は、仕事をバリバリとこなして、事業を広げていくような、いわゆる成功者に多く見られます。

彼ら（彼女ら）は、病気になっても仕事はやめようとしません。**何もしていないことが不安でたまらないのです。**

しかし、どんなに活動的な人でも、広場恐怖症が進むと、行動が制限され、家にこもりきりになることがあります。そのような状況のとき、もっともよくはまるのが、インターネットなのです。

インターネットの世界なら、24時間いつでも入り込めます。昼夜逆転の患者さんには、それがまた「はまりやすい」一因となります。

ある患者さん（主婦）は、パニック障害になってからというもの、日中はベッドで横になって過ごし、夜になるとインターネットに向かう生活になりました。そして、しだいにアクセサリーのネット販売にはまり、10数万円もする指輪やネックレスを次々と購入。使ったお金が200万円近くになったところで、夫が気づき、大ごとになりました。

ほかにも、掲示板やツイッターで会話するうちに偽装恋愛におちいった女性や、「匿名掲示板サイト」で集中攻撃され症状が悪化した大学生など、いろいろな患者さんがいます。

のめり込みやすいパニック障害の人にとって、インターネットでの「会話」は、非常に大きな問題をは

らんでいます。
●インターネットでは、直接顔を合わせず、画面の上の言葉だけの会話です。閉じられた世界では、攻撃的なやりとりがあった場合、バランスをとる仲裁役がいないため、患者さんの感情は極度の刺激にさらされることになります。
●患者さんは部屋に閉じこもっているため、家族には何をしているかわからないことが多く、問題が起きていることに気づきません。

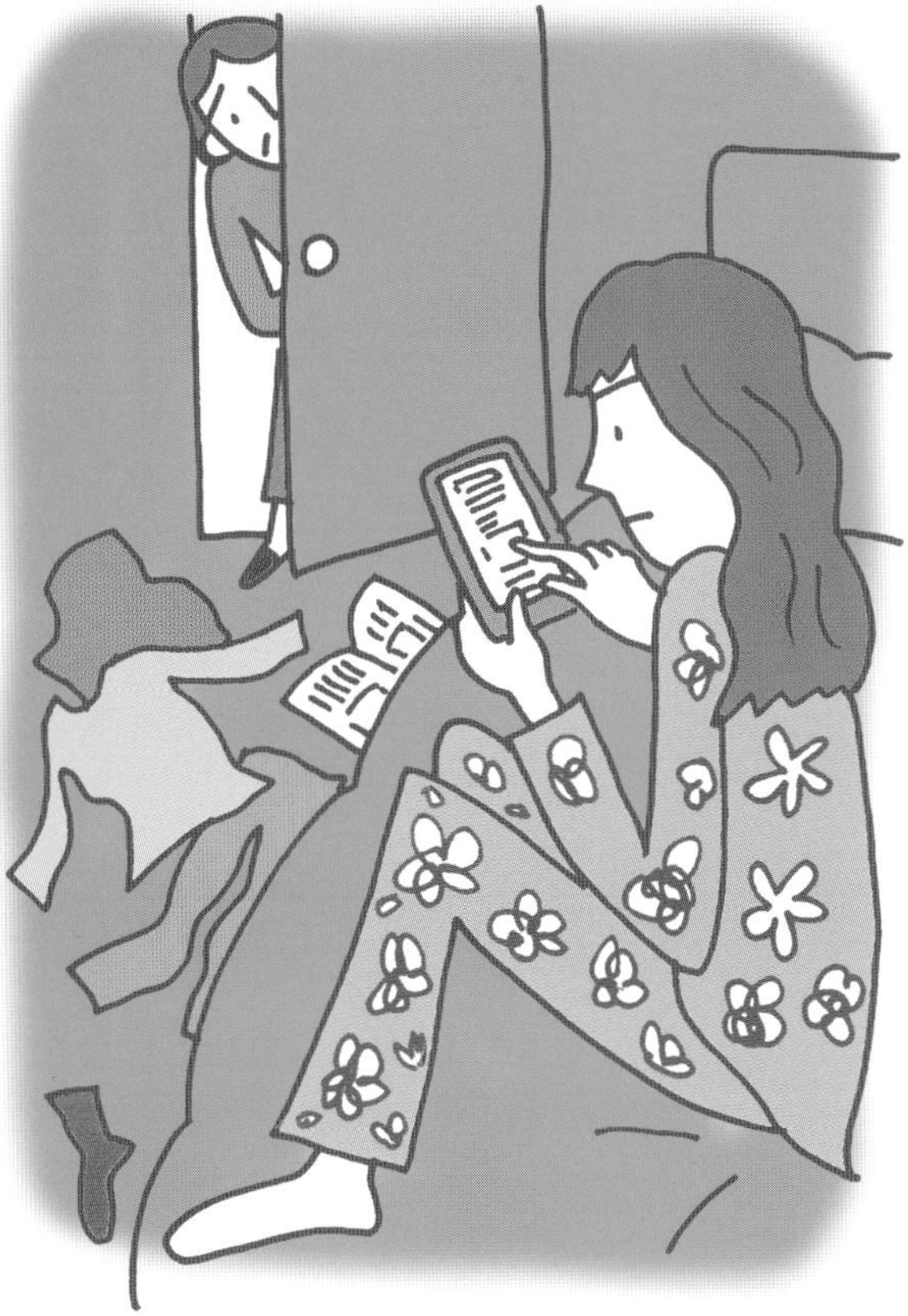

●パニック障害の人は、「環境」で生活リズムをつくっていくことが大切です。環境とは、人との出会い、家庭、遊び、仕事、温度、湿度、騒音などまで含みます。いってみれば、人間の営みのすべてが必要なのですが、インターネットの仮想の世界では、その環境因子が欠如しています。
●家族は、患者さんが部屋にこもってインターネットをしていたら、ときどきリビングに呼び、会話をしましょう。お茶などを飲みながら、庭をながめるだけでもよいでしょう。現実の生活に連れ戻してあげるのです。患者さんの心をいやす環境を、そういった形でととのえてあげることも大切です。
●家族と患者さんとで、インターネットをする時間帯を決めるのもよいでしょう。ネットはストレスになるので、病気にもよくないと説得してみましょう。

ゆとりを持ってケアをするコツ

Point
- 家族のストレスは、患者さんにも影響する。家族も上手にリラックスする
- やらなければならないことを整理して、ポイントをしぼる
- 一人でかかえ込まず、専門家の手や知恵を借りる

家族が疲れていては十分なケアができない

パニック障害の人にとって、家族はいちばん身近な存在であり、ケアをしてもらう中心人物です。いってみれば、**療養生活の空気をつくる**「キーパーソン」です。

その空気は、できればゆったりとおおらかなほうが、患者さんも安心して生活でき、自分がかかえる不安を小さくできます。

しかし、家族にしてみれば、問題が押し寄せてくるのに、いつもおおらかでいられるわけはないと思うかもしれません。

次に、いくつかコツを紹介しましょう。

●心にゆとりをつくるコツ

まず、やらなければならないことを整理してみましょう。

患者さんのための用事を第一にして、家庭のことは、必要性に従って、やらなければならないことの優先順位をつけていきます。

必要なことがしぼられると、作業の合間に余裕がつくれます。

●ストレスをためないコツ

家族にストレスがあると、態度や言葉の端々からもれて、患者さんにも伝わります。ストレスは、ゼロにはできなくても、自分で解消できる範囲にとどめるようにします。

また、自分なりのリラックス法を身につけることも大切です。患者さんといっしょに腹式呼吸をしてみるのもいいでしょう。

●自分だけの時間を持つコツ

1~2週間分の自分用のスケジュールをつくり、それに、患者さんから離れられる時間を組み込みます。

毎日ベッタリとそばにいて、全部の世話をしていては、患者さんの治ろうとする意欲や自立心を失わせます。週単位のリズムなら、患者さんにも家族がいない時間への対処ができます。家族はその時間を、趣味を楽しんだり、友人と会ったりすることに使えます。

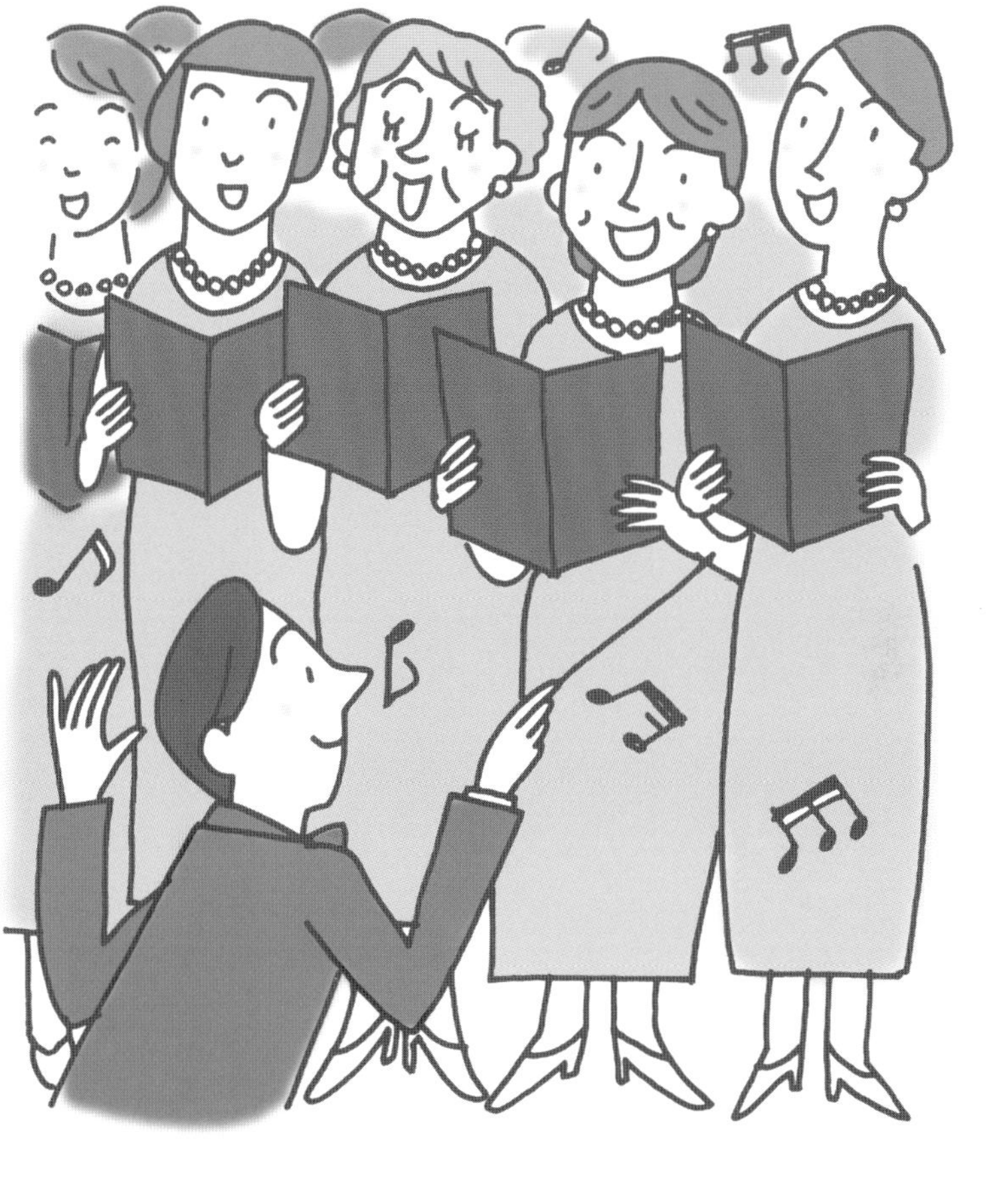

パニック障害は、回復までに年単位の時間がかかる慢性病です。家族は、自分の体や心も大切にしていかなければ、長期戦を乗り切れません。それには、たとえ短くても自分のために使える時間を大切にすることです。

●一人でかかえ込まないコツ

まじめな人ほど、さまざまな役割を一人でかかえてしまいます。あまりにも役割が多いと、気持ちに余裕がなくなり、肝心の患者さんへのケアに熱意が持てなくなることもあります。家族はあれもこれもと自分たちだけでかかえ込まず、公的なサポートサービスをできるだけ活用しましょう。

利用できる専門機関を139ページで紹介していますので、上手に活用するようにしてください。

仕事で悩む患者さんを支える

Point

- ▼パニック障害の人は、仕事を休むことがプラスにならない場合がある
- ▼働き方をかえ、セーブしながら仕事をつづけるという選択肢もある
- ▼家族は、患者さんがハードワークにならないよう見守り、治療に協力する

仕事をつづける場合は働き方を見直す

パニック障害の人には、〃がんばり屋さん〃が少なくありません。仕事にのめり込むと、ブレーキがきかなくなるタイプです。こういう人は、ぎりぎりまで無理をつづけるため、体も心も休まるひまがなく、疲労やストレスが極限までたまって、発症することがあります。

ある男性の患者さんは、夜中に発作を起こして救急車で病院に運ばれました。男性はそれまで、朝は6時前に家を出て、帰宅するのは深夜という激務が何年もつづいていました。

救急病院では、特に異常が見つからなかったため、少し息苦しい感じがあったものの、男性は仕事をつづけました。しかし、1カ月後に、また激しい発作が起こりました。パニック発作でした。

診断した医師は、「仕事をつづけられるかどうか」を気にかける男性に、次のような提案をしました。

●パニック発作は、これ以上無理をするのは危険だと体が送っているシグナルと考える。

●しばらく休職することを、選択肢の一つとして考える。

●仕事をつづける選択肢もある。その場合は、「働き方」を工夫したほうがよい。

男性に付き添って、医師の説明を受けた妻からは、こんな疑問が出ました。「たとえ休職をしても、復職してまた同じような働き方をすれば、病気がぶり返すのではないでしょうか」。妻は、夫の激務をずっと心配していたのです。

医師や妻の言葉を聞きながら、男性は「自分の働き方に問題があっ

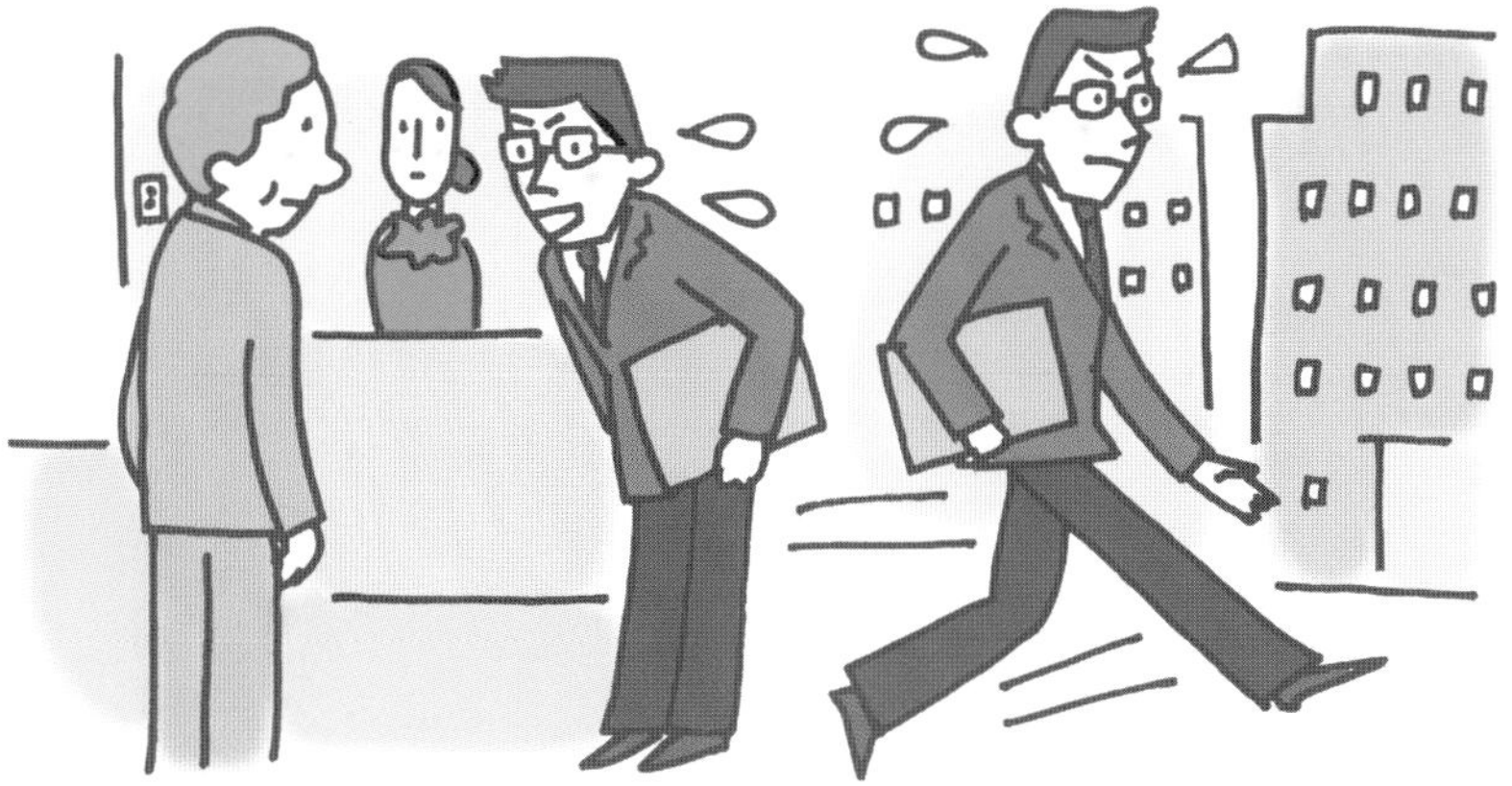

た」とつくづく感じたのでした。

結局、仕事の内容をかえ、仕事量を減らしてもらうよう、職場の上司と相談することになりました。

仕事をしないとますます落ち込む

いわゆるうつ病（定型うつ病）は、心と体のエネルギーが枯渇《こかつ》する病気です。エネルギーの充電が必要なので、治療の第一は、まず「休む」ことです。医師も休職をすすめます。

しかし、**パニック障害では、ケースバイケースですが、仕事をセーブしながら「働きつづける」ことも選択肢**になります。

パニック障害の人は、ものごとを悪い方向に考える傾向があります。仕事を熱心にしていた人ほど、休職したりすると、「自分はもうダメだ」とますます落ち込んでしまいます。そのまま辞職して、引きこもってしまうケースもあります。

この男性の患者さんに、医師が「セーブしながら仕事をする」選択肢を提案したのには、そういった意味合いもありました。

職場の協力を得るため同僚に病気を伝えるか

患者さんが上司に、「仕事の内容を見直したい」と相談すると、上司も妻と同じように、男性の働き方を心配していたことがわかりました。

男性はそれまで営業職でしたが、事務職へ異動し、勤務時間も定時に帰宅できるようにしてもらいました。

ただ、新しい職場でも、休日に会議や研修が行われることがありますし、出張もあります。体調を考えれば、同僚に協力してもらって、かわりに行ってもらう必要があります。

しかし、男性は、上司には病名を告げましたが、新しい同僚には知ら

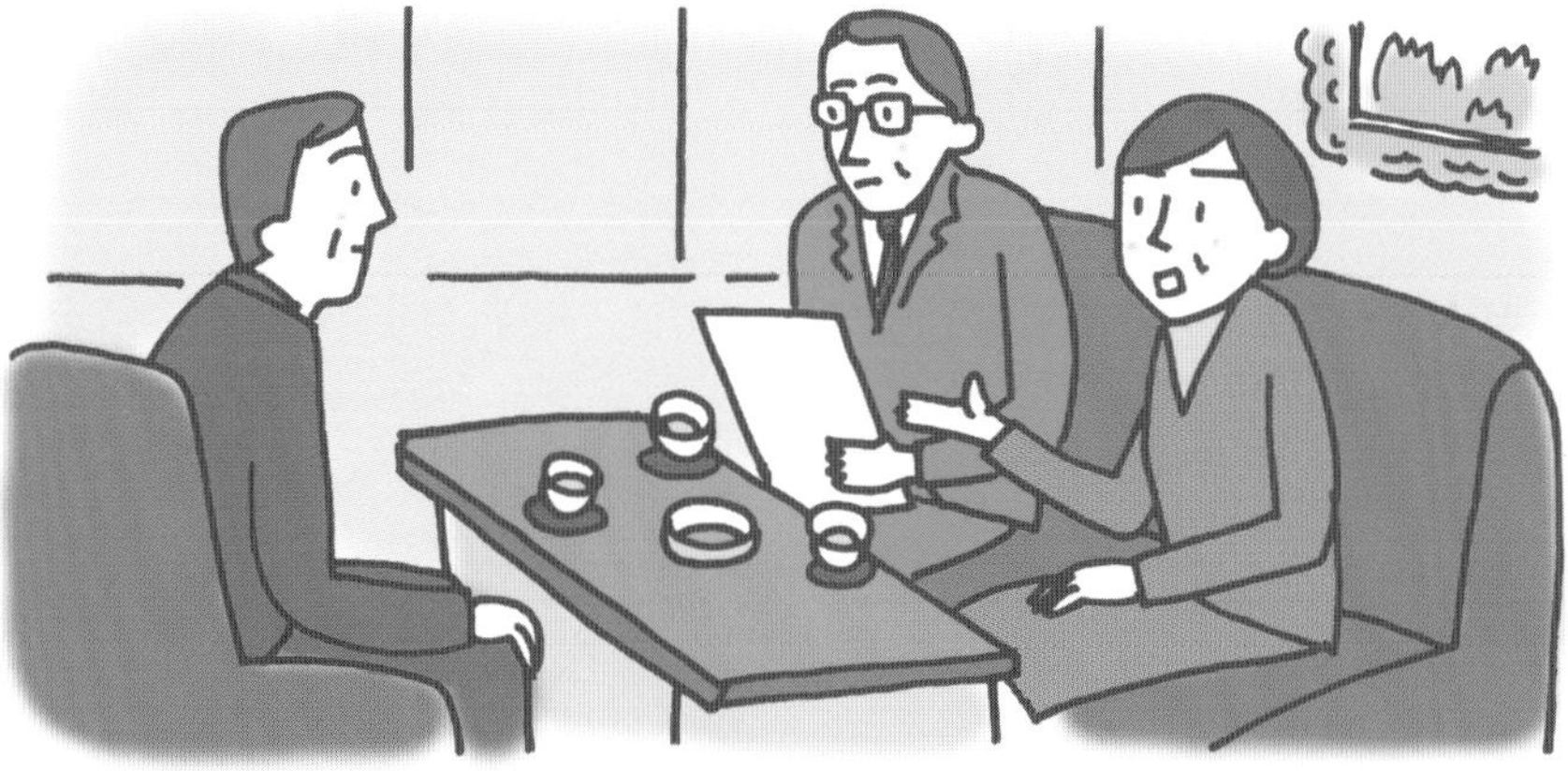

せたくないと考えました。こういった場合は、上司といえども本人の了解なしに、病気のことを他人に知らせることは控えなければなりません。
男性が新しい職場に慣れ、良好な人間関係がつくれるようになってから、少しずつ知らせていくということでもよいでしょう。
ただし、上司には、家族から（必要な場合は医師からも）、治療の経過などをきちんと説明するようにします。

病気が完全に治るまで治療はつづける

セーブしながら仕事をつづける場合も、休職してある程度回復してから職場に戻る場合も、いずれにしても治療はつづける必要があります。

パニック障害の治療は、日常生活が不自由なく過ごせるようになることが目標です。発作がおさまっているからと、患者さんがハードワークにならないよう、家族も十分に気をつける必要があります。

特に、休職から職場復帰した患者さんの場合は、復帰は大きな変化なので、その変化を乗り越えるためにも、医師の指示通りに薬を飲みつづけることが大切です。

仕事に戻ると、患者さんは忙しさのあまり、つい薬を飲み忘れてしまうことがあります。家族は、患者さんが医師の指示通りに薬を飲んでいるかどうかを見守り、もし飲み忘れているようなら、声をかけましょう。**薬の管理も、家族の大切なサポート**です。

また、症状の変化や副作用の有無など、家族は患者さんの様子をできるだけこまかく観察し、もし何か変化があればメモをしておいて、次の診察の際にそれを医師に伝えれば、対策を講じてくれます。

第6章

症例集……回復のプロセス

症例集

ケース1 性格が弱いといわれ、発作が止まらない男性

パニック障害は脳の病気ですが、男性の家族は性格や精神力の問題ととらえました。誤解されて苦しんだ男性は、医師の説明によって救われ、薬の効果も上がっていきました。

息子のパニック発作を父親は取り合わなかった

三朗さん（24歳・会社員）がはじめてパニック発作を起こしたのは、大学3年の秋でした。

そのころ、三朗さんの家では、高校生の妹が難病のため、手術の準備を進めていました。一家が緊張の中にあり、三朗さんも妹の病状を非常に心配していました。

手術の当日、両親や弟といっしょに待合室で待機しているとき、三朗さんは急に息が苦しくなりました。めまいや吐き気におそわれ、心臓がバクバクして口から飛び出しそうでした。

青ざめ、汗をびっしょりかいて突っ伏してしまった三朗さんに、家族は驚きましたが、発作は20分もするとおさまりました。「手術結果を待つ緊張感のためだろう」と、家族も三朗さんも、そう思いました。

しかし、発作は、その後もつづきました。三朗さんは、発作のことを家族にいえないまま、一人で耐えていました。

ある休みの日、また発作が起こりそうな予感（予期不安）におそわれ、三朗さんはベッドで横になっていました。そこへ父親が入ってきました。「休みだからって、寝てばかりいてはダメだ」という父親に、三朗さんはようやく、あれからも同じような症状があって具合が悪いと告げました。しかし父親は、「何を寝とぼけたことをいってるんだ」と、まったく取り合ってくれませんでした。

このままでは家族にも誤解されるだけだ、と思った三朗さんは、近くの心療内科を受診。パニック障害と診断され、抗うつ薬と抗不安薬の治療をはじめました。

脳の病気という医師の説明が救いに

薬を飲んでも、三朗さんの発作はなかなかおさまりませんでした。様

子を見かねた母親が、三朗さんに、別の病院の精神科を受診することをすすめました。

新しい医師との最初の面談で、三朗さんは自分の病気について、自問自答していた思いを語りました。

「やはり、性格や精神力が弱くてパニック障害になったのでしょうか。もっと強くなるように精神力を鍛えないといけないのでしょうか」

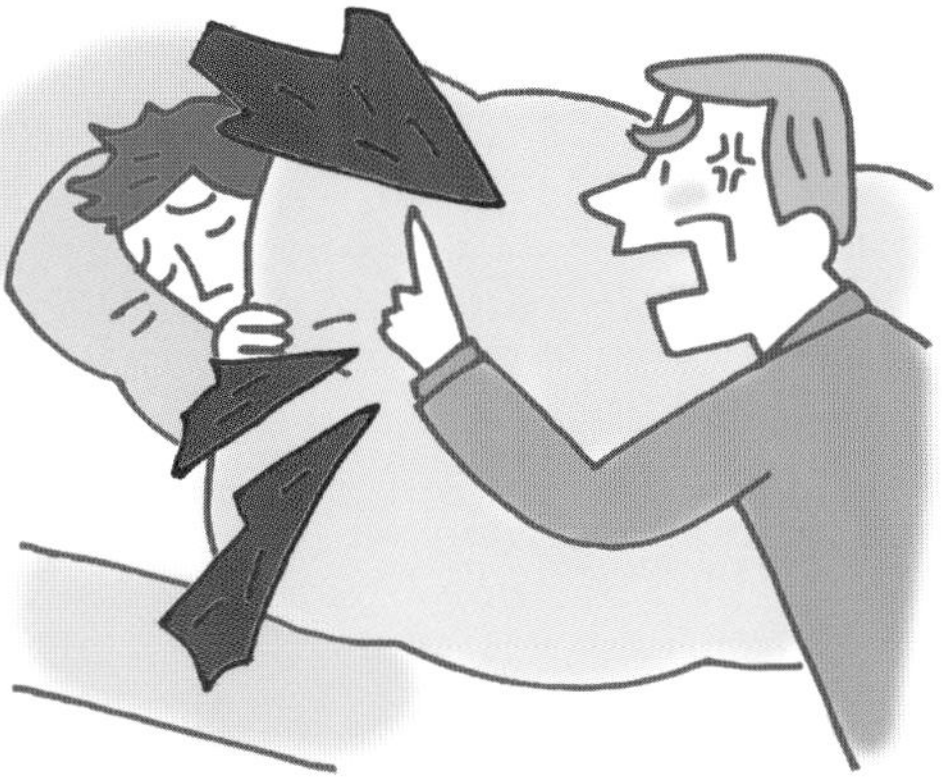

付き添ってきた母親は、かたわらでうなずいていました。それは夫がいつもいっていることで、母親自身の考えでもありました。

医師には、パニック障害に対する家族の偏見が、「弱さ」を責める雰囲気を生み、三朗さんは自信を失っているように見えました。こういったプレッシャーがあるため、パニック発作や予期不安がつづいていると感じたのです。

そこで医師は、次のようなことを説明しました。

- ●パニック障害は、決して性格や精神力の問題ではないこと。
- ●発作は、敏感になっている脳が、ささいな刺激に反応して起こること。
- ●必要なのは、脳の敏感さをやわらげる薬物治療であること。
- ●ストレスやプレッシャーがあると、治療効果が上がらないこと。

以上のことを家族はぜひ理解してほしい……と医師は説得しました。

弱いといわれつづけ落ち込んでいた三朗さんにとって、医師の言葉は救いでした。抗うつ薬が増量されたおかげもあり、発作はまもなく起こらなくなりました。発作がないときにも悩まされていた息苦しい感じも、もうありません。

いま、三朗さんは大学を卒業して会社勤めをしています。仕事に追われて、あまり眠れない日がつづいたときに1度発作を起こしましたが、反省して、その後はどんなに忙しくても6〜7時間は眠るようにしました。

薬も、もう飲まなくてよくなっています。「また脳が過剰反応を起こすかもしれないけれど、そのときはそのとき。何とかなるさ」と考えられるようになり、自分でも回復してきていると実感しています。

ケース1・アドバイス

緊張した家族関係を第三者の意見で改善する

パニック発作には、薬がよく効きます。薬は、脳の神経伝達物質のアンバランスを調整して、発作の原因となる脳の機能障害を起こさないようにします。

薬が効くということは、脳の病気であることを示しているのですが、一般的にはなかなか理解されないようです。

中でも父親は、心の病気に対して「気合いで乗り切れ」といった根性論をとなえる場合がよく見られます。そういった姿勢に対して、患者さんは失望し、家族との間に壁が生まれたり、あるいはこのケースの三朗さんのように、ますます自分を責めるようになります。

緊張した家族関係は、パニック障害の経過に決してプラスにならないことを、これまでも述べてきました。病気で苦しい上に、親とも立ち向かわなければならないとなると、患者さんは精神の安定が得られなくなります。

このような家族関係をよい方向へ向けるために、第三者の意見を聞くのはよいことです。客観的な視点から見ることができるからです。医師であれば医学的な説明ができますし、それは患者さんや家族への心理教育にもなります。

また、カウンセラー（臨床心理士）と話をすることも、患者さんの意識を前向きにしてくれます。

パニック障害の患者さんは自分への評価が低く、将来に不安を持っていますが、自分で何とか処理しようとします。それができなくなったとき、パニック発作が起こりがちです。

また、三朗さんにも見られるように、患者さんは孤立している場合が多いのです。カウンセラーとの「会話」は、孤立しがちな意識をかえるのに役立つでしょう。

パニック障害は、完治までに長い時間がかかる場合が多いのですが、三朗さんは薬物療法が効いて、いまでは会社勤めをしています。

三朗さんは、広場恐怖症やうつ病を併発していなかったことも幸いしました。これらの病気をともなうと、パニック障害の経過はどうしても長くなるのです。

後日談ですが、現在の三朗さんに元気をあたえているのが妹さんの存在です。妹さんは、手術が成功して、病状がよくなっているのです。三朗さんはいまでも家族とは距離を置いていますが、唯一、妹さんとは気持ちが通い合うようです。

症例集

ケース2 広場恐怖症のために会社を休職した女性

発作はおさまっても疲労感が強かった女性は、広場恐怖症があらわれ、出勤もままならなくなりました。そんな状態を自己行動療法で改善し、職場復帰するまでのプロセスです。

疲労感に悩まされ、しだいに広場恐怖症に

1年前に最初のパニック発作が起こってから、佐保子さん（33歳・会社員）は、しだいに軽い耳鳴りに悩まされるようになりました。また、非常に疲れやすくなり、休みの日は1日中横になって過ごすような状態でした。

それでも、発作によって死の恐怖や不安にさらされることは少なくなっていましたので、何とかがまんをしていました。

病院の心療内科には、パニック障害を発症してすぐ通いはじめ、薬も飲んでいました。しかし、症状はいっこうに改善しませんでした。それどころか、だんだん悪くなっているような感じでした。

佐保子さんは、最初の発作が都心の繁華街で起こったこともあって、人込みが歩けなくなっていました。それどころか、電車や地下鉄にも一人では乗れなくなったのです。付き添ってくれる人がいても、長い間乗っていることができず、たびたび途中下車をしました。

がんばろうとすればするほど、気持ちは落ち込んでいきました。出勤もままならない状態になったため、医師のすすめもあって、休職することになりました。

しかし、佐保子さんには、家で休んでいれば病気がよくなるとはとても思えませんでした。認知行動療法をやってみたいと思いましたが、通っていた病院には、指導する専門家がいないようでした。

そこで、インターネットや患者会などから情報を集め、カウンセリングや行動療法に定評のあるクリニックを受診することにしました。

臨床心理士との面談で前向きな気持ちになる

クリニックは、地下鉄を降りてすぐのビルの4階にありました。しか

し佐保子さんは、地下鉄に乗れなかったため、付き添いの人といっしょにタクシーで行きました。

エレベーターにも乗ることができず、4階の診療室までは、ゆっくり階段をのぼっていきました。

医師から診察を受けたあと、ようやく臨床心理士との面談になった佐保子さんは、すでに疲労困ぱいしていて、カウンセリングルームのイスにも、付き添いの人の手を借りてやっとすわるような状態でした。

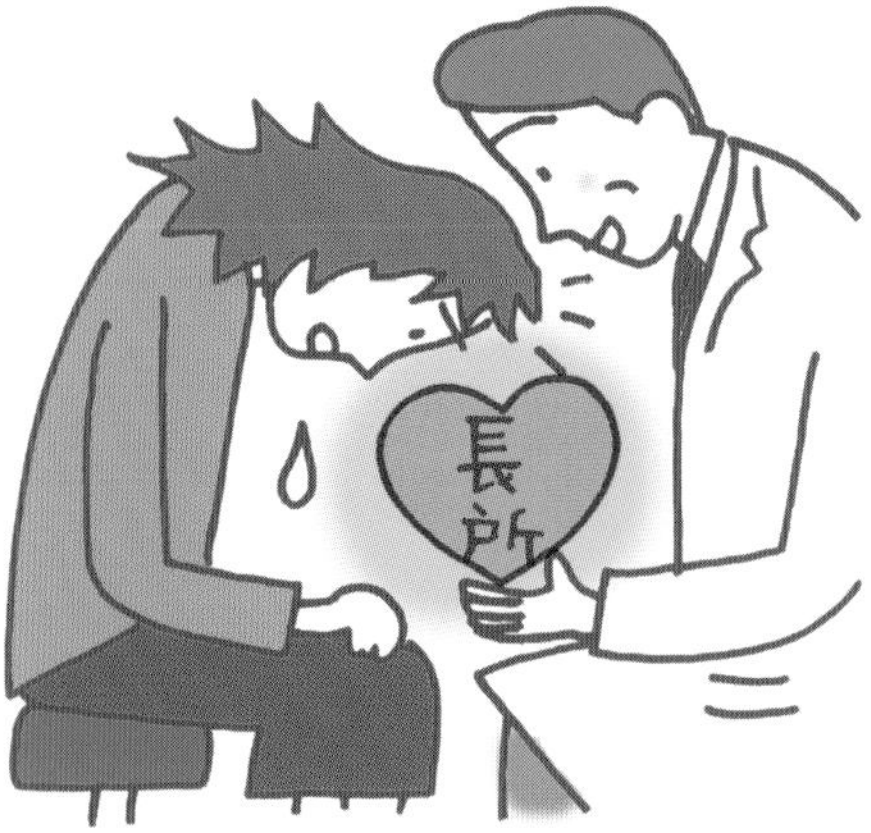

臨床心理士は、佐保子さんの生活や考え方、仕事や趣味、興味があることなど、さまざまな角度から話を聞いていきました。

佐保子さんは病気のためもあってか、身なりもあまりかまわないようでしたが、内面には美しいものへのあこがれがあり、感覚的にすぐれたものを持っていると臨床心理士は感じました。

うつむきがちで、しきりと「こんな私ですから」といいますが、まったくの自信喪失というより、心の底には「治りたい」という思いがあることもわかりました。

こういったとき、臨床心理士は、患者さんが失いかけている自信を取り戻すため、その人の長所を伝えるようにします。佐保子さんの場合は、感受性の豊かさや、頭のよさなどでした。佐保子さんはしだいに顔をあげ、臨床心理士の顔を見て話すようになりました。帰りには、エレベーターに乗ることができました。

しかし、佐保子さんが行動療法に取り組むためには、まだ体力的に不安がありました。そこで、それまで漫然と飲んでいた薬の処方を見直し、SSRIできちんと治療することにしました。朝の散歩も欠かさず行うようにしました。そうして体力をつけた上で、自己行動療法に取り組みました。抗不安薬が、行動を助けてくれました。

佐保子さんの行動範囲は広がっていきました。何より大きかったのは、一人で電車に乗れるようになったことです。

4カ月後、佐保子さんは職場に復帰することができました。午後からの半日勤務ですが、付き添いなしで通勤できるようになりました。

ケース2・アドバイス

行動療法で広場恐怖症を克服するポイント

パニック障害の慢性期で、もっともやっかいなのが、疲労です。これには乳酸《にゅうさん》が関係するといわれます。

乳酸は強い運動をしたときに筋肉にたまる疲労物質ですが、逆に、運動が不足してもたまります。パニック障害の人は、この乳酸の代謝が悪く、外に排出されるまでに時間がかかります。そのため疲れやすくなり、疲れるのでますます運動をしなくなる、といった悪循環をまねきます。

中でも広場恐怖症の人は、行動範囲が狭くなって、運動量が減っているため、疲労がたまりやすくなっています。ですから、このケースの佐保子さんが、毎日散歩をするようにしたのは大変に有効でした。

散歩のような軽い有酸素《ゆうさんそ》運動は、乳酸をエネルギーとして使うので、乳酸の代謝がよくなります。疲れにくくなり、体力もつきますので、行動療法に取り組みやすくなるのです。

行動療法には、薬も大切です。SSRIのような抗うつ薬には、パニック発作を抑える作用があるため、行動にともなう恐怖心が薄らぎます。

また、抑うつ感を軽減する働きがあり、恐怖に立ち向かっていく前向きな心を養いますので、行動が促されるのです。もう一つの薬、抗不安薬（頓服用《とんぷくよう》）には不安をやわらげる働きがありますので、行動する前に飲んでおくと、チャレンジしやすくなります。効果の高い頓服薬はロラゼパム（商品名：ワイパックス）1㎎錠です。これを舌下《ぜっか》で服用すると、3分程度で効果があらわれます（71ページ参照）。

恐怖を感じる場面でも、この頓服薬を使ってチャレンジすることが大切です。

行動療法（曝露療法《ばくろりょうほう》）は、不安や恐怖を感じる場面に身をさらし、だんだん慣らしていく方法で、はじめは医師や臨床心理士のような専門家の指導のもとで行います。ただし、佐保子さんのようにSSRIで発作が消えている人は、一人で行う「自己行動療法」に取り組んでみるとよいでしょう。広場恐怖症の克服には、こういった積極性が重要です。

ただし、自己行動療法では広場恐怖症を克服できない患者さんが一部にいます。ものごとを「重大に、悲観的に」考える傾向が強く、どうしてもその思考パターンから抜け出せないのです。患者さんの中の約20～40%がこのような人で、この場合は、薬物療法とあわせ、専門的なカウンセリング、認知行動療法の治療を受けることがすすめられます。

症例集

ケース3 退職後、フリーで活躍中に再発した男性

仕事をがんばりすぎてパニック障害を発症した男性は、電車に乗れなくなったこともあり、会社を退職。しかし、独立後はさらに仕事がハードになり、再発してしまいました。

電車に乗れなくなり会社を退職する

洋介さん（40歳・自営業）が、8年勤めた会社を辞めたのは10年前。30歳のときでした。

広場恐怖症のためでした。電車すら乗れなくなってしまったのです。

いま思えば、選択肢としては、辞めることだけでなく、認知行動療法などで症状を改善する方法もあったのですが、そのときは追いつめられたような心境でした。

パニック障害という、聞いたこともない名前の病気になったことに対するショックもありました。当時は、この病気について知っている人は、まわりにはいませんでした。さらには、発作のたびにおそわれる死の恐怖。そういったことに打ちのめされ、すっかり自信をなくしてしまったのです。

しばらくは休職扱いで、健康保険から出る傷病手当金と貯金で生活しましたが、「もう、戻ることはできない」という思いが強く、結局、退職してしまいました。

しかし、無収入でいるわけにはいきません。電車に乗らないで、歩いて出勤できる会社を探しましたが、簡単には見つかりませんでした。洋介さんは、しだいに、自分には何ができるのか、何をしたいのかと考えるようになりました。

心も体も無視して働きつづけたからパニック障害になった、という思いもありました。

自分にはパニック障害というハンディがある。しかしこの病気は、これまでとは違う生き方をするためのバネにもなる。そう考えたとき、洋介さんはフリーランスで仕事をする決心がつきました。

どこかに所属せずフリーで働くことは、学生時代の秘かな夢でもあったのです。

働き方をかえられず　パニック発作が再発

洋介さんが新しい仕事として選んだのは、システムエンジニアでした。パソコンは会社員時代から扱っていましたし、システム関連の情報も持っていました。何より、自宅でできるため、電車に乗らずにすみます。

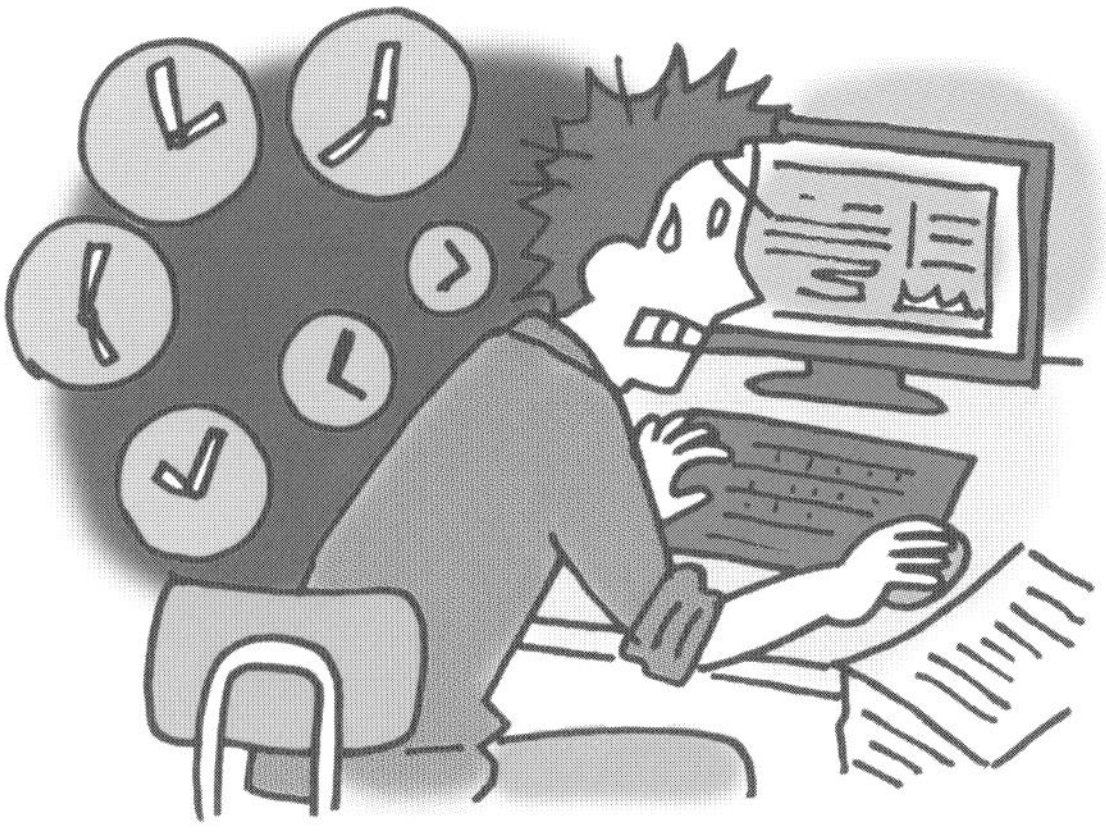

仕事は、思っていた以上に順調で、注文がとぎれることはありませんでした。しかし、自宅が仕事場になることで、洋介さんの生活は歯止めがきかなくなりました。

会社勤めのような、平日と休日の区別がなく、勤務時間の決まりもありません。365日、24時間、いつでもパソコンで仕事ができる状態になっていたのです。

もともと洋介さんは、仕事をはじめるとブレーキがきかず、とことんがんばるタイプでした。そういった仕事の仕方が、パニック障害をまねいたにもかかわらず、会社員時代よりさらにハードに働くようになってしまったのです。

フリーになって8年目。洋介さんは再びパニック発作におそわれました。薬は発病の当初、1年半ほど飲んだだけで、その後は飲んでいませんでした。

いったんおさまって治ったと思っていたパニック障害が再発した……その衝撃は、最初にパニック発作が起こったときの比ではありませんでした。どん底よりも、さらに深い底があるのを見た思いでした。

もう二度とこのようなことを起こさないために、洋介さんは再び薬物療法をはじめました。ただし、薬だけでは治らないことも感じていたので、病院で認知行動療法や自律訓練法にも取り組みました。食生活をかえ、睡眠を十分とるために、仕事もセーブしました。

洋介さんは、このごろつくづく思います。あのまま働きつづけていたら、もっと重篤な病気で倒れていたかもしれない。パニック発作は、自分がまちがっていることを知らせるために起きたのだと。

ケース3・アドバイス

薬は症状の改善だけでなく再発しにくい体質をつくる

パニック障害は、頑固な慢性病です。きちんと薬を飲み、症状がなくなってよくなったと安心していた矢先に、突然パニック発作があらわれることも少なくありません。完治がむずかしい病気なのです。

薬については、このところ、長く飲みつづけることの是非が問われています。

インターネットなどでも、「薬はこわい」「副作用でかえって悪化する」といった意見がありますが、患者さんは、そうした意見に左右されることなく、医師の指示を守って服用することが大切です。

パニック障害には、いまのところ根治療法がありません。第一選択薬である抗うつ薬のＳＳＲＩも、症状をやわらげる対症療法のための薬です。

しかし、薬によってパニック発作を抑えることで、過敏になっている神経の興奮をしずめることができます。薬を飲んでこの鎮静状態をつづけることで、簡単には興奮しない体質にかえていくことが期待できます。パニック障害にとって、薬は単なる対症療法ではないのです。

興奮しづらい体質をつくるためには、なるべく早期に、徹底して薬を飲んだほうがよいとされます。飲む期間は、患者さんの状態によっても異なりますが、維持療法や減薬《げんやく》の期間もあわせ、少なくとも３～５年は必要です。

このケースの洋介さんは、薬をやめるのが早すぎました。途中で服薬を中断すると、再発しやすくなるのです。

さらに、改めて服薬を再開しても、それまでの薬の量では病気をコントロールしにくいということも知っておく必要があります。

もう一つ、再発を防ぐためには、薬だけでなく、生活面での改善も重要です。パニック障害は再発しやすい病気ですが、すべての患者さんが再発するわけではありません。

再発する人には、それなりの傾向があります。たとえば、睡眠不足や過労がつづくと再発しやすくなります。自己管理を怠りがちな人は、それだけ大きなリスクを負っていると考え、生活改善を心がける必要があります。

洋介さんの再発には、何よりも働き方の問題が大きくかかわっていましたが、働き方だけでなく、食生活にも目を向け、生活全体をかえようとしたのは大変よいことでした。

症例集

ケース4
うつ病を併発したが、仕事復帰に前向きな女性

パニック障害にパニック性不安うつ病を併発し、医師からは休職をすすめられました。しかし、仕事復帰を望んだ女性は、新しい医師にかえ、職場へ戻ることができました。

最初の医師からは休職をすすめられる

はじめてパニック発作が起こったときは、ほとんどの人が不安や恐怖にかられ、気が動転してしまいます。

知美さん（32歳・会社員）も、もちろん恐怖にかられました。しかし一方では「これはパニック発作かもしれない」と、自分の状態を冷静に見る目も持っていました。本を読み、少し病気の知識があったためでした。

知美さんは外出中でしたが、救急車は呼ばず、急いで近くの喫茶店に入り、少し落ち着いたところで自宅に戻りました。翌日には、近所の心療内科を受診しました。やはりパニック障害でした。

医師からは抗うつ薬と抗不安薬が処方されましたが、日常生活への助言などは特にありませんでした。知美さんは、不安のため、一人では外出できなくなっていましたが、自分で何とかするしかないと、患者会に入ったり、自律訓練法の本を読んだりして、対処法を学びました。

半年後には、発作はほとんど起こらなくなりました。一人で出かけることもできました。これで発症前のような生活に戻れる。そう思っていた矢先、前にはなかった症状があらわれるようになりました。

意欲がわかない、倦怠感《けんたい》がある、食欲が異常にある、体が鉛のように重い、朝から眠い……といった症状です。それでも、無理に出社すれば、症状が消えるため、仕事はできました。

しかも、こういった状態をくり返しているうち、またパニック発作が起こるようになりました。

何とか出社していましたが、自宅に戻るとパニック発作を起こし、疲れているのに眠れないといった状態で、欠勤がふえていきました。

医師に相談しても、「仕事を休みなさい」「いっそ仕事をやめたほうがよい」といった答えしか返ってき

ません。やむをえず、1カ月間休職しましたが、それでもよくなる気配がありませんでした。

知美さんは、別の医師にかかることを決めました。

新たにあらわれたのは不安うつ病の症状だった

新しい医師は、知美さんの状態を、パニック障害にうつ病を併発した状態と診断しました。うつ病は、非定型タイプの「パニック性不安うつ病」で、脱力感や無気力、鉛のような体の重さ、異常な食欲などは、パニック性不安うつ病の典型的な症状だと医師は説明しました。

「仕事に戻りたい」という知美さんの希望には、「症状は薬でコントロールできますので、早めに復帰してください」という答えでした。知美さんは、この病気になってはじめてうれしい気持ちになりました。

医師からは、生活上のアドバイスも受けました。体内時計をととのえることが重要だと知りました。

薬は、それまでのものに1種類を加えただけですが、症状は2週間ほどで軽くなり、1カ月後には仕事に戻ることができました。

パニック発作も、もう起こらなくなりました。

知美さんは、回復などとても考えられなかった半年前を思い出します。そして、あのようなうつ状態をかかえて長期に休職したら、そのまま仕事をやめて、家に引きこもってしまっていただろうと思うのです。

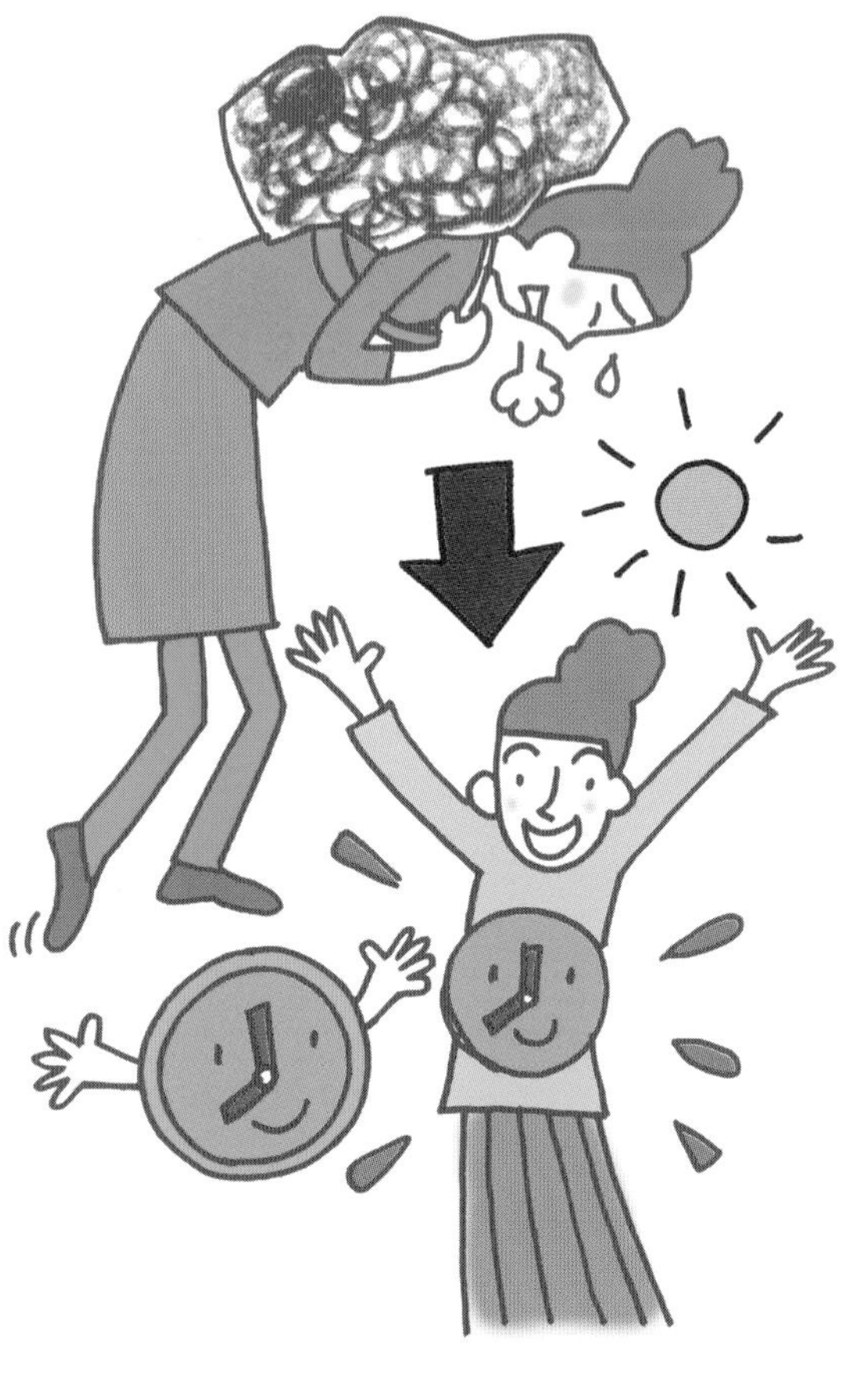

ケース4・アドバイス うつ病になった原因を自分で見つめてみる

パニック障害にうつ病（パニック性不安うつ病）を併発すると、ふつうは回復までにかなり時間がかかります。

しかし、このケースの知美さんには、早く回復する要素がいくつもありました。

症状が比較的軽かったこと、発症年齢がやや高かったこと、さらには自分の病気に対して積極的に対処しようとする姿勢があったことなどがプラスに働いたのです。

また、パニック性不安うつ病には、「気分反応性」という特徴があります。自分にとってうれしいこと、好ましいことがあると、うつ気分が軽くなったり消えたりしますが、少しでも自分に都合が悪かったり、いやなことがあると、激しく気分が落ち込みます。

患者さんは、この「自分に都合が悪いこと、いやなこと」に引きずられないで、第三者的に冷静な目で自分を見ることが大切です。それが回復につながるのです。

たとえば、いわゆるうつ病（定型うつ病）では、ずっとゆううつ感に悩まされ、落ち込んだ状態がつづきます。

ところが、非定型タイプのパニック性不安うつ病は、まわりに影響されて、気分が激しくアップダウンします。

問題は、アップダウンの「ダウン」のときです。落ち込んでいるときは、ふつう何も考えられませんが、「この落ち込みは、いやだと思うことへの自分の反応だ」と冷静に見ることができれば、気持ちに振り回されずにすみます。

このケースの知美さんにも、医師は、「うつ状態をまねいた自分の考え方のクセを、第三者的な目で冷静に見直してみてください」と助言しました。

知美さんは、自分がうつ状態になった背景には、「ストレス」と「怒り」があったと思いあたりました。人から指摘されるのではなく、自分で考え、理由がわかったことで、知美さんはうつ状態から抜け出すことができました。

パニック性不安うつ病の気分反応性は、患者さんの仕事について考える場合も重要となります。

知美さんのように仕事への意欲が高い人にとって、「休職しましょう」「やめたほうがよい」というアドバイスは、治ろうとする意欲までそぐことがあることを知っておきましょう。

ケース5
インターネットで行動を広げた女性

32歳で発症してから15年あまり。広場恐怖症はあったものの、発作もほぼ消え、おだやかに暮らしていた女性に、インターネットが変化をもたらしました。外出する機会がふえたのです。

広場恐怖症はあるもののパニック発作はなくなる

寛子さん（47歳・主婦）の病歴は、長期にわたります。

はじめてのパニック発作は、32歳のとき。突然の動悸、息苦しさ、手のしびれ、体の硬直、死ぬかもしれないと思うほどの強い不安感があり、救急車で病院に運ばれました。

しかし、病院に着いたころには症状もおさまり、診察や検査を受けても異常が見つからなかったので、そのまま帰宅しました。

それ以来、動悸や、グラッとするめまいをともなう強い不安感があり、一人ではスーパーにも行けなくなりました。食料品などは、日曜日に夫といっしょに行って、まとめ買いしました。

病院の精神科をはじめて受診したのは35歳のとき。パニック障害と診断され、すぐにベンゾジアゼピン系抗不安薬による治療がはじまりました。10カ月後には、抗うつ薬が加わり、不安や不眠も少なくなって、買い物も近くの店なら一人で行けるようになりました。パニック発作は、ほぼなくなりました。

しかし、経過がよいので薬を減量しようとすると、頭がフラフラしたり不安症状が出てくるため、減量できませんでした。結局、そのままの量を維持量として使っていくことになりました。

外出は、近くの店での買い物など最小限のことはできましたが、電車に乗れないため、遠出は無理でした。それでも寛子さんは、「外出はもともと好きではないので、家でテレビを見たり、編み物などをしているのは楽しい」といい、広場恐怖症はあまり苦にしていないようでした。

そんな状態で10年近くがたちました。ところが、寛子さんに大きな変化が起こりました。インターネットをはじめたのです。

ネットの知り合いとドライブに行くように

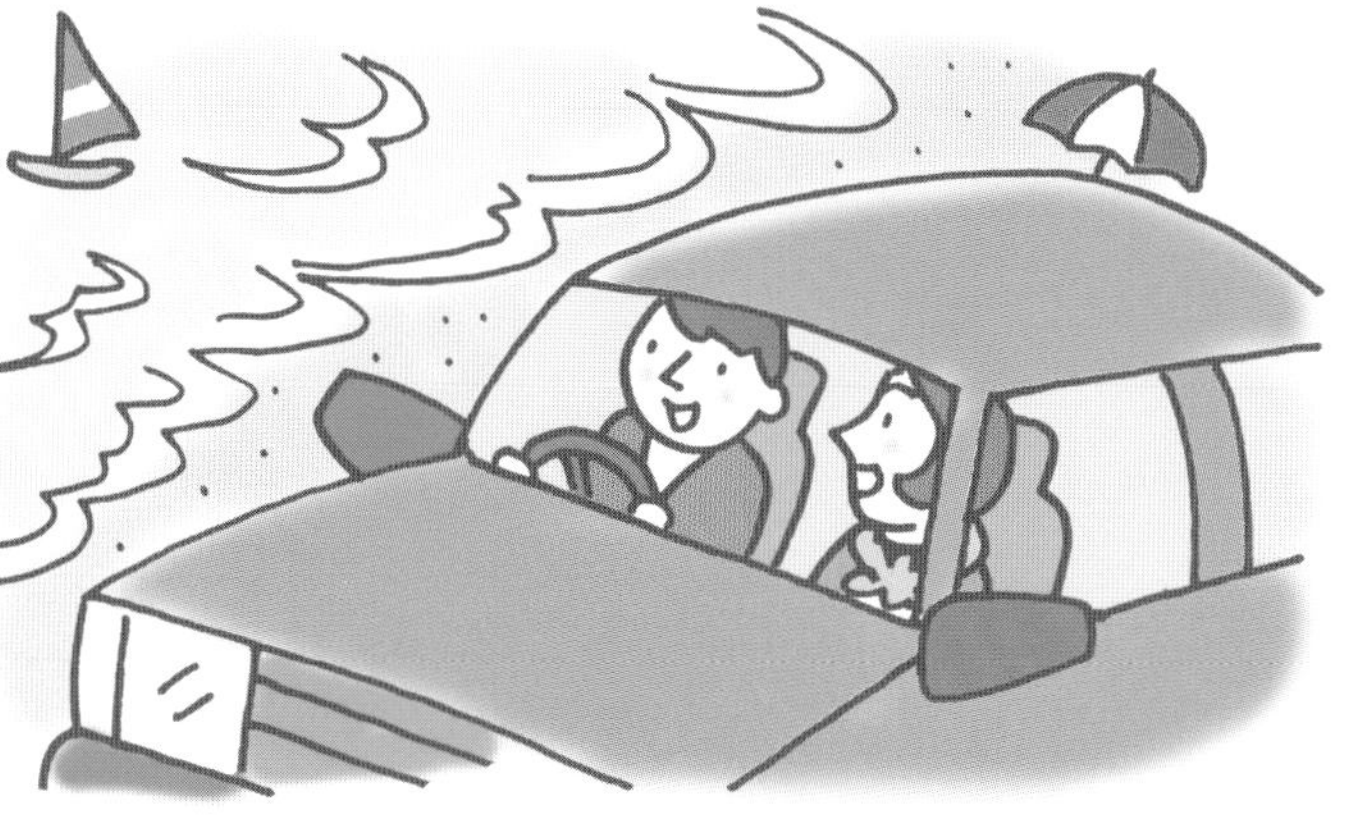

寛子さんは、娘のアルバイト先のホームページを見るためにパソコンを購入。インターネットは、最初はながめるだけでしたが、しだいに掲示板に書き込むようになりました。1年後には、あるチャットの会員になって、それからは急速に「ハマって」いきました。

寛子さんは、ネット上での会話のやりとりがおもしろく、時間がたつのも忘れてのめり込み、ときに深夜にまでおよびました。キーを打つ指にまめをつくるほどでした。

自分の病気は、チャットでは話さないつもりでしたが、やりとりの流れでパニック障害や広場恐怖症のことを打ち明けてしまいました。

すると、またたくまに数人の男性会員から、ドライブの誘いがありました。中の一人が、娘のアルバイト先の知り合いだったため、その人に海へ連れて行ってもらうことになりました。

海辺をドライブしたいという夢は、パニック障害になってからずっと胸に秘めていたもので、それが思いもかけない形で実現したのでした。

以来、寛子さんの生活は激変しました。休日には、「ボーイフレンド」とドライブに行ったり、レストランで食事をしたりと、外出の機会がふえ、交際が生活の一部になっていきました。

夫は、以前から競馬やパチンコに夢中で、妻の行動をまったく気にしていないようでした。

寛子さん自身は、「ボーイフレンド」をリハビリの協力者と考えていて、そのおかげで行きたくても行けなかった遠くの店や、歯医者まで通えるようになっているのです。

寛子さんは、いまや自分のブログを立ち上げ、記事作成やコメント欄への返事を書く作業で、ますます忙しく過ごしています。

ケース5・アドバイス
ネットでの仮想世界を現実の交流の場にする可能性

インターネットには、従来の手紙や電話にはない、自由さ、即時性、匿名性《とくめい》、同時多方向性などの特徴があり、これを使った情報交換は、一種の新しい社交の場になる可能性があります。

ただし、それはあくまでも「仮想の世界」です。

ところが、このケースの寛子さんは、仮想世界を容易に現実の交流の場にかえています。

そして、結果として、長い間広場恐怖症のために狭まっていた世界が、広がりのあるものになりました。寛子さん自身、なかばあきらめていた外での活動が現実のものになった喜びは大きいでしょう。

パニック障害の人のネット交流では、患者さんどうしのものはときおり見かけますが、患者さんと健常者の交流はあまりなく、これからの可能性を感じます。

寛子さんは、医師も予想しなかった、いまの時代ならではの回復の仕方を見せているといえます。

ただし、パニック障害のような心の病気の人が、ネットを利用する場合は、いくつか問題をはらんでいることは150ページでも述べました。寛子さんのケースで見ると、異性との交流ですので、夫婦関係や家庭への影響も懸念されます。

寛子さんの場合、いまのところ問題は生じていないのですが、米国では、次のような報告があります。

広場恐怖症の妻が、家に閉じこもって「主婦」の状態にあるときは、夫婦関係も安定している。しかし、妻の広場恐怖症が改善して自由に外出できるようになり、異性との交際が可能になると、夫婦関係はかえって悪化する、というものです。

このケースの寛子さんの家庭では、以前だったら休日に妻の買い物を手伝っていた夫が、いまは競馬やパチンコに夢中で、妻の外出を意に介さない（ように見える）ところが気になります。ただし、これもまた、よく見られる日本らしい中年の夫婦像といえなくもありません。米国とは、事情が違います。

いまは問題なく過ごしている寛子さんですが、夫も治療の場に参加するというのも、一つの方法かもしれません。

医師は、この「ボーイフレンド」については、話題にすることでかえって意識させてはいけないと、一切助言はしていませんが、注意深く見守っています。

症例集

ケース6 パニック障害とうつ病を併発した男性

最初の病院ではうつ病と診断されましたが、次の病院ではパニック障害との併発と診断。適切な薬物療法と行動療法で、休職明けには職場復帰できるまで回復しました。

高速道路を運転中に発作 仕事にも集中できない

そのときの発作のことは、芳夫さん（27歳・会社員）自身、忘れかけていました。

5年前の夏。芳夫さんは地下鉄の中で、突然わけもなく不安になり、心臓がドキドキして足がふるえ出しました。ただし、それはがまんできる程度のもので、目的の駅に着くころにはおさまったのです。

しかし、3カ月前の発作は忘れようにも忘れられません。いまも不安感と恐怖感をひきずっています。

芳夫さんは、仕事先から会社へ戻るため、車を運転して高速道路に入ったところでした。車のスピードがいつもより速いような気がして、急に恐怖感がわきました。メーターを見ると、60キロそこそこしか出ていません。呼吸がうまくできず、めまいがします。アクセルを踏もうとしても、下半身がマヒしたようになっていて、足に力が入りません。

やっとの思いでインターチェンジを出た芳夫さんは、会社に電話をして迎えにきてもらいました。

その日から、発作は数日おきに起こりました。発作がないときも、何ともいえない不快な不安感や緊張感があって、気持ちが滅《めい》入ります。

芳夫さんは車の運転ができなくなったため、外回りから内勤へと職場をかえてもらいましたが、頭が働かず、いっこうに仕事がはかどりません。疲労感ばかりがたまっていきます。芳夫さんを見かねた上司は、会社が提携する病院の受診をすすめました。

単なるうつ病ではなく パニック障害との併発

その提携病院で、芳夫さんはうつ病と診断され、6カ月休職して自宅で療養することになりました。処方された薬を飲むと、少し楽になりましたが、不安感は消えません。発作も、週1回ほど起こっていました。
ある日の夕方、帰宅した姉が、横になって涙を流している芳夫さんに気づきました。芳夫さんは、もともとはサッカー好きで陽気な青年でした。彼が泣いているところなど、子どものとき以来目にしたことがなかった姉は驚きました。

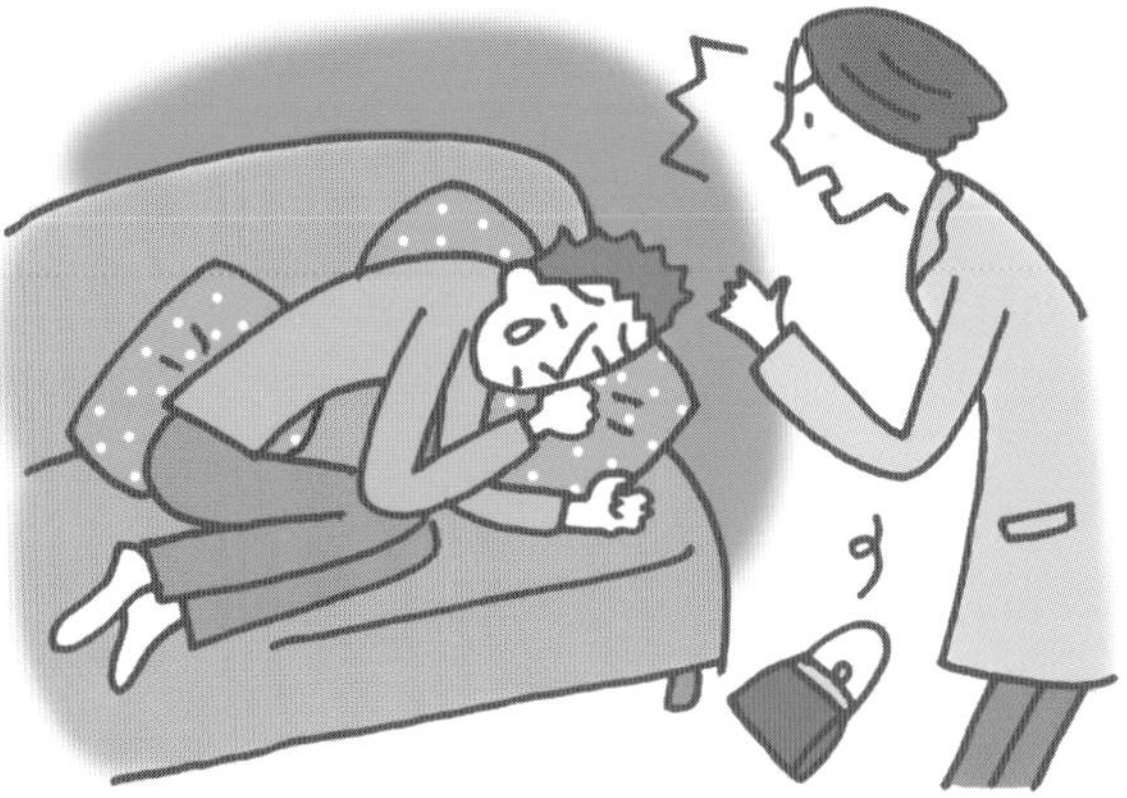

姉は急いで別の病院を探し、芳夫さんを連れていきました。

新しい医師の問診では、芳夫さんの過去の病状が見直されました。医師によると、5年前の発作は前《ぜん》駆《く》症状の可能性があるが、このとき発症した可能性もあり、潜伏期間を経て、いまあらわれたと考えられるということでした。診断名は、「広場恐怖症をともなうパニック障害とうつ病の併発」でした。

薬は、芳夫さんの病状にあわせ、作用時間の長いベンゾジアゼピン系抗不安薬（フルトプラゼパム）と、三環系抗うつ薬（イミプラミン）が処方されました。

数日もたつと、芳夫さんの不安感は霧がはれるようになくなりました。ただ、眠気が強くなり、1日中うとうとしましたが、これは併発しているうつ病のためでした。エネルギーを充電する必要があったのです。

治療のおかげで、発作も起こらなくなり、芳夫さんは前向きな気持ちになりました。近所なら外出もできるようになりました。ただ、車の運転をしたり電車に乗ることはできませんでした。

そこで、行動療法をはじめることにしました。臨床心理士は、芳夫さんの不安を分析し、強い乗り物恐怖にあわせた治療プログラムをつくりました。恐怖をいだく場面を、電車やバスなどの乗り物を中心に設定して、少しずつ体験して慣れていくようにしました。

芳夫さんは、いくつかの段階を体験するうち、電車に乗れるようになっただけでなく、同僚といっしょだったら高速道路を運転できるようになりました。半年の休職期間が終わるころには、職場に復帰できるまでに回復しました。

ケース6・アドバイス

通常のうつ病とは、治療も対処の仕方も異なる

日本のうつ病人口は、年々ふえつづけています。これは大きな社会問題で、特に企業にとっては生産性に影響しますので、社員のメンタルヘルス（心の健康管理）対策は、うつ病を中心に行われているようです。

しかし、うつ病ばかりに目が向けられると、このケースの芳夫さんのように、パニック障害とうつ病が重なっていても、パニック障害の部分が見落とされることがあるのです。

実際、パニック障害は、しばしばうつ病と診断され、うつ病の一部として治療されます。しかし、それでは、回復はむずかしくなります。パニック障害に併発するうつ病は「パニック性不安うつ病」といわれ、通常のうつ病とはタイプが異なり、治療法も対処の仕方も違うからです。

薬物療法一つとっても、同じように抗うつ薬や抗不安薬を使いますが、処方は違ってきます。

また、精神療法でも、パニック性不安うつ病特有の心の動きについて理解がないと、カウンセリングなどはうまくいきません。

たとえば、このケースの芳夫さんにもあらわれていますが、「不安・抑うつ発作」という症状があります。

通常のうつ病では、ゆううつ感は朝に強く、夕方になるとやわらいできます。一方、パニック性不安うつ病では、反対に、夕方から夜にかけて、不安・抑うつ発作という形であらわれます。不意に何の理由もなく、それも本人の意思と関係なくあらわれるところは、パニック発作とよく似ています。

不安・抑うつ発作が起こると、本人は突然スイッチが切りかわったようになり、それまでの精神状態から別の精神状態に移ります。

この発作の特徴的な身体症状としては、わけもなく涙がぽろぽろと出る「落涙《らくるい》」があります。

また、精神症状としては、抑うつ感、自己嫌悪、空虚感、無力感、絶望感といった「激しいマイナス感情」が、患者さんの中でわき起こります。

この発作が起こると、患者さんはその苦しみをまぎらすために、過剰な喫煙、過食、器物の破壊といった行動をとることがあります。自傷行為も、この発作のときに起こすことが多いのです（１４０ページ参照）。

パニック性不安うつ病は、ときにこのような激しい情動の動きが前面にあらわれる病気です。対処の仕方も、通常のうつ病とはまったく異なることを、家族など周囲の人も理解しておく必要があります。

症例集

ケース7 過換気症候群という診断に疑問を持った女性

過換気症候群はパニック障害と症状が似ているため、医師でもまちがえることがあります。診断に疑問を感じたら、専門の医師を受診して、適切な治療を受けることが大切です。

救急病院では過換気といわれる

その不可解な発作が起こったとき、倫子さん（25歳・主婦）は新宿にいました。3年前のことです。

デパートに行こうと、妹といっしょに横断歩道で信号待ちをしていると、突然グラッとめまいがし、心臓が締めつけられるようになりました。呼吸が苦しく、必死に息を吸い込もうとするのですが、うまくできません。さらに、何ともいえない不安感や恐怖感がわき、ハァハァといいながら、胸をおさえてうずくまってしまいました。そんな姉の姿に驚いた妹は、救急車を呼びました。

倫子さんは、しばらく気を失っていたようです。気がつくと、救急車の中にいました。

病院で医師の診察を受けるころには、息もできないような苦しさは消えていました。いくつかの検査を受けましたが、心電図、血圧、血液、尿など、いずれも異常なしでした。

そのときの医師の、「体の病気は見つからない」「急に呼吸が苦しくなっているので、過換気《かかんき》症候群が考えられる」という説明で、知りたかった病名がわかり、倫子さんはとりあえずホッとしたのでした。

パニック障害とわかり治療をすすめる

自宅に戻った倫子さんは、本やインターネットで過換気症候群について調べてみました。症状の様子から、自分にあてはまると思いました。

ただ、気になることもありました。過換気症候群は精神的なストレスや過労、睡眠不足で起こりやすく、治療の方法は特にないようなのです。

救急病院でも、医師から同じことをいわれました。そのためスタッフは、次に発作が起こったときの対処法として、「腹式呼吸」を教えてくれました（なお、紙袋による再呼吸

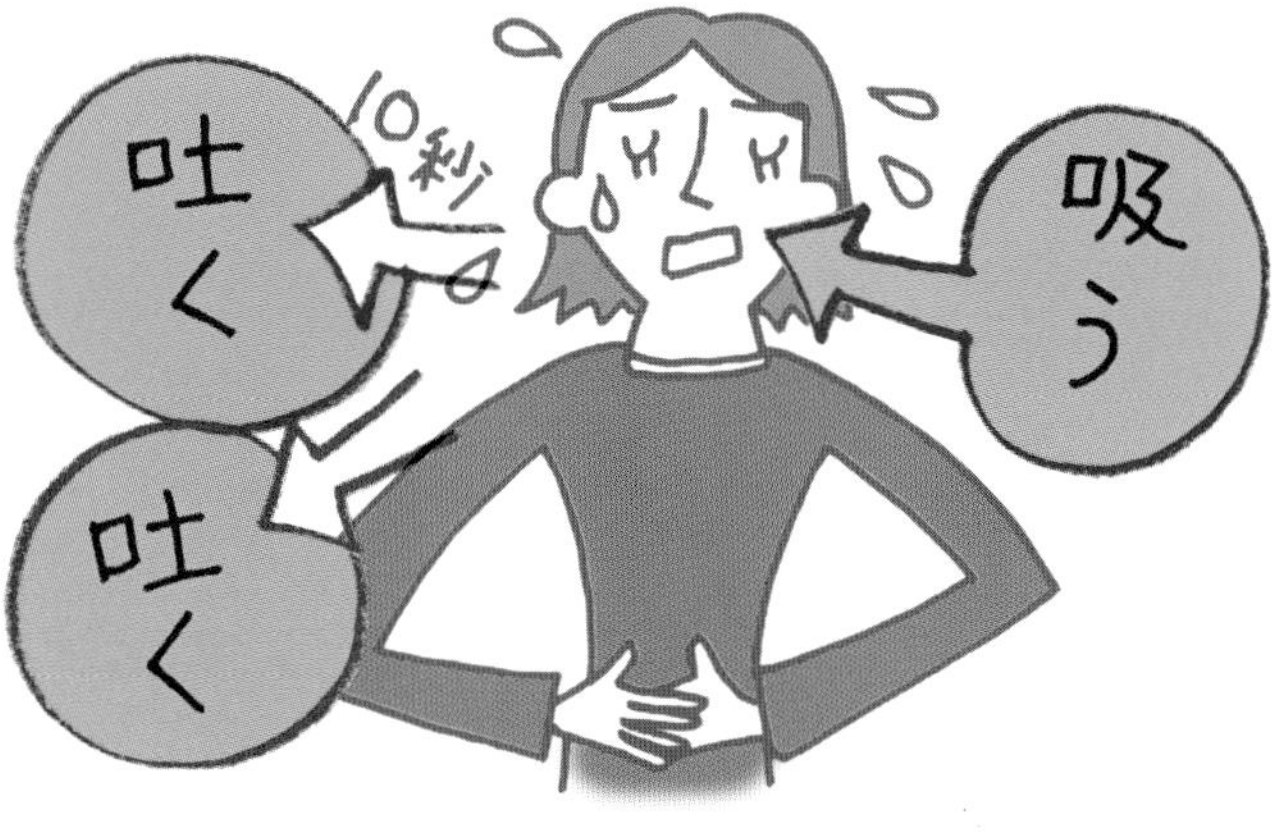

法は危険なので行わないようにしましょう）。

過換気症候群は病気ではないのだろうか、治す方法はないのだろうか……不安や疑問でいっぱいになっている矢先に、次の発作が起こり、さらにその後は起こる間隔がどんどん短くなっていきました。

倫子さんは、呼吸が苦しくなると、「吸う、吐く」が1：2になるくらいの割合でゆっくり呼吸する腹式呼吸を行いました。すると呼吸のリズムがととのい、少し楽になりましたが、めまいや不安感、恐怖感などは、なくなるどころか、かえって強まっていく感じでした。

当時の倫子さんはまだ独身でしたので、いっしょに暮らしていた母も心配しました。「きちんと医師にみてもらいましょう」という母にともなわれ、総合病院の精神科を受診し、そこでようやく、パニック障害という正しい病名がわかったのです。

本格的な薬物療法がはじまり、倫子さんの発作は徐々に少なくなっていきました。発作がないときにも軽いめまいや息苦しさがあったのですが、それもやわらいでいきました。

しかし、発症からのこの3年間を見ると、すべてが順調だったわけではありません。

2年前の結婚前後は、会社勤めをつづけたい倫子さんと、やめて家に入ってほしいと思っている義母（夫の母）との間で確執がありました。結局、倫子さんは勤めをつづけたのですが、新しい部署で仕事がふえ過労で倒れたこともありました。そして、もっともつらかったのが、1年前の流産でした。うつ状態におちいり、会社もやめました。

倫子さんは、症状が悪化しそうな出来事があるたび、主治医に相談し、薬の調整をしながら乗り越えました。夫の理解が何よりの支えになったことはいうまでもありません。

いま倫子さんは妊娠中です。今度こそ無事に生まれるようにと、認知行動療法に取り組んでいます。

ケース7・アドバイス
適切な診断・治療をしてくれる医師とのつきあいを大切に

過換気症候群は、一般的には「過呼吸症候群」という名で知られていますが、厳密には、両者は異なるものです。

過換気症候群は、精神的に不安なときなどに、呼吸を必要以上に行ってしまうために起こる症状です。

一方、過呼吸症候群は、呼吸を多く必要とする運動（短距離走など）を行った場合などに起こります。原因に、「精神的」な要素がかかわっているかどうかの違いがあるのです。

過換気とは、呼吸が速すぎたり深すぎるため、血液中の炭酸ガス（二酸化炭素）が肺から大量に排出されてしまい、二酸化炭素不足になっている状態です。

この過換気による全身の病的な変化が過換気症候群で、「頭がボーッとする」「めまいがする」「手がしびれる」といった状態になり、さらに重くなると、「全身のけいれん」が起こることもあります。

一方、パニック障害でも、パニック発作が起こるとしばしば過換気状態になります。血液が二酸化炭素不足になる点は同じですから、症状だけを見るとほとんど区別がつきません。そのため、激しい呼吸症状があらわれている場合、実際はパニック障害なのに、過換気症候群とまちがえることは、専門の医師でもよくあります。

しかし、パニック障害は、神経伝達物質がアンバランスになる脳の病気です。一方、過換気症候群は心因性の病気で、自己誘発的な場合もあります。それぞれ別の病気なのです。

気をつけたいのは、過換気症候群は心因性のため、効果のある薬がない点です。パニック障害なのに過換気症候群と診断されてしまうと、このケースの倫子さんのように、治療を受けられないまま時間が過ぎてしまいます。

パニック障害は、過換気症候群だけでなく、ほかの病気ともよくまちがえられます。こうした事態を避けるためにも、適切な診断・治療をしてくれる医師との出会いが大切です。そして、その医師に長くみてもらうことが大切です。

パニック障害は、どんなによくなったと思えても、完治はむずかしい病気です。倫子さんのように、結婚、退職、妊娠など人生の局面でゆさぶられ、悪化することもあります。

そのような場合でも、長いつきあいがあり信頼ができる医師であれば、経過を理解していますので、安心して相談できます。

❖パニック障害をさらによく知るためのQ&A

Q パニック発作を起こし、病院に行ったら社交不安症と診断されました。社交不安症とパニック障害とはどう違うのでしょうか?

A パニック障害は、突然、何の理由もなくパニック発作が起こるのに対して、社交不安症(社交恐怖)は、その人がおそれているような「ある特定の状況」に置かれると、激しい不安感におそわれ、動悸、手足のふるえ、発汗、胃腸の不快感、下痢、吐き気、緊張、紅潮《こうちょう》(顔が赤くなる)、混乱などさまざまな症状があらわれます。

社交不安症には次のようなものがあります。

●スピーチ恐怖…人前で話をしようとすると、緊張のあまり頭が真っ白になったり声がふるえたりする。

●会食恐怖…人前での食事に強い不安や恐怖を感じる。

●電話恐怖…まわりに人がいるところで電話を取ったり掛けたりすると、強い緊張を感じて、言葉が出なかったり、不安になったりする。

●視線恐怖…他人の視線に恐怖を感じたり(他者視線恐怖)、他人を見る自分の視線に不安を感じたりする(自己視線恐怖)。

●書痙《しょけい》…人前で字を書こうとすると、緊張のあまり手がふるえて書けなくなる。

●対人恐怖…他人との交流や人前でのふるまいに強い不安や緊張を感じる。

●赤面《せきめん》恐怖…他人から見られていると思うと、緊張して顔が赤くなる。顔が赤くなりそうな場所に出ることを避けるようになる。

●発汗恐怖…人に話しかけられたり、仕事で接客などをしていると、緊張してぐっしょりと汗をかき、ハンカチなどを持たないと落ち着かない。

いずれにしても、パニック発作がパニック障害によるものなのか、社交不安症によるものなのかを見きわめる必要があります。

社交不安症の治療は、薬物療法では主に抗うつ薬のSSRIを用います。認知行動療法では、不安や恐怖にとらわれている思考パターンを変えたり、緊張感をやわらげたりすることで回避行動を軽減する精神療法を行います(78~81ページ参照)。なお、社交不安症とパニック障害とは高い確率で併発することがわかっています。

Q パニック発作はどのようなときに起こりやすいのでしょうか?

A 通常は、日中の外出時や勤務途中、何か作業をしているときなどに起こりやすいのですが、人によっては自宅で起こったり、睡眠中に起こることもあります。睡眠時の発作は4割の患者さんに見られるという報告もあります。

発作は何の前ぶれ（きっかけ）もなく突然起こり、予測できないことが多いのですが、逃げ出したり助けを求めることができにくい空間で起こりやすいという特徴があります。たとえば、「電車（飛行機、エレベーター）に乗っているとき」「自分で車を運転しているとき」「人ごみの中にいるとき」「会社での会議中」などです。また、「以前にパニック発作を起こした場所」などもあげられます。

なお、睡眠時に発作が頻発する人は、特殊な睡眠障害やてんかんの可能性もありますので、一度専門医を受診することをおすすめします。

Q パニック発作が起きたら、どうしたらよいでしょうか？

A パニック発作には「呼吸法」が効果的です。今後のパニック障害の治療にも役立ちますので、覚えておくとよいでしょう（109・115ページ参照）。

発作が起きたら、とりあえず呼吸がしやすい楽な姿勢をとり、できるだけゆっくりとした腹式呼吸をして発作が落ち着くのを待ちます。パニック発作は、ふつうは10分以内にピークとなり、30分前後で自然におさまります。発作で死ぬようなことはありませんから、発作が起きても、決してあわてないことが大切です。

パニック発作の身体症状は、過換気《かかんき》症候群（過呼吸）の症状とほぼ一致します。過換気症候群は、精神的不安や極度の緊張などで、何度も息を激しく吸ったり吐いたりして過呼吸の状態となり、体内の酸素と二酸化炭素のバランスが崩れることでさまざまな症状が出る疾患です。

この崩れたバランスをととのえるためには、10秒くらいかけてゆっくり腹式呼吸をくり返すことが有効です（息を吸うことよりも吐くことに意識を集中し、できるだけ息を長く吐くようにする）。そうすることで、体内の酸素バランスがととのい、しだいに発作がおさまってきます。

呼吸法は、簡単で、いつでもどこでもできる、非常に効果的な方法です。たとえば、車を運転中に渋滞に巻き込まれ、パニック発作が起きそうになっても、運転をしながらこの呼吸法を行えば乗り切ることができます。そして、一度そのようにして乗り切ることができれば、次にまた渋滞に巻き込まれても、パニック発作は起きにくくなります。

Q 「広場恐怖」がなくてもパニック障害といえるのでしょうか？

A パニック発作が起きた場所や、発作が起きたときにすぐに助けを呼べないような場所を避けるようになることを「広場恐怖」といいます（22ページ参照）。

パニック障害の患者さんの中には、広場恐怖の症状がなく、パニック発作と、発作に対する不安（予期不安）だけという人もいますが、パニック障害では80%以上の人が多かれ少なかれ広場恐怖症を併発するといわれています。

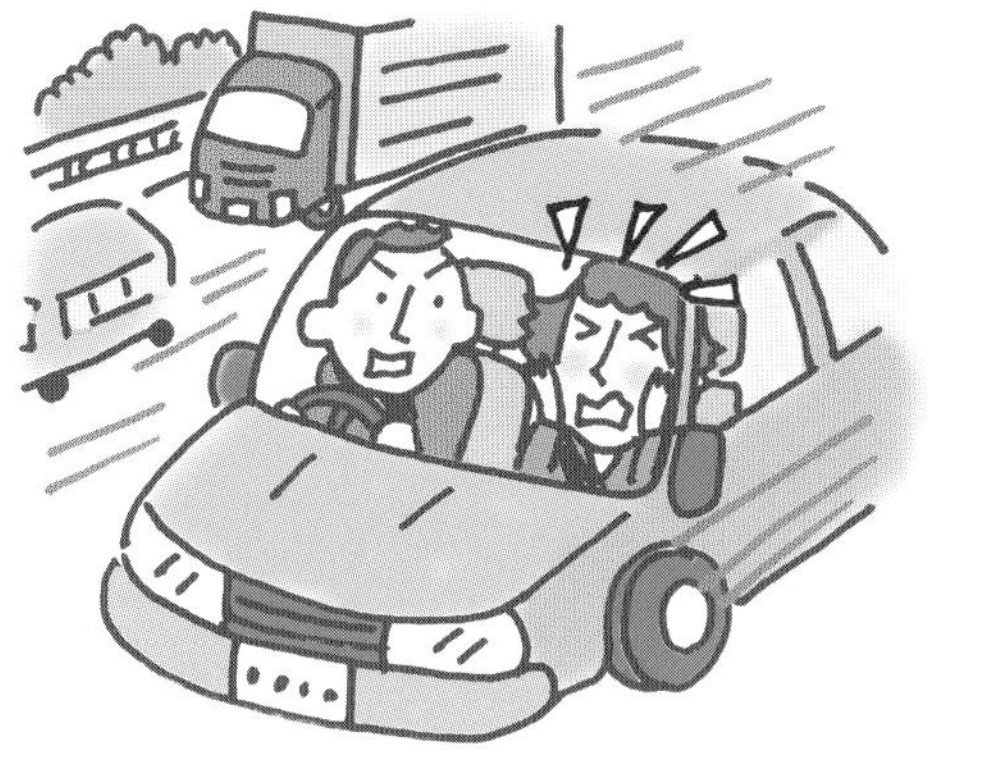

また、広場恐怖の程度が、パニック障害の治療効果を大きく左右します。

パニック障害は、広場恐怖症を併発しているかどうかで治療法が異なります。

広場恐怖の症状がある場合は、発作を抑える薬による治療だけでは十分でなく、薬物療法と患者さんの不安を取り除くための認知行動療法との組み合わせが有効です。

治療期間も、広場恐怖がある場合は、パニック発作と発作に対する不安だけの場合よりも長くなります。

Q パニック障害は「慢性病」だと聞いていますが、どのような計画で治療していくのでしょうか？

A パニック障害の治療は、一般的に、「急性期」「維持療法期」「減薬期」で治療戦略が異なります。

パニック発作が頻発している急性期治療の基本は、発作の再発をできるだけ防ぐことです。そのため、この時期の治療は、精神療法より薬物療法に力点が置かれます。

次の維持療法期（服薬をつづける期間）になると、広場恐怖（回避行動）が治療の主な目標となります。そのため、服薬の継続とともに、曝露療法（エクスポージャー）などの認知行動療法が治療の中心となります。

最後の減薬期では、徐々に薬を減量しながら、完全な断薬をめざします。

全期間を通していえることは、パニック障害は慢性疾患であり、患者さんによって経過が異なるだけでなく、症状の改善にも波があるということです。したがって、一時的な症状の悪化などがあっても一喜一憂しないことが大切です。

Q パニック障害の治療に使われる「抗うつ薬」と「抗不安薬」の特徴をもう少し詳しく教えてください。

またこの2つの薬をどのように使い分けるのでしょうか？

A 抗うつ薬は文字通りうつ病の治療に使われる薬ですが、次のような理由でパニック障害にも有効です。

抗うつ薬は、脳内の神経細胞から放出されたセロトニンやノルアドレナリンなどの神経伝達物質が再び神経細胞に取り込まれるのを阻害し、セロトニンやノルアドレナリンがふえるように働きます。セロトニンやノルアドレナリンは、意欲や活力を伝える働きをしていますので、これらがふえることで、抑うつ気分や不安感が改善されます。

パニック障害でパニック発作が起こるのも、やはり脳内の神経伝達物質がバランスをくずし、脳が機能障害を起こすためと考えられています。そのため、神経伝達物質のバランスの乱れを改善してくれる抗うつ薬は、パニック障害にも有効だと考えられるのです。

一般的に、抗うつ薬に共通して認められる特徴は次の3点です。

1 効果があらわれるまでにしばらく時間がかかる。

2 少量から開始し、徐々に増量する。

3 薬を服用する期間が長い。

1については、抗うつ薬は飲みはじめてから効果が出るまでに2～4週間以上かかります。一方、副作用は、服用開始時すぐに出ることがあります。したがって、抗うつ薬は、最初は副作用ばかりが見られ、それでもがまんして飲んでいると徐々に効果があらわれてくる、というのがふつうです。

2については、抗うつ薬は最初は少量からはじめ、時間をかけて少しずつ量をふやしていきます。その理由は、副作用の軽減です。最初から通常の量を使うと副作用が出やすかったり、その程度が強かったりするので、体を薬に慣らしていくために少量からはじめます。

3についてですが、抗うつ薬は効果が出るまでに時間がかかるので、はじめは抗うつ薬と抗不安薬を併用します（治療開始から1カ月程度）。その理由は、抗不安薬には即効性があるので、抗うつ薬の効果が出るまでの「つなぎ」として抗不安薬を使うわけです。また、抗うつ薬には再発を予防する効果もあるので、比較的長期間飲む必要があります。

抗不安薬は、神経の興奮や不安をしずめる神経伝達物質・ギャバの活性を高める働きがあり、パニック発作や予期不安に対して効果的な薬です。

ただし、抗不安薬は、脳内の活動をスローダウンさせる薬なので、昼間の強い眠気など、人によっては強い副作用が出ることがあります。また、薬の種類、用量、期間などによっても異なりますが、抗不安薬はその「依存性」が問題となります。そのため、抗不安薬の長期服用は避けなければなりません。抗うつ薬の効果が出てきたら抗不安薬は中止する、というのが一般的な使い方です。

Q パニック障害の薬物治療ではSSRIが第一選択薬ですが、SSRIが使えない場合というのはあるのでしょうか?

A SSRIは比較的副作用は少ない薬ですが、それでも次のような副作用があります。

●吐き気、食欲不振(治療開始初期に多くあらわれますが、飲みつづけていると自然におさまってきます)。
●そのほか、頭痛、眠気、不眠、めまい、性機能障害などが起こることがあります。
●離脱《りだつ》症候群(中断症候群。急な中止や飲み忘れで起こります。頭痛、吐き気、発汗、激越《げきえつ》〈激しい不安と焦燥感〉、知覚障害など)。
●セロトニン症候群(ごくまれですが、重篤な副作用です。嘔吐、下痢、頻脈《ひんみゃく》、高熱、錯乱、振戦《しんせん》〈手足のふるえ〉、血圧上昇など)。

　こうした副作用は飲みはじめに出ることが多いのですが、がまんして飲みつづけていると、まもなく効果が実感できるようになります。ただ、人によっては副作用がつらくてがまんできないという場合もありますので、そういうときは従来の抗うつ薬(三環系抗うつ薬)への変更を検討します。従来の抗うつ薬も効果の面では遜色がありません。

Q 突然、理由もなく胸が痛くなったり、動悸や息切れが起こります。心臓の病気とパニック障害の見分け方を教えてください。

A 狭心症などの心臓病の場合は、胸痛や動悸、息切れなどの症状が同時にあらわれるのに対して、パニック障害の発作は、動悸、めまい、ふらつき、呼吸困難(窒息感)、ふるえ、発汗などの症状が、短い発作の間(10~15分)に次々にあらわれます。

　理由もなく胸が痛くなったり息苦しくなったりした場合は、できるだけ早く医療機関を受診することが大切です。通常、心臓の病気であれば、心電図などで異常が見つかります。

Q パニック障害にうつ病を併発しました。治療はどのように行うのでしょうか?

A パニック障害とうつ病を併発するケースはかなりの頻度で見られます。ある調査では、パニック障害の患者さんがうつ病になる割合は50~65%と報告されています。パニック障害は、うつ病だけでなく、強迫性障害やパーソナリティ障害など、ほかの精神障害を併発することもあります。

　治療は、まず抗うつ薬などを用いた薬物治療によって不安を取り除き、パニック発作が起きないようにします。

薬の効果が出たら、認知行動療法などの精神療法を行うのが一般的です。

Q パニック障害を発病後に結婚、妊娠しました。どういう点に注意したらよいでしょうか?

A パニック障害は女性に多い病気で（男性の約3倍）、もっとも起こりやすいのが30代、次いで20代となっています。この年代は、結婚・妊娠・出産の適齢期ですので、患者さんにとっては、いかに病気の治療をしながら無事に出産するかが大きな問題となります。

　一般的に、うつ病などの精神疾患は、妊娠中は症状が軽くなり、出産後は悪化することが多いと考えられていますが、パニック障害の場合は、軽くなる人も悪化する人もいて、一概にはいえないようです。

　いちばん心配になるのが薬の胎児への影響ですが、薬を選べばあまり心配する必要はありません。

●SSRI…パロキセチン（商品名：パキシル）を除き、催奇形《さいきけい》性（奇形の発生に影響をおよぼす）があるという報告は少なく、比較的安全性の高い薬です。

●三環系抗うつ薬…胎児への影響は比較的少ないとされています。

●ベンゾジアゼピン系抗不安薬…催奇形性が認められる薬が少なくありません。ただし、クロナゼパム（商品名：リボトリール、ランドセン）は比較的安全な薬とされています。

　一般的に、妊娠期間と薬の影響については次のように考えられています。

●妊娠4週未満（無影響期）

●妊娠4週〜7週前後（絶対過敏期）…胎児の重要な器官（神経・心臓・消化器官・手足など）がつくられるもっとも大切な時期。奇形を起こす可能性がある期間。

●妊娠8週〜15週（相対過敏期・比較過敏期）…胎児によっては、重要な器官の形成がこの時期にずれ込むこともあるので、薬の服用は慎重に。

●妊娠16週以降（潜在過敏期）…奇形の心配はほとんどなくなるが、多くの薬剤は胎盤を通過して胎児へ移行するので、胎児発育の抑制、胎児の機能的発育などへの影響が問題となります。

　なお、妊娠中の患者さんが、薬の胎児への影響を心配して薬を飲まないと、次のようなリスクが考えられます。

●薬を飲んでいないために、妊娠中に激しい発作を起こし、流産してしまったケースが外国で報告されています。

●発作が起きないかと毎日不安にさいなまれていると、母体の「不安物質」が胎児の体に悪影響をあたえることも考えられます。

　以上のことから、妊娠中は、医師とよく相談して、薬の胎児へおよぼすリスクと、薬を飲まなかった場合のリスクを天秤にかけて、よりリスクの少ないほうを選択することが大切です。

くれぐれも、医師の了解なく薬を自己判断で勝手にやめることはしないでください。

Q 薬を飲んだらパニック発作が起こらなくなりました。ただ医師からは薬を飲みつづけるようにいわれました。いつになったら薬がやめられるのでしょうか?

A パニック障害の症状がおさまるのには、ふつう1~3カ月かかります。ただし、その期間は患者さんの症状の程度によっても異なります。軽症で、症状がパニック発作だけなら、治療にそれほど時間はかかりませんが、重症で広場恐怖やうつ病を併発しているような場合には、もっと時間がかかることがあります。

発作が起きなくなると、もう治ったと思い、薬をやめたくなる気持ちはわかりますが、患者さんが自己判断で薬をやめると、たいてい症状が再発します。再発を防ぐ意味でも、ある程度長期間飲みつづける必要があります。

薬の減量については、十分に医師と相談した上で、段階的に行っていきます(72ページ参照)。

Q パニック障害の薬と飲み合わせの悪い薬などはありますか?

A パニック障害の薬の中には、まれにほかの薬といっしょに服用することで体に影響が出るものがあります。

パニック障害の治療中にほかの科を受診するような場合は、必ず担当の医師に、現在パニック障害の薬を服用していることを伝えてください。また、ほかの病気で市販の薬を服用するような場合も、あらかじめ主治医に相談するようにしてください。

抗不安薬を服用中の人がアルコールを飲むと、薬の効き目が強く出ることがあるので、危険です。抗うつ薬でも、アルコールといっしょに飲むことで影響が出るものもあります。基本的には、パニック障害の治療中には、アルコールは控えることが望ましいでしょう(102ページ参照)。

同じパニック障害の薬でも、SSRIと抗不安薬やほかの抗うつ薬をいっしょに飲むと問題が生じる場合があります。主治医は、こうしたことも十分に考慮した上で薬を処方していますので、病院で処方される以外にインターネットなどで勝手に薬を入手して服用するようなことは絶対にやめてください。

Q パニック障害の薬を長期間服用しても体に悪い影響は出ないのでしょうか?

A パニック障害では、薬を飲みはじめて大体2カ月ぐらいで、パニック発作をある程度コントロールできるようになります。

薬によってパニック発作をコントロールできるようになれば、次の段階として、認知行動療法などの精神療法で、発作に対する恐怖や不安を取り除いていきます。そのため、パニック障害の治療では、ある程度の期間継続して薬を服用する必要があります。これを「維持療法」といいます。

長期間薬を飲みつづけることで心配になるのは、主に「蓄積性」(体の中に薬の成分が残存して悪影響をおよぼすこと)と「依存性」(薬がやめられなくなること)です。

一般的に、パニック障害の治療には抗うつ薬と抗不安薬という2つのタイプの薬が使用されますが、抗うつ薬では、通常、蓄積性や依存性はほとんどありません。抗不安薬では依存性が問題となりますが、医師の指導のもとで徐々に薬の量を減らしていくことで、こうした副作用を抑えることができますので、過度に心配する必要はありません。

逆に、急に薬の服用を中断することで、恐怖や不安が増強される場合がありますので、注意が必要です。患者さんが自己判断で勝手に薬の服用をやめてしまうことは、病気の悪化や再発につながりますので、絶対にやってはいけません。

あくまでも薬物療法に精通した医師の指示のもとで、適切に薬の服用をつづけていくことが大切です。

Q パニック障害の精神療法に「漸進的筋弛緩法」というものがあると聞きましたが、どのような内容で、どのような効果があるのでしょうか?

A 漸進《ぜんしん》的筋《きん》弛《し》緩《かん》法(筋弛緩法)は、自律訓練法(86ページ参照)などと同じ「リラクゼーション法」の一つです。

不安や恐怖が高まると、心も体も緊張し、その緊張がさらに発作を誘発します。

漸進的筋弛緩法がめざすのは、体の力を抜くこと(体の緊張をときほぐすこと)です。といっても、最初から力を抜くのはむずかしいので、一度力を入れてから抜くという方法をとります。ストレッチとは異なり、筋肉をのばすのではなく、縮めて(力を入れて)から戻すのです。

基本的には、全身の筋肉を順番に緊張・弛緩させますが、必ずしもすべての部位を行う必要はありません。特に緊張が強いところだけでもかまいませんが、一つ一つの筋肉を意識しながら行っていくことが大切です。

具体的な方法を次に紹介しましょう（1例）。

1 できるだけリラックスできる環境で行います。部屋を少し薄暗くし、アロマやヒーリングミュージックなどをかけてもよいでしょう。寝たままでもイスに腰掛けながらでもかまいません。

2 はじめる前に、腹式呼吸で呼吸をととのえます（109・115ページ参照）。

3 腹式呼吸を数回行って落ち着いたら、まず「手」からはじめます（片手ずつ）。親指を中に入れてこぶしをギューッと握り込み、次にゆっくり広げます。息を吸いながら力を込め、吐くときに力を抜きます。力を抜くときには、筋肉がゆるんで緊張がほどけていく感覚をじっくり味わいます。

4 手の次には、両腕（力こぶをつくるように腕を曲げ、脇をしめてギューッと力を入れ、ストンと力を抜く）、肩（両肩をグッと上げ、耳まで近づけて緊張させ、ストンと力を抜く）、首（首を下げて、首のうしろを緊張させ、ストンと力を抜く）、顔（目をギューッとつぶって奥歯をかみしめ、ポカンと口をあける）、背中（肩甲骨をグーッと引き寄せ、ストンと力を抜く）、腹（おなかをへこませて力を入れ、ストンと力を抜く）、おしり（おしりの穴を引き締めるようにギューッと力を入れ、スーッと力を抜く）、足（足をまっすぐのばして力を入れ、ストンと力を抜く）。

5 最後に全身をチェックして、緊張が残っていないかどうか確認します。

これをくり返し練習することで、よりリラックスできるようになり、突発的な不安やパニック発作に備えることができるようになります。

Q 難治性のパニック障害に有効だとされる「磁気刺激治療（TMS）」とはどのような治療法ですか？

A 磁気刺激治療は米国で開発された新しい治療法で、厳密には「反復経頭蓋《けいとうがい》磁気刺激治療（rTMS）」といいます。

磁気刺激治療は、うつ病に対してもっとも効果的な治療であると海外の臨床試験では証明されていますが、難治性のパニック障害や双極性障害（躁うつ病）などの精神疾患への効果も期待されています。

磁気刺激治療は、MRIなどと同じような人体に無害な磁気を用いて深部脳に直接刺激をあたえることで、脳を活性化し、脳の機能をととのえる治療法です。

具体的には、磁場をパルス状に連続発生させるコイル装置を患者さんの頭部に近づけます。磁場の働きで生じた渦《うず》電流が頭蓋骨の内部にまで到達して脳の神経細胞に働きかけます。うつ病などの患者さんの多くは、脳の左前方領域の機能が低下し、神経細胞間で情報を伝えるドーパミンなどの神経伝達物質の分泌が弱くなっています。磁場によってくり返し刺激することで、こうした神経の働きが改善するとされています。

磁気刺激治療は、外から電流を流す通電療法（ＥＣＴ）とくらべて体へのダメージが少なく、副作用も少ないという特徴があります。また、薬物治療などより治療の効果があらわれるのが速いのもメリットです。

ただし、自費診療のため費用が高く、日本で実施できる医療機関もまだ限られています。

Q パニック障害になりやすい「性格」というのはあるのでしょうか？

A パニック障害と性格との関連性は特に見つかっていません。そのため、心配性であるとか、内向的であるなど、ある特定の性格がパニック障害を引き起こすということはないと考えられています。つまり、性格が弱いからパニック障害になったというようなことはありません（158ページ参照）。

パニック障害の発症のメカニズムはまだ十分に解明されていませんが、現在のところ、何らかの理由で脳内の神経伝達物質のバランスがくずれ、自律神経系が発作的な過剰反応を起こすのではないかと考えられています（44ページ参照）。

ただし、パニック障害などの不安障害に悩む患者さんにある程度共通して見られるのが、不安になりやすい傾向があるということです。また、遺伝的要素の影響もあると考えられています。

たとえば、もともと不安感の強いタイプ、恐怖心を感じやすいタイプ、極端な高所恐怖症や閉所恐怖症、極度の人見知りで親や兄弟と離れることがこわい、といった気質を持つ人に強いストレスが加わるとパニック障害を発症することがあります。

Q パニック障害は遺伝する病気でしょうか？

A 過去に行われた家族研究の結果によりますと、パニック障害のある人には、家族にも高い確率でパニック障害の人がいることが認められます。また、双子研究では、二卵性双生児よりも一卵性双生児において、双子の2人ともパニック障害を発症する確率が高いことがわかっています。これらの家族研究、双子研究から、パニック障害にはある程度遺伝性があると考えられます。

しかし、パニック障害は決して遺伝だけで発症するわけではありません。遺伝などの体質に、環境やストレスなど後天的な外因が加わってはじめて発症するのです。

ま行

や行・ら行・わ行

た行

な行

は行

患者のための最新医学　パニック障害　改訂版　●索引●

あ行

か行

さ行

監修者

坪井康次　つぼい　こうじ

東邦大学医学部名誉教授。〈所属学会〉日本心身医学会、日本ストレス学会、日本産業ストレス学会、日本精神保健学会、日本認知療法学会、日本交流分析学会、日本自律神経学会、日本心療内科学会、日本頭痛学会、日本自律訓練学会、日本行動医学会、バイオフィードバック学会、日本不安障害学会。〈資格〉日本心身医学会認定医・指導医、日本心療内科学会専門医・指導医、日本頭痛学会専門医、産業精神保健専門職、日本内科学会認定内科医。

＜著書・監修書＞
『患者のための最新医学　うつ病　改訂版』（高橋書店）、『軽症うつ』（法研）、『働きざかりのこころの病気』（主婦の友社）、『あなたの医学書　名医の言葉で病気を治す　うつ病』（監修、誠文堂新光社）、『「うつ」を見抜く！　対処する！　プライマリケア医のための　うつ病診療』（編集、メジカルビュー社）、『新版　心身医学』（分担執筆、朝倉書店）、『ここが知りたい　職場のメンタルヘルスケア』（分担執筆、南山堂）、『オウン・メンタルヘルス』（中山書店）ほか

患者のための最新医学

パニック障害　正しい知識とケア　改訂版

監修者　坪井康次
発行者　高橋秀雄
発行所　**株式会社 高橋書店**
〒170-6014 東京都豊島区東池袋3-1-1 サンシャイン60 14階
電話　03-5957-7103

ISBN978-4-471-40837-4　©KAIRINSHA　Printed in Japan

定価はカバーに表示してあります。

本書の内容についてのご質問は「書名、質問事項（ページ、内容）、お客様のご連絡先」を明記のうえ、郵送、FAX、ホームページお問い合わせフォームから小社へお送りください。
回答にはお時間をいただく場合がございます。また、電話によるお問い合わせ、本書の内容を超えたご質問にはお答えできませんので、ご了承ください。本書に関する正誤等の情報は、小社ホームページもご参照ください。

【内容についての問い合わせ先】
書　面　〒170-6014 東京都豊島区東池袋3-1-1 サンシャイン60 14階　高橋書店編集部
F A X　03-5957-7079
メール　小社ホームページお問い合わせフォームから　（https://www.takahashishoten.co.jp/）

【不良品についての問い合わせ先】
ページの順序間違い・抜けなど物理的欠陥がございましたら、電話03-5957-7076へお問い合わせください。
ただし、古書店等で購入・入手された商品の交換には一切応じられません。